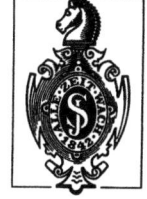

Monographien aus dem
Gesamtgebiete der Psychiatrie

42

Herausgegeben von
H. Hippius, München · W. Janzarik, Heidelberg
C. Müller, Prilly-Lausanne

Band 33 **Ehen depressiver und schizophrener Menschen.**
Eine vergleichende Studie an 103 Kranken
und ihren Ehepartnern
Von D. Hell

Band 34 **Psychiatrische Aus- und Weiterbildung.** Ein Vergleich
zwischen 10 Ländern mit Schlußfolgerungen
für die Bundesrepublik Deutschland
Von W. Mombour

Band 35 **Die Enkopresis im Kindes- und Jugendalter**
Von A. Wille

Band 36 **Alkoholismus als Karriere**
Von F. Matakas, H. Berger, H. Koester, A. Legnaro

Band 37 **Magersucht und Bulimia.** Empirische Untersuchungen
zur Epidemiologie, Symptomatologie, Nosologie und
zum Verlauf
Von Manfred M. Fichter

Band 38 **Das Apathiesyndrom des Schizophrenen.**
Eine psychopathologische und computertomo-
graphische Untersuchung
Von C. Mundt

Band 39 **Syndrome der akuten Alkoholintoxikation
und ihre forensische Bedeutung**
Von D. Athen

Band 40 **Schizophrenie und soziale Anpassung.**
Eine prospektive Längsschnittuntersuchung
Von C. Schubart, R. Schwarz, B. Krumm, H. Biehl

Band 41 **Towards Need-Specific Treatment of Schizophrenic
Psychoses.** A Study of Development and the Results
of a Global Psychotherapeutic Approach to Psychoses
of the Schizophrenia Group in Turku, Finland
By Y. O. Alanen, V. Räkköläinen, J. Laakso,
R. Rasimus, A. Kaljonen

Band 42 **Schizophrene Basisstörungen**
Von L. Süllwold und G. Huber

L. Süllwold   G. Huber

Schizophrene Basisstörungen

Springer-Verlag
Berlin Heidelberg New York
London Paris Tokyo

Mit 1 Abbildung und 8 Tabellen

ISBN-13:978-3-642-82843-0   e-ISBN-13:978-3-642-82842-3
DOI: 10.1007/978-3-642-82842-3

CIP-Kurztitelaufnahme der Deutschen Bibliothek
Süllwold, Lilo:
Schizophrene Basisstörungen / L. Süllwold ;
G. Huber. – Berlin ; Heidelberg ; New
York ; Tokyo : Springer, 1986
  (Monographien aus dem Gesamtgebiete der
  Psychiatrie ; Bd. 42)
  ISBN-13:978-3-642-82843-0

NE: Huber, Gerd; GT

Das Werk ist urheberrechtlich geschützt. Die dadurch begründeten Rechte, insbesondere die der Übersetzung, des Nachdrucks, der Entnahme von Abbildungen, der Funksendung, der Wiedergabe auf photomechanischem oder ähnlichem Wege und der Speicherung in Datenverarbeitungsanlagen bleiben, auch bei nur auszugsweiser Verwertung, vorbehalten.
Die Vergütungsansprüche des § 54, Abs. 2 UrhG werden durch die ‚Verwertungsgesellschaft Wort', München, wahrgenommen.
© Springer-Verlag Berlin Heidelberg 1986
Softcover reprint of the hardcover 1st edition 1986

Die Wiedergabe von Gebrauchsnamen, Handelsnamen, Warenbezeichnungen usw. in diesem Werk berechtigt auch ohne besondere Kennzeichnung nicht zu der Annahme, daß solche Namen im Sinne der Warenzeichen- und Markenschutz-Gesetzgebung als frei zu betrachten wären und daher von jedermann benutzt werden dürften.
Produkthaftung: Für Angaben über Dosierungsanweisungen und Applikationsformen kann vom Verlag keine Gewähr übernommen werden. Derartige Angaben müssen vom jeweiligen Anwender im Einzelfall anhand anderer Literaturstellen auf ihre Richtigkeit überprüft werden.
Satz: Fotosatz & Design, 8240 Berchtesgaden

2125/3130-543210

Vorwort

Das Interesse an den eher diskreten symptomatischen Erscheinungen der Schizophrenie, die außerhalb akuter Syndrome zu beobachten sind, nimmt gegenwärtig wieder stark zu. Die Auffassung, „Grundstörungen der seelischen und geistigen Leistungen" gehörten zum Erscheinungsbild der Schizophrenie, wurde bereits von Kraepelin vertreten, der hierzu zahlreiche klinische Beobachtungen machte und Vorläufersymptome von akuten psychotischen Phänomenen beschrieb. Obwohl bereits mit den Anfängen der Psychiatrie verknüpft, wurde lange Jahre wenig beachtet, was mit den Worten Kurt Schneiders „auch Schizophrenie ist". Das Bemühen um Abgrenzung und damit das Interesse an prägnanten, für die Diagnose leichter nutzbaren Symptomen stand im Vordergrund.

Der eine von uns (G. H.) beschrieb bereits 1961 und 1966 Basisstadien und reine Residuen der Schizophrenie, in denen charakteristische Symptome weitgehend zurücktreten. Erst die Tatsache, daß viele der Erkrankten vermindert belastbar bleiben, obwohl sie aufgrund moderner Behandlungsmethoden meist nur kurzfristig klinisch behandelt werden müssen und in ihre natürliche Umgebung zurückkehren, hat die Frage nach der Art der offenbar anhaltend vorhandenen Störanfälligkeit oder „besonderen Vulnerabilität" erneut aktuell werden lassen und damit die Bedeutung der uncharakteristischen Verlaufsabschnitte der Schizophrenie in ein neues Licht gerückt. Die experimentelle Schizophrenieforschung hat wichtige Ergebnisse zur Eigenart des „psychologischen Defizits" schizophren Erkrankter vorlegen können. Ohne Einbeziehung dieser defizitären Störungen können die im Einzelfall mehr oder weniger schweren Behinderungen nicht verstanden und berücksichtigt werden, die für das langfristige Schicksal der Kranken oftmals bedeutsamer sind als die akuten Syndrome.

Beide Autoren haben aus der klinischen Beobachtung umfangreiche Daten zu den mehr im Hintergrund stehenden „Basissymptomen" gesammelt. Sie kommen von verschiedenen Ansätzen aus zu einem sich ergänzenden psychologischen und psychiatrischen Konzept vom Stellenwert dieser basalen Störungen sowohl für die Theorie der Schizophrenie als auch für das Verständnis der inneren Situation des davon betroffenen Individuums und den damit gegebenen Grenzen von dessen Belastbarkeit und Anpassungsvermögen an überfordernde Lebensumstände.

Im Kontext des Buches wird eine seit der ersten Veröffentlichung 1977 überarbeitete Fassung des „Frankfurter Beschwerde-Fragebogens" für schizophren Erkrankte mit neueren statistischen Daten vorgelegt und die Entwicklung des Bonner Dokumentationssystems zur Erfassung von Basissymptomen (BSABS) dargestellt. Das Anliegen beider Autoren ist es, die systematische Beobachtung dieses Aspektes der Schizophrenie in die klinische Diagnostik regelmäßig zu integrieren.

Frankfurt/Bonn, Juli 1986　　　　　　　　　　　　　　　LILO SÜLLWOLD
　　　　　　　　　　　　　　　　　　　　　　　　　　　GERD HUBER

Inhaltsverzeichnis

1	**Die Selbstwahrnehmung defizitärer Störungen: Psychologische Aspekte des Basisstörungskonzeptes** (L. SÜLLWOLD)	
1.1	Einleitung	1
1.2	Die Entwicklung des „Frankfurter Beschwerde-Fragebogens"	3
1.3	Eine Ordnung der Items in Sub-Kategorien	6
1.3.1	Der Verlust an Kontrolle	6
1.3.2	Sensorische Irritationen	8
1.3.3	Wahrnehmungsstörungen	8
1.3.4	Sprache	9
1.3.5	Denken	11
1.3.6	Gedächtnis	12
1.3.7	Motorik	12
1.3.8	Automatismenverlust	13
1.3.9	Anhedonie und Angst	14
1.3.10	Reizüberflutung	15
1.4	Anwendungsprinzipien für den Frankfurter Beschwerde-Fragebogen	16
1.5	Statistische Gütekriterien	18
1.6	Dimensionale Analyse der subjektiven Störungen	24
1.7	Beziehungen zu anderen klinischen Daten	32
1.8	Das Konzept „Basisstörungen" und das Problem der Spezifität: Psychologischer Aspekt	36
2	**Psychiatrische Aspekte des Basisstörungskonzeptes** (G. HUBER)	
2.1	Geschichte, Stand und Entwicklungstendenzen der Lehre von den Grundstörungen, Basissymptomen und Basisstadien in der Psychosenforschung	39
2.1.1	Coenästhesien	41
2.1.2	Zentral-vegetative Störungen	47
2.1.2.1	Zentral-vegetative Einzelsymptome	49

2.1.3 Dynamische Basisdefizienzen mit direkten Minussymptomen. Der sog. asthenische oder reine Defekt, die Basisstadien und die Unterformen der Schizophrenie . 52
2.1.3.1 Pharmakogener Erscheinungswandel? 58
2.1.3.2 Bedeutung der Langzeitstudien für das Basisstörungskonzept 60
2.1.4 Dynamische Defizienzen mit indirekten Minussymptomen 63
2.1.5 Auslösung, situagene und endogene Wandelbarkeit . 66
2.1.6 Reversibilität und Irreversibilität. Produktive und defizitäre, positive und negative Schizophreniesymptomatik 68
2.1.7 Kognitive Störungen 75
2.1.7.1 Kognitive Denkstörungen 79
2.1.7.2 Kognitive Wahrnehmungsstörungen 82
2.1.7.3 Kognitive Handlungs- und Bewegungsstörungen . . . 83
2.1.8 Bewältigungs- und Abschirmungsversuche 85
2.1.9 Konsequenzen für Therapie und Rehabilitation . . . 88

2.2 Bedeutung des Basisstörungskonzeptes für Klinik und Psychopathologie, Verlaufs- und Ursachenforschung bei den Schizophrenien 90
2.2.1 Phänomenaler, transphänomenaler und präphänomenaler Bereich des Basisstörungskonzeptes . . . 90
2.2.1.1 Phänomenaler Bereich: Basissymptome der Stufe 1 und 2, produktiv-psychotische Symptome und schizophrene Endphänomene 93
2.2.1.2 Transphänomenaler Bereich: Informationsverarbeitungsstörung (kognitive Primärstörung) 96
2.2.1.3 Präphänomenal-somatischer Bereich. Pathophysiologie schizophrener Symptomatik 98
2.2.2 Persönlichkeitsabhängigkeit, Psychogenese oder Pharmakogenese der Basissymptome und Basisstadien? 101
2.2.3 Die Spezifitätsfrage 104
2.2.4 Formes frustes der Schizophrenie und Borderline. Coenästhetische Schizophrenie. Endogene juvenilasthenische Versagenssyndrome 107
2.2.4.1 Coenästhetische Schizophrenie 111
2.2.4.2 Endogene juvenil-asthenische Versagenssyndrome . . 112
2.2.4.3 Endogene Zwangskrankheit 113
2.2.5 Gemeinsame Merkmale der Basissymptome 114
2.2.6 Typen von Basisstadien 119
2.2.6.1 Vorpostensyndrome 121
2.2.6.2 Prodrome 122
2.2.6.3 Postpsychotische reversible Basisstadien 123
2.2.7 Korrelationen mit testpsychologischen und somatischen Befunden 125
2.2.7.1 Korrelationen mit somatischen Parametern 126

2.3	Bonner Skala zur Beurteilung von Basissymptomen (BSABS)	129
2.3.1	Basissymptome und negative Symptome: BSABS und SANS	130
2.3.2	Bemerkungen zur Bonn-Skala	132
2.3.3	BSABS und FBF	133
2.3.4	Anhang: Kurzübersicht über die Einzelitems der 5 Hauptkategorien (A bis E) sowie der Zusatzkategorie (F) des BSABS	139

Frankfurter Beschwerde-Fragebogen (3) 145

Literatur 160

Sachverzeichnis 171

1 Die Selbstwahrnehmung defizitärer Störungen: Psychologische Aspekte des Basisstörungskonzeptes

L. SÜLLWOLD

1.1 Einleitung

Kraepelin (1913) stellte in seiner grundlegenden Beschreibung der „Dementia praecox" wiederholt die Frage, auf welche Weise die im Verlauf vielfältig wechselnden Zustandsbilder der später von E. Bleuler Schizophrenie genannten Krankheit zusammenhängen könnten. Aus der zeitlichen Aufeinanderfolge von schwächeren und stärkeren Symptomen schloß er auf „Grundstörungen der seelischen und geistigen Leistungen", die relativ gleichbleibend, jedoch in verschiedener Kombination vorhanden seien. Bereits für Kraepelin war demnach die eigentliche Psychose eine Folgeerscheinung verändert ablaufender psychischer Funktionen. Damit ist eine Grundannahme der heutigen Schizophrenieforschung vorweggenommen worden.

Kraepelins Beschreibungen der Symptomatik schränken diese nicht auf diagnostisch verwertbare prägnante Erscheinungsformen wie Wahn, Halluzinationen und anderes ein, sondern er beobachtet viele schwächere Vorläufer solcher markanten Phänomene. So geht dem eigentlichen Stimmenhören nach seiner Beobachtung vielfach Sausen, Summen oder Klingen im Ohr voraus. Optische oder leibliche Halluzinationen werden durch Farbenspiele vor den Augen, Funkensehen oder Schiefsehen sowie andere einfache sensorische Störungen in verschiedenen Sinnesmodalitäten eingeleitet. Die später von K. Schneider als Erstrangsymptome gewerteten Ich-Erlebnisstörungen der Beeinflussung innerer Vorgänge von außen, sind für Kraepelin sekundäre Interpretationen primär veränderter Wahrnehmungsprozesse. „Infolge dieser Trugwahrnehmungen entwickelt sich bei den Kranken vielfach die Überzeugung, daß sie zum Spielball aller möglichen Einwirkungen geworden seien."

Einen besonderen Stellenwert mißt Kraepelin – auch hierin die moderne Schizophrenieforschung vorwegnehmend – den Anomalien der Aufmerksamkeit zu. Den Kranken mangele die Fähigkeit, die Aufmerksamkeit stark und dauerhaft anzuspannen. Die Patienten erfaßten deshalb wichtige Vorgänge nicht, hingen andererseits zwangsmäßig von zufälligen äußeren Eindrücken ab. Der teils verstreuten, teils von Nebensächlichkeiten absorbierten Aufmerksamkeit entspricht nach dieser Auffassung, daß auch die Gedanken nicht „in eine Richtung" gesammelt werden können. Bei vorgelegten Aufgaben falle eine Häufung von fehlerhaften Antworten auf, die neben gegebenen richtigen Lösungen stehen. Die Aufmerksamkeitsstörung sei nicht kontinuierlich vorhanden. Plötzlich reagieren die Patienten sinnvoll und lassen erkennen, daß sie ihre Umwelt genau wahrgenommen haben. Vor allem zu Beginn der Erkrankung seien die Kranken ihrer Störung bewußt. „Für die schwere Veränderung, die sich mit ihnen vollzogen hat, besitzen die Kranken öfter ein deutliches Gefühl. Sie klagen darüber, daß sie dunkel im Kopf, nicht frei, manchmal durcheinander, nicht mehr klar seien, ‚Wolkengedanken' hätten." Mit dem Fortschreiten des Leidens trete das Krankheitsverständnis zurück. „Man beachte das eigentümliche Gemisch von Krankheitseinsicht und Beeinflussungsideen, namentlich aber das Gefühl der inneren Unfreiheit, dem wir bei unseren Schilderungen immer wieder begegnen werden." Die subjektive Erfahrung der Unfreiheit, der allmähliche Verlust der Kontrolle (s. S. 6 ff.) ist für Kraepelin der Übergang zwischen Störungen psychischer Funktionen, die noch der Selbstwahrnehmung zugänglich sind, und wahnhaften Überzeugungen, die nicht mehr als Störungen oder Veränderungen erkannt werden können.

Bei der Entstehung von Denkstörungen beobachtete Kraepelin eine zeitliche Aufeinanderfolge von „Gedankenleere", die als Verlust der früher vorhandenen geistigen Regsamkeit auffällt, und leichteren Formen der Sprunghaftigkeit, bis es zu schwerer Zerfahrenheit mit unsinnigen Verknüpfungen kommt. Das von den Patienten selbst bemerkte Gedankendrängen und Gedankenjagen sieht er als Vorstufe zu Gedankenentzug und Gedankenausbreitung an. Die Patienten bemerken anfänglich, daß es ihnen nicht möglich ist, eine Vorstellungsreihe nach Wunsch weiterzuführen. Es steigen Vorstellungsinhalte auf, die nicht zum Kontext passen.

In der „Verwirrung des Gemütslebens", die sich in einem Ausfall von Regungen der Zuneigung, des Mitgefühls zeige, jedoch auch in plötzlichen Gemütsschwankungen großer Heftigkeit, sieht Kraepelin einen Verlust der „höheren Gefühle" oder, modern ausgedrückt, der kognitiven Komponente von Emotionen. Diese dämpfen normalerweise Schwankungen und gewährleisten mehr Einheitlichkeit in den Gemütsbeziehungen zur Außenwelt.

Verhalten und Bewegungen unterliegen einem Verlust der Zielorientierung. Die Ablenkbarkeit von Handlungsvollzügen oder Bewegungen führe zu Absonderlichkeiten und jenem Erscheinungsbild des Verrückten, welches der Laie sich unter geisteskrank vorstelle.

Nicht nur die Interferenztheorie (Broen, 1968), sondern auch die gegenwärtigen Bemühungen um die Aufhellung von Selbstheilungsversuchen (Böker & Brenner, 1986) nahm Kraepelin vorweg. Negativistische Widerstände gegen Umwelteinflüsse und der oft schon lange vor Manifestwerden der Erkrankung einsetzende Rückzug von der Umwelt sind für diesen Selbstschutzmaßnahmen.

Während in der weiteren Geschichte der Psychiatrie (s. Huber, 39 ff.) die Beobachtung und Beschreibung der weniger prägnanten Symptome sehr vernachlässigt worden ist, stellen die bewußt erlebten Veränderungen für die Kranken selbst die unmittelbare Erfahrung dessen dar, was die gegenwärtige Schizophrenieforschung als „besondere Vulnerabilität" (Zubin & Spring, 1977) konzeptionell entwickelt hat. Der anonyme Bericht einer Betroffenen (Anonymus, 1981) knüpft direkt an das an, was Kraepelin als subjektive Erfahrung der Störung psychischer Funktionen beschrieben hat: Ein dauerndes Problem, das menschliche Beziehungen zu negativen Erfahrungen werden läßt, sind sehr niedrige Schwellen gegenüber negativen Emotionen anderer Menschen. Die Verfasserin des Selbstberichtes erkennt, daß ihre Empfindlichkeit das normale Maß weit überschreitet. Die eigenen Emotionen werden als wechselhaft und zu intensiv erlebt. Gegensätzliches kann miteinander verbunden sein. Aus der zwiespältigen Erregung helfen Medikamente heraus, die verbesserte Kontrolle der Emotionen wird jedoch mit einem Unbehagen erkauft, das als Nebenwirkung den Neuroleptika zugeschrieben wird. Kommunikation fällt der Betroffenen schwer, weil diese ständig bemänteln muß, daß es ihr Schwierigkeiten macht, aufzufassen und zu verstehen, was andere sagen. Besonders bei Ablenkung kann die Bedeutung eines Wortes nicht erkannt werden. Im eigenen Verhalten bemerkt die Verfasserin einen zeitweiligen Übereifer in der Bereitschaft sich mitzuteilen, dem dann die Reue über das Gesagte folgt. Eine Anpassung gelingt nur zeitweilig.

Schwierigkeiten, die normale Fassade aufrecht zu erhalten, treten besonders dann auf, wenn in der Situation emotionale Reaktionen erwartet werden. Ständig ist bewußt, welche Ober- und Untertöne in den Mitteilungen anderer mitschwingen und es wird vor allem wahrgenommen, in welcher Art und Weise etwas gesagt wird. Besonders ausgeprägte Unsicherheitsgefühle treten auf, sobald die Situation ein sehr formelles oder vorsichtiges Verhalten erfordert.

Die Gedanken laufen ständig weg. Freies Assoziieren überwiegt das geordnete Denken, oft ist deshalb rasch vergessen, was ausgesprochen werden sollte, weil bereits andere Ideen im Kopfe sind. Sobald die Konzentration gelingt, bemerkt die Autorin eine große Einfallsfülle. Dies jedoch selten, weil Konzentration zu den schwierigsten Problemen zählt.

Eine weitere Hauptschwierigkeit ist, den Anforderungen von Beziehungen gerecht zu werden. Zuneigung kann nur aufrechterhalten werden, wenn negative Emotionen völlig ausbleiben. Die Betroffene fühlt sich von Menschen nicht so abhängig, von der Welt verschieden und letztlich unberührt. Sie erlebe, als ob sie einen Film vorgeführt oder Ereignisse durch andere Menschen oder Kräfte präsentiert bekäme. Das Gefühl der Unwirklichkeit und des eigenen Unberührtseins wird als anhaltender Zustand erlebt. Andere Gefühle und Gedanken kommen und gehen – ohne stärker zu affizieren.

Die Kranke beschreibt, auf welche Weise die Störanfälligkeit psychischer Funktionen, die hier als dauerhafte Verfassung selbst erkannt wurde, das gesamte Erleben und Verhalten verändert. Ohne Einbeziehung dieser ,,Hintergrundstörungen", die außerhalb akuter Erscheinungen vorhanden sind, ist die Krankheit Schizophrenie deshalb nicht vollständig genug beschrieben und verstanden.

1.2 Die Entwicklung des ,,Frankfurter Beschwerde-Fragebogens"

Während unserer Mitarbeit an Untersuchungen von K.P. Kisker (1968) zur familiären Umwelt ersterkrankter schizophrener Patienten, stießen wir auf eingehende Selbstschilderungen, die das Vorfeld und den Beginn der psychotischen Erkrankung betrafen. Häufig war der manifesten Psychose ein stiller Kampf mit Störungen vorausgegangen, die der Umwelt verborgen blieben. Wahrnehmungsverzerrungen, plötzliche Ausfälle der Sprachbeherrschung, anfallsartig auftretende Zustände sensorischer Überwachheit, ein chaotisches Andrängen von Vorstellungen, plötzliche Lücken in der Erkennung von Wortbedeutungen beim Lesen oder Hören, nachhaltiges Unbehagen durch jede Art von emotionaler Erregung und viele andere Phänomene wurden beschrieben, in Tagebuchaufzeichnungen festgehalten oder – in selteneren Fällen – einer vertrauten Person mitgeteilt. Die Umwelt bemerkte Verhaltensänderungen, die nicht recht erklärbar waren.

Diese Störungen, die nach einem Wort von Kurt Schneider offenbar ,,auch Schizophrenie" waren, konnten in ihrer Bedeutung zunächst nicht eingeordnet werden. Die klinische Diagnostik war und ist vielfach heute noch an den für die Diagnosestellung verwertbaren Symptomen interessiert. Zudem war die untersuchte Stichprobe eine Selektion besonders intelligenter, ihre Psychose reflexiv verarbeitender Patienten, die mehr als andere solche Störphänomene verbalisieren konnten. Die Mehrzahl war über ein Prodromalstadium mit allmählich zunehmenden Störungen des psychischen Funktionierens in eine manifeste Psychose mit akuten Symptomen hineingeglitten. Unsere erste Hypothese, die wir später korrigierten, war daher, daß derartige Veränderungen des perzeptiven Systems der Psychose vorausgehen und mit deren Auftreten zurücktreten bzw. dann verschwinden. Die Mitteilungen waren zudem nicht das Ziel der Untersuchung, sondern eher beiläufig anfallende Daten.

Mit einer gewissen Verspätung wurden in Deutschland die Ergebnisse der experimentellen Schizophrenieforschung (im Überblick: Plaum, 1975; Rey, 1980; Hartwich, 1983) bekannt. Huber (1966 b) legte seine Konzeption von den Basisstadien der Schizophrenie und den in diesen ruhigen Verlaufsabschnitten vorherrschenden Symptomen vor. Explorativ erhobene Daten über die subjektive Seite des kognitiven Defizits von Freedman (1974), Chapman (1966), Gross, Huber, Schüttler (1982 a) aktivierten das Interesse an den Störungen, die in der anglo-amerikanischen Literatur als ,,psychologisches Defizit" bezeichnet werden. Damit ist gemeint, daß auch außerhalb akuter psychotischer Exacerbationen in der überwiegenden Mehrzahl der Fälle Behinderungen vorhanden sind, die auf eine besondere Störanfälligkeit psychischer Funktionen hinweisen (L. Süllwold, 1986 a). Die Selbstwahrnehmung dieser Defizite wird inzwischen als wichtiger Zugang zu psychotherapeutischen und rehabilitativen Ansätzen angesehen (L. Süllwold, 1983 a; Katschnig, 1977; Böker & Brenner, 1983). Der Ausdruck ,,Basisstörungen" impliziert die Annahme, daß die vielzähligen symptomatischen Erscheinungen auf wenige zentrale Störungen zurückzuführen seien. Will man diese Implikation vermeiden, so ist es besser, von defizitären Störungen oder – nach Huber – von ,,Basissymptomen" zu sprechen. Diese sind als Indikatoren anzusehen für verändert ablaufende psychische Prozesse, wobei nach dem derzeitigen Wissensstand der experimentellen Forschung Störungen bei der effektiven Ausführung zu suchen sind, also funktionelle Beeinträchtigungen (Kukla, 1980).

Im Kontext dieser Entwicklung suchten wir ein Instrument zu entwickeln, das die Selbstwahrnehmung schizophren Erkrankter systematisch erfaßt. Wenn beabsichtigt ist, auch schwerer und schwer gestörte Patienten zu erfassen, also keine Selektion von sehr gut remittierten Patienten zu erhalten, muß ein solches Verfahren auf die eingeschränkten kognitiven Fähigkeiten dieser klinischen Gruppe eingerichtet werden. Verfahren für definierbare klinische Gruppen zu entwickeln, ist eine alte Forderung der klinischen Psychologie, die nur in der Neuropsychologie konsequent verwirklicht wurde. Verfahren, die demgegenüber für alle klinischen Gruppen geeignet sind, bringen wenig spezielle Informationen.

Wir gingen davon aus, daß die Verbalisationen reflektierender und ausdrucksfähiger Patienten benutzt werden könnten, die Patienten anzusprechen, die dies nicht spontan ausdrücken können. Beeinträchtigungen des sprachlichen Ausdrucks sind häufig, dazu kommt, daß viele Patienten zunächst nicht wissen, daß solche Phänomene von Interesse sind. Das Wiedererkennen ist generell eine stabile, gegenüber Störungen resistentere Gedächtnisfunktion wie sich auch bei Untersuchungen schizophrener Patienten bestätigt hat.

Die Items stammen ursprünglich von schizophren Erkrankten. Wir suchten in verschiedenen Voruntersuchungen Formulierungen zu finden, die konkret genug sind, um wiedererkannt zu werden, jedoch gleichzeitig eine identifizierbare Störung erkennen lassen. Sprachliche Kompliziertheiten mußten gemieden werden, zu lange Sätze oder doppelte Verneinungen führten zur Verwirrung und erschwerten ein Aufrechterhalten der Konzentration. Zudem war es notwendig „Augenschein-Validität" zu wahren und durchgehend nach „Beschwerden" zu fragen. Auf einem mehr abstrakten Niveau nach Störungen oder Symptomen zu fragen, überfordert die Krankheitseinsicht. Die Bezeichnung „nervöse Beschwerden" erwies sich dagegen als hinreichend neutral. Eingestreute Einstellungsfragen weckten eher Mißtrauen oder beeinträchtigten die Konzentration. Hinzu kommt, daß Kontrollskalen auch im Normalbereich, z. B. bei Neurotizismus-Fragebögen, umstritten sind. Es wurde nie nachgewiesen, daß eine verfälschte Antwort in bezug auf Eßgewohnheiten bedeutet, daß auch bestimmte Symptome geleugnet oder simuliert werden. Symptom-Fragebögen (v. Zerssen, 1973, 1975) werden zudem von Menschen ausgefüllt, die Hilfe suchen. Unter dieser Bedingung sind am ehesten der Realität angemessene Antworten zu erwarten. Schizophrene Patienten, die nicht antworten wollen, sind entweder zu einer Selbstbeobachtung zeitweise nicht in der Lage (dies ändert sich häufig im Verlauf) oder sie fürchten Nachteile. Dabei wird oftmals angenommen, daß Beschwerde-Angaben die Entlassung verzögern oder dazu führen, daß die Medikamente erhöht werden. Vortäuschen von Störungen, die nicht vorhanden sind, kann eher bei Hysterikern erwartet werden (Lutterotti & Kryspin-Exner, 1982), jedoch kaum bei schizophren Erkrankten. Die Grundannahme, daß Störungen, die in gleicher oder sehr ähnlicher Weise berichtet und beschrieben werden, auch hinsichtlich des Erlebens übereinstimmen, ist die Grundlage der deskriptiven Psychopathologie. Gerade die „beweisenden" Schizophreniesymptome, Ich-Erlebnisstörungen, akustische Halluzinationen u. a., sind nur aus den Beschreibungen der Patienten selbst zu erfahren.

Störungen, die fluktuierend auftreten und zudem von täglichen Anforderungen ausgelöst werden, reduzieren sich in einer geschützten klinischen Umgebung. Wenn die Instruktion verändert wird und beispielsweise nach Beschwerden in den letzten 14 Tagen gefragt wird, ist eine entsprechende Einschränkung der Information zu erwarten. Bei unseren Bemühungen, eine nähere zeitliche Bestimmung in den Fragebogen aufzunehmen, zeigte sich, daß die meisten Patienten mit solchen zusätzlichen Differenzierungen überfordert waren. (Nur in der verkürzten Modifikation 2 behielten wir eine zusätzliche Spalte „früher" bei. Diese wird nur selten genutzt.) In den meisten Fällen bejahen die Patienten, was ihnen vertraut und geläufig ist, also aktuell noch Bedeutung hat.

Es bewährte sich ebenfalls nicht, symptomatische Antworten einmal mit „ja" und einmal mit „nein" beantworten zu lassen. Dies stellt bei schizophrenen Patienten eher eine zusätzliche Konzentrationsbelastung dar, jedoch keine effektive Kontrolle der Antwortbereitschaft. Viele Patienten kommen durch die damit verbundene sprachliche Erschwerung durcheinander. Der Untersucher muß aus dem Kontext erkennen, ob der Patient in der Lage und willens ist, die Beschreibungen zu erfassen und die Fragen zu beantworten. Aus diesem Grunde sollte er in der Regel anwesend sein, jedoch nicht in den Ablauf eingreifen. Dabei ist die Sinnesmodalität zu wählen, welche ungestörter ist. Schwer gestörte Patienten können oftmals besser akustisch aufnehmen als lesen, diesen können die Deskriptionen vorgelesen werden.

Der Beschwerdefragebogen liegt in 3 Modifikationen vor. Erste Erfahrungen sammelten wir mit einer Fassung (1), die 103 (nach Zufall zusammengestellte) Items enthielt (L. Süllwold, 1977). Eine auf 70 Items verkürzte Fassung (2) wurde von uns nicht veröffentlicht, jedoch verschiedenen Untersuchern auf deren Wunsch zur Verfügung gestellt. Die Verkürzung bringt u. E. nach Informationsverluste mit sich, erleichtert jedoch die Anwendung. Die in diesem Band vorgestellte Modifikation 3 mit 98 Items ist eine Verbesserung des 1. Fragebogens. Wir bemühten uns, die angesprochenen Störungen sprachlich präziser auszudrücken und dafür mehr unklare Beschwerden zu reduzieren.

Es gibt noch wesentlich mehr Aspekte der von uns gesuchten Phänomene. Die Aufnahme aller Störungen, die von Patienten beschrieben worden sind, würde jedoch das Verfahren zu lang werden lassen. Es ist jedoch immer zu berücksichtigen, daß der Fragebogen nur einen Ausschnitt – wie wir hoffen ist es ein relevanter – dessen erfaßt, was im täglichen Leben eines schizophren erkrankten Individuums behindert. Der von der Krankheit Betroffene führt mit seiner Störanfälligkeit einen ständigen Kampf, selbst einfache Anforderungen sind Problemsituationen.

1.3 Eine Ordnung der Items in Sub-Kategorien

Die in den einzelnen Beschwerde-Statements beschriebenen Stör-Phänomene lassen sich anhand phänomenaler Gemeinsamkeiten in Unterkategorien ordnen, die lediglich den Zweck haben, eine Beschreibung im Einzelfall zu erleichtern. Gegenüber den faktorenanalytisch gewonnenen Dimensionen (S. 24 ff.) sind diese anschaulicher und lassen erkennen, wie die Störungen im individuellen Fall akzentuiert sind, welche Schwerpunkte sie haben. Es ist zu berücksichtigen, daß weder die phänomenalen Unterkategorien noch die extrahierten Faktoren mit den angenommenen Basisstörungen identisch sind. Die subjektive Seite des „psychologischen Defizits" (Shakow, 1963) liefert lediglich weitere Indikatoren für deren Vorhandensein. Wie die Deskription im einzelnen erhellen soll, finden sich viele Einzelergebnisse der experimentellen Forschung in der Alltagserfahrung der Betroffenen wieder:

1.3.1 Der Verlust an Kontrolle

In der deskriptiven Psychopathologie wird das Ausgeliefertsein eines Individuums an willentlich völlig unbeeinflußbare psychotische Symptome als „Einschränkung der Selbstverfügbarkeit" bezeichnet. Wie die Beobachtung des noch schwächer ausgeprägten Vorfeldes einer solchen psychotischen Störung zeigt, entgleitet die Kontrolle vielfach erst allmählich, gleichsam stufenweise. Zunächst erlebt der Betroffene vereinzelte, später gehäufte „Einbrüche" und „Entgleisungen", die ihm den Eindruck vermitteln, daß das eigene Erleben und Verhalten unberechenbar geworden ist.

„Zeitweise kann ich nicht reagieren und muß einfach abwarten, bis es wieder geht", dieses Item beschreibt eine unwillkürliche Blockierung. „Manchmal bin ich kurzfristig wie starr und kann nicht reagieren, obwohl ich es möchte" drückt noch deutlicher aus, daß der Reaktionsausfall nicht motiviert ist, sondern der Intention entgegensteht.

Demgegenüber stehen einschießende Reaktionen, die nicht intendiert sind, aber nicht unterdrückt werden können. Beispielhaft dafür ist das Item „Ich merke oft, daß ich mich anders verhalte als ich es möchte: ich kann das nicht mehr genügend bestimmen."

Diese Störung ist von impulsiven Entgleisungen, die z. B. neurotisch gestörte Patienten leicht aus dem Item herauslesen, zu unterscheiden. Charakteristisch ist, daß die Einbuße an Kontrolle von einem bestimmten Zeitpunkt an als etwas Neuartiges erlebt wird. Blockierungen und Fehlreaktionen treten bei den verschiedensten psychischen Abläufen und Situationen auf. So bemerkte z. B. ein Patient, daß er an einem Bankschalter mehrfach seinen Namen sagte, anstatt seinen Wunsch zu äußern. In einem anderen Fall war eine Patientin nicht in der Lage, angesichts einer plötzlichen Begegnung „guten Tag" zu sagen. Dies ist nicht mit Hemmungen aufgrund sozialer Ängste zu verwechseln oder mit einer mißlingenden Affektbeherrschung in individuell bedeutsamen Situationen. Die Patienten bemerken, daß sie unvorhersehbar und unerklärlich von solchen plötzlichen Reaktionsausfällen und Fehlreaktionen beeinträchtigt werden. [Letztere sind sehr wahrscheinlich als Vorform eines „Automatosesyndroms" (Huber, 1981 a) anzusehen.]

Häufig setzen die Patienten eine forcierte willentliche Anspannung ein, die Reaktionsunsicherheit zu kompensieren: „Auch in ganz alltäglichen Situationen muß ich ständig aufpassen, daß ich mich richtig verhalte."

Die Einbuße betrifft gleicherweise – wie bereits beschrieben – Sprache und Denken, sie bezieht sich nicht nur auf das offene Verhalten. Dem entsprechen Items wie: „Ich kann nicht mehr bestimmen, woran ich denken möchte" und „Oft merke ich selbst, daß ich ganz andere Worte spreche, als ich es will."

Dies sind Vorformen einer beeinträchtigten „Leitbarkeit der Denkvorgänge" (Huber, 1981 a). Sie stecken nicht selten hinter zunächst uncharakteristisch geklagten Konzentrationsstörungen. Auch Befindens-Einbrüche können sich schlagartig dem Bewußtsein aufdrängen und nehmen die Aufmerksamkeit voll in Anspruch. Das Item „Zeitweise bekomme ich merkwürdige und mir fremd erscheinende Zustände, die mir Angst machen" charakterisiert anfallsartig auftretende leibnahe, aber noch nicht näher bestimmbare Befindensstörungen mit neuartigen Empfindungen. Vermutlich sind propriozeptive Wahrnehmungen kurzfristig verändert. Der paroxysmale Charakter und die bedrohliche Qualität unterscheiden sie von Befindensschwankungen unkomplizierterer Art. Gegenüber voll ausgeprägten Coenästhesien (Huber, 1971 c) sind die Selbstwahrnehmungen diffuser.

Die in diesen einzelnen Deskriptionen angesprochenen Defizite, die als Reaktionsunsicherheit bezeichnet werden können, lassen sich einordnen, wenn man die Interferenztheorie (Broen, 1968) des schizophrenen Defizits heranzieht (Rey, 1980).

Wenn ein partieller Zusammenbruch von Gewohnheitshierarchien vorliegt, haben dem Kontext oder der Situation weniger adäquate Reaktionstendenzen die gleiche Auftretenswahrscheinlichkeit wie angemessene Reaktionen. Die Selektion der jeweils richtigen oder passenden Reaktion ist demnach zeitweilig unzulänglich. Dies tritt besonders dann auf, wenn die Situation unklar ist oder die Stimulation zu vielfältig. Dann werden in besonderem Maße konkurrierende Reaktionstendenzen ausgelöst.

Durch Erfahrung gefestigte Reaktionshierarchien führen beim Gesunden dazu, daß viele Alltagssituationen ohne weiteres Nachdenken durch ein schnelles automatisches Reagieren bewältigt werden können. Geht dies verloren, muß das den Betroffenen tief verunsichern. Er bemerkt seine Blockierungen und Fehlreaktionen selbst, kann dies jedoch willentlich nicht beeinflussen. Häufig erhöhen negative emotionale Reaktionen der Umwelt Anspannung und Erregung und fördern damit weiter die Selektionsschwäche (Venables, 1978).

1.3.2 Sensorische Irritationen

Eine partiell veränderte sensorische Erfahrung (Chapman, 1966; Freedman, 1974; Gross & Huber, 1972) leitet in vielen Fällen das Prodromalstadium einer schizophrenen Psychose ein und bewirkt eine Entfremdung des ehemals Vertrauten. „Mitunter sahen Dinge wie verschoben oder verkrümmt aus"; „Zeitweilig haben die Farben von vertrauten Dingen verändert ausgesehen". Einen mehr globalen Verlust der Präzision von Wahrnehmungen beschreibt demgegenüber das Item: „Ich nehme nicht mehr klar und deutlich genug auf, was um mich herum ist". Die Deskription „Was ich vor mir sehe, kommt trotzdem in meinem Kopf nicht richtig an und ich bleibe unsicher" erfaßt wahrscheinlich eine höhere Stufe defizienter Informationsverarbeitung: Das klar Gesehene wird nicht oder verzögert erkannt bzw. kategorial eingeordnet.

Das Item „Zeitweilig sah alles um mich herum klein aus" beschreibt die vielfach klinisch beobachtete Mikropsie. „Manchmal sah alles wie weit weggerückt aus" und „Zeitweise flimmert es vor meinen Augen" enthalten eine diffuse sensorische Veränderung. „Oft erfasse ich beim Sehen das Ganze nicht und sehe nur Teile, z. B. von einem Gesicht, einer Häuserreihe" wird von Patienten geklagt, die z. B. nicht mehr fernsehen, weil sie nur enge Ausschnitte präzise sehen können. Ein zu weites Aufmerksamkeitsfeld kann offenbar nicht verarbeitet werden. Das Item „Manchmal sehe ich alles wie verschwommen, ohne schwindelig zu sein" erläutert, daß die diffuse Wahrnehmung nicht abhängig von Schwindelattacken auftritt, wenn die angesprochene Störung zutrifft. Optische Verzerrungen von Buchstaben („Beim Lesen haben schon Buchstaben wie verschoben, auf den Kopf gestellt oder anders verändert ausgesehen") erschweren für manche Patienten das Lesen. Das „Spiegelphänomen" („Im Spiegel sah ich so fremd für mich aus, daß ich erschrocken bin") wurde schon öfter in der Psychopathologie beschrieben. Die verlorene Vertrautheit des eigenen Gesichts leitet schon zu den komplexeren Perzeptionsstörungen über:

1.3.3 Wahrnehmungsstörungen

Aus der experimentellen Forschung ist das Fazit zu ziehen, daß offenbar eine höhere, integrierende Stufe der Informationsverarbeitung in der Schizophrenie gestört ist (Brenner, 1979; Kukla, 1980; Snyder, 1982). Leichtere Formen von Perzeptionsstörungen, wie sie im FBF erfaßt werden, sind zeitweilige Irritationen, die dem Betroffenen noch selbst auffallen. Häufig beunruhigen die optischen oder akustischen Verzerrungen sehr, während bei den einfacheren sensorischen Störungen euphorisch getönte emotionale Reaktionen vorkommen können. Es ist leicht einzusehen, daß ein Phänomen wie „Die Gesichter von Menschen haben schon ungewöhnlich und wie verzerrt oder verschoben ausgesehen" soziale Situationen unentwirrbar und damit ängstigend für den Betroffenen macht. Er kann u. a. mimischen Ausdruck nicht angemessen erfassen und damit häufig auch den Sinn von Botschaften nicht verstehen. Mit anderen Worten: Wahrnehmungsanomalien dieser und anderer Art, auch wenn sie fluktuierend auftreten und nicht andauernd vorhanden sind, behindern auf vielfältige Weise und sind nicht als isolierte Störungen zu betrachten. Die Beschreibungen: ,,Manchmal kommt es mir vor, als ob der Boden, auf dem ich gehe, sich hebt oder krümmt" und ,,Es kam mir auf der Straße oder im Zimmer so vor, als ob die Wände oder Gegenstände auf mich zukämen" lassen etwas von der Bedrohlichkeit solcher Erlebnisse erkennen, obwohl der Betroffene noch soviel Distanz hat, daß er um die Subjektivität, das ,,als ob" weiß.

,,Ich nehme nicht mehr klar und deutlich genug auf, was um mich herum ist" drückt mit dem Defizit an Informationsverarbeitungskapazität gleichzeitig die wachsende Entfremdung der Umwelt aus. Das unvollständige Erkennen ,,Was ich vor mir sehe, kommt trotzdem in meinem Kopf oft nicht richtig an und ich bleibe unsicher" ist vermutlich ebenfalls ein ,,Baustein" der Derealisation. ,,Ich muß mitunter meine Augen ganz fest auf eine Stelle richten, sonst verschwimmt alles" beschreibt die kompensatorische Bemühung, einen Fokus zu bilden, um der nicht faßbaren Reizüberfülle Herr zu werden. Die Konstanz der wahrgenommenen Objekte trotz Eigenbewegung, eine kognitive Leistung des menschlichen Gehirns, setzt offensichtlich zeitweise beim schizophren Erkrankten aus: ,,Manchmal halte ich mich ruhig, damit die Gegenstände um mich herum aufhören zu wackeln". Das Meiden von Bewegungen, die charakteristische motorische Starre, kann u. a. ihre Grundlage in einer solchen Wahrnehmungsstörung haben. Die mißlingende Diskrimination zwischen Vorstellung und Wahrnehmung (,,Manchmal sehe ich etwas und bin kurze Zeit nicht sicher, ob ich es mir nur vorstelle") ist vermutlich eine Vorstufe zu halluzinatorischen Erlebnissen. ,,Es kommt vor, daß sich Gegenstände bewegen, auch wenn ich nicht besonders lange oder intensiv darauf blicke" erfaßt ein Phänomen, das nicht selten von den Betroffenen damit beantwortet wird, daß sie den Blick gesenkt halten. ,,Fernsehen kann ich nicht mehr gut, es macht mir Mühe, Bilder und Sprecher gleichzeitig zu verfolgen und die Handlung zu erfassen" beschreibt die Behinderung einer alltäglichen Aktivität durch die beeinträchtigte Fähigkeit, eintreffende Reize aus verschiedenen Sinnesmodalitäten zu integrieren.

1.3.4 Sprache

Sprachauffälligkeiten und die daraus resultierende Erschwerung der Kommunikation haben ein hohes Gewicht sowohl für die klinische Diagnostik als auch für das theoretische Verständnis der Schizophrenie. Experimentelle Studien haben erhärtet, daß die Sprache schizophren Erkrankter durch viele Wiederholungen charakterisiert ist sowie durch ein gegenüber Gesunden verringertes Wort-Repertoire. Das Ausgesprochene wird wenig vom länger vorausgegangenen Kontext und von der Situation bzw. dem von einem Dialogpartner Gehörten beeinflußt. Es besteht eine Tendenz, ein Repertoire an Assoziationen zum unmittelbar Gesprochenen zu benutzen und nicht ausreichend den Bezug zur Situation herzustellen. Es kann demnach kein Aufmerksamkeitsfokus aufrechterhalten werden, ablenkende Assoziationen dringen ein. Die Wiederholung ist vermutlich dadurch zu erklären, daß bereits Gesprochenes submental aktiviert bleibt und damit eine höhere Auftretenswahrscheinlichkeit erhält. Auch das Sprachverständnis scheint erschwert zu sein durch eine ungenügende Nutzung des gesamten Satzes zur

Erkennung der Bedeutung und der syntaktischen Rolle eines Wortes. Es wird jeweils nur ein kleiner Ausschnitt aus dem Kontext verwendet und z. B. fälschlich an der Hauptbedeutung eines Wortes festgehalten. Wie sich zeigte, werden akustisch aufgenommene Worte öfter fehlwahrgenommen (Schwartz, 1978; Grove & Andreasen, 1985; Maher, 1972).

Es ist nach den bisher vorliegenden Ergebnissen nicht davon auszugehen, daß es eine spezielle Sprachstörung in der Schizophrenie gibt. Die Auffälligkeiten erklären sich aus der Beeinträchtigung der Selektion, die auf verschiedenen Ebenen der Reaktionsauswahl und der Reizanalyse anzusiedeln ist. Dazu gehört auch, daß die Abrufstrategie aus dem Langzeitgedächtnis defizient und somit die Verfügbarkeit des Wortschatzes eingeschränkt ist. Die Patienten beschreiben selbst wahrgenommene Störungen, die sich auf Erschwerungen des Sprechens bzw. der Sprachorganisation beziehen und auf das Verstehen von Gesprochenem oder Gelesenem. Diese lassen sich in das Konzept einer Assoziationsinterferenz als Folge eines internen Aufmerksamkeitsdefizits einordnen.

„Es fällt mir richtig schwer, längere Sätze zustande zu bringen" wird als Beschwerde verständlich, wenn man bedenkt, daß für das Aussprechen eines Satzes kontinuierlich ablenkende Assoziationen gehemmt werden müssen.

Die Items „Oftmals stutze ich beim Lesen vor einem alltäglichen Wort und muß erst überlegen, was es bedeutet" und „Beim Sprechen ist oftmals das Wort weg, das ich gerade aussprechen wollte" beschreiben „Lücken" der rezeptiven und expressiven Sprachbeherrschung, die in ihrem kommunikativen Aspekt in den folgenden Items verdeutlicht werden:

„Mit dem Sprechen klappt es nicht mehr so gut, die Worte kommen mir nicht schnell genug in den Sinn" und „Wenn jemand mit mir spricht, höre ich zwar die Worte, erfasse aber oft den Sinn nicht richtig".

Das Item: „Ich möchte mitunter sprechen und kann es nicht, weil die Worte plötzlich weg sind", veranschaulicht eine intensivere Form der Blockierung bzw. der mißlingenden Aktivierung aus dem gespeicherten Wortrepertoire.

Erschwerungen des Lesens kommen unseren Ergebnissen nach regelmäßig bei schizophren Erkrankten vor. Dies wird in den Items erfaßt „Oft lese ich über die Zeilen hinweg und erkenne einfach den Sinn nicht" und „Ich lese ungern, weil es mir solche Mühe macht, die Bedeutung richtig zu erfassen".

Das letztgenannte Item drückt deutlicher aus, daß es sich nicht um eine zeitweilige Konzentrationsschwäche durch akute emotionale Belastungen handelt (in Zweifelsfällen muß dies durch Fragen geklärt werden). Der schizophren Erkrankte hat die Erschwerung einer kontinuierlichen Bedeutungsanalyse von Sprache alltäglich.

Das Vermeiden sozialer Kontakte hat häufig etwas mit der defizienten Sprachbeherrschung zu tun: „Ich ziehe mich vor Menschen zurück, weil ich solche Schwierigkeiten habe, Gesprächen zu folgen". Auch das Item „Wenn jemand längere Sätze beim Sprechen macht, habe ich besonders große Schwierigkeiten den Sinn zu erfassen" macht dies deutlich.

Die Kommunikationsfähigkeit wird durch solche Erschwerungen verständlicherweise gemindert. Nicht selten erklären sich Rückzugsstrategien und sekundär entwickelte Ängste vor sozialen Situationen aus dieser Störbarkeit der expressiven und rezeptiven Sprachbeherrschung. Mißverständnisse können bei nichtpsychotischen Patienten auftreten, wenn diese Sozialängste haben, oder z. B. bei Stotterern, die ebenfalls –

aus anderen Gründen – Schwierigkeiten mit langen Sätzen haben. Deshalb dürfen bei unklaren Fällen Ja-Antworten nicht unbesehen als Beleg für das Vorhandensein dieser gemeinten Störung gewertet werden.

1.3.5 Denken

Noch im Subjektiven verbleibende Denkstörungen können hinter geklagten Konzentrationsstörungen stecken, die dazu führen, daß die allgemeine intellektuelle Leistungsfähigkeit von einem ehemals vorhandenen Standard abweicht. Zur Kompensation müssen Pausen, Wiederholungen und zusätzliche Kontrollen bei Anforderungen an das Denkvermögen eingesetzt werden, die verlangsamend wirken.

„Es verwirrt mich, daß zuviele Gedanken gleichzeitig in meinem Kopf sind" beschreibt die mißlingende Hemmung des assoziativen Kontextes. Die Items „Meine Gedanken sind manchmal so aufdringlich, als ob etwas laut denkt in mir" sowie „Meine eigenen Gedanken können mir plötzlich Furcht einflößen" können Vorstufen zu Symptomen 1. Ranges sein. Hypothetisch führt das Zusammentreffen von einer veränderten sensorischen Erfahrung mit abweichenden Assoziationen zur subjektiven Entfremdung der eigenen Gedanken, die in einem weiteren Schritt als von außen gemacht erlebt werden. Diese tauchen regellos auf, in gleicher Weise, wie sich dem Auge belanglose Nebenreize aufdrängen, richtet sich die Aufmerksamkeit auf Nebenassoziationen, die nicht ausgeblendet werden können. Das „laute Denken" (möglicherweise Vorstufe des Gedankenlautwerdens) weist darauf hin, daß Gedanken (auch beim Gesunden) mit schwachen Gehörvorstellungen verbunden sind, die nur dann stören, wenn sich die Aufmerksamkeit nicht zentrieren läßt.

Die Items „Beim Denken lenken mich ständig unpassende Einfälle ab", „Meine Konzentration wird immer schlechter, weil meine Gedanken, ohne daß ich es ändern kann, dauernd so durcheinanderlaufen" wiederholen die Erfahrungen regellos eindringender Nebenassoziationen. „Es kostet mich ständig Anstrengung, die Gedanken zu ordnen" enthält demgegenüber eine kompensatorische Bemühung.

„Es kommt mir vor, als ob ich meine Gedanken nicht mehr auf etwas ganz Bestimmtes konzentrieren kann" beschreibt das Mißlingen gerichteter Aufmerksamkeit, Gedanken und Vorstellungen laufen ab wie im Einschlafstadium oder im Zustand des Dösens.

„Zeitweilig ist mein Gehirn wie leergefegt" und „Es ist unangenehm, daß meine Gedanken oft wie weggeblasen sind" enthalten selbst wahrgenommene Blockierungen. Sie werden in diesem Stadium meist noch nicht als Fadenverlieren dem Beobachter erkennbar, erschweren aber dem Betroffenen bereits längere Gedankengänge oder sprachliche Äußerungen.

Das Item „Wenn ich konzentriert denken will, lenken mich ständig unpassende Worte ab, die mir in den Sinn kommen" macht nochmals deutlich, daß die Störung durch konzentrative Anspannung nicht überwunden werden kann. Die Angabe „ständig" drückt einen höheren Schweregrad der Ablenkbarkeit durch Nebenassoziationen aus.

1.3.6 Gedächtnis

Es ist nicht mehr strittig, daß sowohl das Kurzzeitgedächtnis als auch das Abrufen aus dem Langzeitspeicher in der Schizophrenie Beeinträchtigungen erkennen läßt (Jost, 1983; Baumann, 1971; Plaum, 1975). Diese finden sich in häufig geklagten Beschwerden der Patienten wieder, die lange von der klinischen Diagnostik vernachlässigt wurden, obwohl sie viele Behinderungen im Alltag erklären können.

„In meinem Gedächtnis sind neuerdings große Lücken, vieles von dem, was ich wußte, ist einfach verschwunden" drückt aus, daß die Patienten die erschwerte Verfügbarkeit gespeicherten Materials bemerken. Berufliche Fertigkeiten leiden darunter.

„Wenn ich längere Texte lese, ist immer der Anfang weg und ich erfasse den Zusammenhang nicht" ergänzt die bereits in anderen Items angesprochene Lesestörung. Das Item „Wenn ich mich an etwas Bestimmtes erinnern will, gelingt das nicht, weil mir ganz anderes einfällt" spricht defekte Suchprozesse an, die der Gesunde gelegentlich erlebt, wenn ihm z. B. ein geläufiger Name nicht einfällt, dafür jedoch ähnliche Anklänge auftauchen. Die Kranken erleben demgegenüber nicht nur die größere Häufigkeit der Störung, sondern auch, daß die Einfälle von dem Gesuchten assoziativ weit entfernt sind.

„Öfter weiß ich nicht, was soeben um mich herum vorgegangen ist" bedeutet, daß in der Kontinuität des Registrierens und kurzfristigen Behaltens von Umwelteindrücken Lücken auftreten. Möglicherweise ist das sensorische Augenblicksgedächtnis zeitweilig beeinträchtigt. Das Vergessen des Handlungszieles „Es kommt vor, daß ich mitten in einer Tätigkeit plötzlich aufhöre, ohne einen Grund dafür zu haben" kommt häufig auch bei alten Menschen vor. Diese bemerken jedoch noch, daß sie irgendeinen Vorsatz vergessen haben, während schizophrene Patienten häufiger ratlos vor der Unterbrechung stehen, sie erinnern sich nicht, daß sie irgendein Handlungsziel hatten.

„Wenn ich mir etwas vorstellen möchte, bekomme ich Einzelheiten nicht zusammen" enthält eine defiziente Revisualisation. Diese wird häufig bemerkt, wenn wichtige Beziehungspersonen nicht mehr vorgestellt werden können („Ich kann mir die Gesichter vertrauter Personen nicht mehr richtig vorstellen").

„Ich stelle öfter fest, daß ich kurzfristig nicht mehr weiß, was ich soeben tat oder sagte" drückt Kontinuitätslücken der Selbstwahrnehmung aus, die mitunter zu der ängstlichen Erwartung führen, ungewollt Auffälliges, Verrücktes oder Schädliches zu tun oder bereits getan zu haben.

Das Item „Mein Gedächtnis ist nicht mehr intakt, ich bemerke ständig, daß ich Lücken habe" wiederholt nochmals eine generelle Selbstbeobachtung gestörter Gedächtnistätigkeit. „Mitunter höre ich mitten in einem Satz auf, ohne daß ich dies vorhabe" liegt bereits wieder in der Nähe zum Gedankenabreißen.

1.3.7 Motorik

Psychomotorische Störungen sind ein wichtiger symptomatischer Teilbereich bei psychiatrischen Erkrankungen. Wie neuere Untersuchungen zeigen (Günther & Gruber, 1983) sind sie vermutlich ein Merkmal, das psychotische Erkrankungen von nichtpsychotischen unterscheidet. Für schizophrene Erkrankungen ist die z. B. aus Experimenten bekannte motorische Verlangsamung eine Behinderung, die bei allen Tätigkeiten eine Rolle spielt, welche psychomotorische Fertigkeiten erfordern.

Die Selbstbeobachtung der schizophren erkrankten Patienten bezieht sich mit verschiedenen Beschwerdebeschreibungen ebenfalls auf die Kategorie psychomotorischer Abläufe.

So etwa das Item ,,Mit dem Sprechen klappt es oft nicht richtig, obwohl ich die Worte, die ich sagen möchte, im Kopf habe". Dies bezieht sich nicht, wie in den Items der Kategorie Sprache, auf den ausbleibenden Worteinfall. Offensichtlich liegt die Behinderung hier in der motorischen Organisation.

,,Mitunter spüre ich bei Bewegungen meine Glieder nicht richtig" weist dagegen auf eine Beteiligung propriozeptiver Rückmeldungen hin, die vermutlich nicht erfolgen bzw. nicht verarbeitet werden und somit die eigenen Bewegungen der Bewußtheit entziehen. ,,Beim Gehen wird mir oftmals jeder einzelne Schritt bewußt" enthält gleichsam das Gegenteil. Die Überbewußtheit kommt jedoch zustande, weil die unwillkürliche psychomotorische Koordination versagt. Manche Patienten können beschreiben, daß sie in solchen Zuständen den Gang bewußt steuern, weil sie sonst stehen blieben oder vielleicht stolpern würden. ,,Manchmal habe ich das Gefühl zu schweben" ist ein analoges Phänomen, wie oben angesprochen. Deutlich wird die gestörte Willkürmotorik in dem Item ,,Wenn ich z. B. einen Arm heben will, kommt es vor, daß ich statt dessen eine andere Bewegung mache oder gar nichts tun kann". Wie in anderen Verhaltensbereichen kommt es zu einer abweichenden, fehlerhaften Reaktion oder einer totalen Blockierung, wenn der Bewegungsimpuls nicht angestoßen werden kann. (Diese Störung kommt z. B. zu Beginn von Parkinson-Erkrankungen ebenfalls vor.)

Das Item ,,Mitunter stoppe ich mitten in einer Bewegung und überlege, wie es weitergeht" enthält wiederum die kompensatorische Bemühung, durch bewußte Steuerung die Blockierung zu überwinden.

Auch der mimische Ausdruck ist – selbst empfunden – nicht ausreichend kontrollierbar: ,,Mein Gesichtsausdruck gerät oft anders, als ich es gerade will". Die Items ,,Es macht mir oft starke Mühe, meine Muskeln im Zaum zu halten" und ,,Manchmal läuft eine Bewegung einfach weiter, ich kann nicht gleich stoppen" machen deutlich, daß nicht unterdrückbare, unwillkürliche Bewegungsimpulse ablaufen.

Obwohl bisher kein Hinweis darauf vorhanden ist, daß diese Störungen medikamentenabhängig auftreten, sie wurden auch von den (allerdings kleinen Anzahlen) nicht unter Medikamenten stehenden Patienten angegeben (L. Süllwold, 1977), sind sie dennoch organischen Beeinträchtigungen am nächsten und sollten demnach in ihrer Bedeutung für den Verlauf untersucht werden (siehe hierzu auch Günther & Gruber, 1983).

1.3.8 Automatismenverlust

Unser alltägliches Funktionieren hängt davon ab, daß wir über zahlreiche automatisierte Fertigkeiten verfügen, die die Einschaltung höherer Kontrollinstanzen überflüssig machen. Es genügt die Vergegenwärtigung des Handlungszieles, damit Handlungsketten auf einem wenig bewußten Niveau, mit geringerer Aufmerksamkeitszentrierung, ablaufen. Verständlicherweise gehen dem schizophren Erkrankten solche automatisierten ,,Skills" verloren. Daran sind eine Reihe von zuvor beschriebenen defizitären Störungen beteiligt, z. B. das Gedächtnis, die Ablenkbarkeit durch interne oder externe Störreize, die psychomotorische Koordinationsschwäche usw. Die Einbuße an verfügbaren, gespeicherten und durch viele Wiederholungen gefestigten Programmen, bei welchen das jeweils abgelaufene Glied der Verhaltenskette der Auslöser für das nächste Element bis zum Erreichen des Zieles ist, ist somit eine komplexe Behinderung. Diese macht verständlich, weshalb die alltägliche Routine für den Erkrankten den Schwierigkeitsgrad stets neuer Aufgaben hat und nur noch eingeschränkt bewältigt werden kann.

Dies beschreiben die Items ,,Die täglichen Kleinarbeiten gehen nicht mehr wie gewohnt, ich muß mir jeden Schritt erst überlegen"; ,,Auch bei ganz gewohnten Tätigkeiten bin ich unerklärlich unsicher, ob ich es auch richtig mache"; ,,Bei ganz alltäglichen Arbeiten muß ich mir erst mühsam überlegen, was ich nacheinander zu tun habe"; ,,Mein Tageslauf gerät oft durcheinander, weil ich meine Gewohnheiten vergessen habe"; ,,Oft beginne ich mit einer Tätigkeit und merke dann, daß ich gar nicht mehr weiß, was ich eigentlich wollte".

Mehr den emotionalen Aspekt der Mühsal aller Routine heben die folgenden Deskriptionen hervor, die allein für sich genommen auch bei Depressiven vorkommen. Charakteristisch für die schizophren Erkrankten ist jedoch, daß die Verlangsamung und subjektive Erschwerung sekundärer Art sind, sie kommen zustande, weil das verlorene Programm durch eine gesteigerte Aufmerksamkeitszentrierung und somit eine bewußte Überkonzentration kompensiert werden muß, die den Anstrengungsgrad erhöht. Grundlage der Störung ist die ,,psychomotorische Konfusion" und nicht die Hemmung. (Dies muß in Zweifelsfällen durch Nachexploration geklärt werden.)

,,Alles geht viel langsamer als früher, weil ich mich mühsam auf alles konzentrieren muß"; ,,Oft schaffe ich auch solche Kleinigkeiten wie Waschen, Anziehen, Aufräumen nur mit Mühe, weil ich mir ständig überlegen muß, was kommt jetzt und was kommt dann"; ,,Auch Routinearbeiten strengen mich an, weil ich mir immer wieder alles neu überlegen muß".

Das Item ,,Alles Ungewohnte beunruhigt mich, ohne daß ich einen Grund dafür sagen könnte" beschreibt die häufig anzutreffende Novophobie; unbekannte Situationen potenzieren die schon im Alltäglichen auftretenden Schwierigkeiten. Dem entspricht: ,,Wenn alles geht wie regelmäßig gewohnt, komme ich am besten zurecht".

1.3.9 Anhedonie und Angst

Kognitive Störungen sind sowohl leichter selbst zu beobachten, weil sie das Funktionieren in konkreten Lebensvollzügen stören, als auch experimentell leichter zu objektivieren als andere Beeinträchtigungen. Aus diesem Grund sind sie bei der Beschreibung der Basissymptome bisher stark in den Vordergrund gerückt worden. Emotionale Störungen hingegen sind schwer ohne Bezug zur Umwelt, zu den Interaktionen des Patienten zu erkennen und zu beobachten. Neuere Emotionstheorien (Mandl & Huber, 1983; Izard, 1981) gehen davon aus, daß es eine primäre emotionale Orientierung gibt, ein früh angelegtes psychisches System, das nicht erst im Gefolge kognitiver Vorgänge funktioniert. Es ist daher sehr wahrscheinlich, daß das emotionale Subsystem schizophren Erkrankter Störungen aufweist, die nicht nur Folgen z. B. von Wahrnehmungsstörungen sind. Insofern ist der Auffassung von Ciompi (1982) sicherlich zuzustimmen.

Der Selbstwahrnehmung der schizophren Erkrankten drängen sich neben der Instabilität der eigenen Emotionen vor allem deren Entdifferenzierung auf. Emotionale Erregung ist jeweils mit einer unangenehmen Qualität versehen, möglicherweise springt durch eine versagende Modulation des Erregungsniveaus jeweils das Aversionszentrum mit an und färbt jede Emotion entsprechend unlustvoll ein oder hemmt diese. Von Meehl (1962) wurde sehr treffend jene durchdringende tiefe Unlust beschrieben, die den Erkrankten für den Beobachter die in den Defekt-Deskriptionen hervorgehobene Reagibilität und Frische nimmt. Das Charakteristische dieser Depressivität ist die Entleerung und verlorengegangene Differenzierungsfähigkeit der subjektiven Seite von Emotionen. Oft ist auch das Ausdrucksverhalten verändert, jedoch meist erst in ausgeprägteren Stadien der Psychose. Diesen Aspekt sprechen die folgenden Items an: ,,Ich kann mich nicht mehr richtig freuen"; ,,Wenn ich mich aufrege, weiß ich oft nicht, ob ich Freude oder Zorn fühle". Von jenen Patienten, die diese Items bejahen, geben die meisten bei den Zusatzfragen (s. S. 35 ff.) an, daß es ihnen hilft, wenn sie Gefühlserregungen vermeiden.

Einen mehr unspezifischen Aspekt der Depressivität enthalten hingegen die folgenden Items:

- ,,Meine sexuellen Bedürfnisse haben nachgelassen";
- ,,Ich habe keinen rechten Appetit mehr";
- ,,Ich schlafe nicht mehr so gut wie früher";
- ,,Die Speisen schmecken nicht mehr wie früher";
- ,,Vor beinahe allem, was täglich auf mich zukommt, habe ich Angst";
- ,,Musik klingt nicht mehr wie früher".

Zu einer weiteren Kategorie gehören Ängste, die sich auf selbst wahrgenommene Einbußen beziehen. Dazu gehören die beiden Items

- ,,Ich habe Angst, daß mein Denkvermögen immer mehr abnimmt";
- ,,Ich befürchte, daß meine Konzentration immer mehr nachläßt".

1.3.10 Reizüberflutung

Durch die experimentelle Schizophrenieforschung wurde eine Dimension der Störungen herausgearbeitet, die hinsichtlich der subjektiven Erfahrung als Reizschutzlosigkeit bezeichnet werden kann. Was gelegentlich z. B. bei Ermüdung jeder kennt, daß Nebenreize nicht ausgeblendet werden können und permanent ablenken, irritieren, stören, erlebt der in der Fähigkeit zu einer selektiven Steuerung seiner Aufmerksamkeit beeinträchtigte Schizophrene permanent. Manche bizarre Gewohnheit erklärt sich aus versuchten Strategien, dem Bombardement von Außenreizen zu entgehen.

Das Item ,,Manchmal läuft alles wie ein Film an mir vorbei, als ob meine Augen nichts mehr festhalten könnten" macht deutlich, daß nicht fokussiert werden kann und daher die Welt als ungeordneter Bildstreifen vorbeizieht. Die akustische Seite berühren die Deskriptionen ,,Ganz normale Nebengeräusche, die ich früher nicht beachtet habe, lenken mich jetzt übermäßig ab"; ,,Ich kann Geräusche oft nicht richtig auseinanderhalten und höre alles wie durcheinander gemischt". (Eine positive Antwort auf das letzte Item ist jedoch nur zu verwerten, wenn keine Schwerhörigkeit vorliegt, die zum gleichen Phänomen führen kann.)

Das Item „Wenn ich um mich schaue, tritt manchmal irgendein Gegenstand auffällig hervor, obwohl ich diesen gar nicht direkt beachte" hebt hervor, daß die Aufmerksamkeit von zufälligen Reizaspekten der Umgebung erregt werden kann. „Irgendein ganz normales Geräusch kann plötzlich überlaut für mich erscheinen" erfaßt die gleiche Störung auf der akustischen Ebene. Mehr generell wird der Zustand der Reizüberflutung beschrieben in der Beschwerde „Ich bin viel zu wach, alles was vorgeht, beachte ich, auch wenn ich das gar nicht möchte". Eine Folge davon ist „Häufig ist es mir schon zuviel, wenn um mich herum hantiert oder gesprochen wird und ich muß mich zurückziehen, damit ich mein Gleichgewicht wiederfinde". Die Items „Wenn ich mit jemandem spreche, darf mich gar nichts ablenken, sonst kann ich dem Gespräch nicht folgen" und „Ich kann nicht etwas denken und gleichzeitig mitbekommen, was um mich herum vorgeht" enthalten, daß aufgrund der generellen Störung der Selektion die Aufmerksamkeit nicht mehr im notwendigen Umfang gespalten werden kann. Das Fazit hieraus zieht nochmals die Beschwerdeschilderung „Ich kann mich nicht mehr genügend abschirmen, alles wirkt viel zu stark auf mich ein".

1.4 Anwendungsprinzipien für den Frankfurter Beschwerde-Fragebogen

Eine sinnvolle bzw. valide Information aus dem Fragebogen zu erhalten, erfordert, daß dieser in den gesamten Kontext der Diagnostik und Therapie einbezogen wird. Der Summenwert ist für sich genommen kein zureichendes Ergebnis, weshalb von der Mitteilung von Normwerten abgesehen wurde. Erfährt man jedoch, daß soziale Situationen gemieden werden, weil Störungen des Sprachverständnisses vorhanden sind oder Wahrnehmungsverzerrungen beunruhigen, so läßt sich mit dieser Information etwas anfangen. Desgleichen, wenn deutlich wird, daß berufliches Versagen auf Denkstörungen, die im Subjektiven bleiben, zurückzuführen ist oder auf eine Verlangsamung von Routineabläufen, die jedesmal mühsam wieder neu überlegt werden müssen. Verhaltensänderungen, die unerklärlich sind, die jedoch mit den im Fragebogen erfaßten Störungen erklärt werden können, sind diagnostisch zu verwerten, wenn es z. B. um die Frage geht, ob eine beginnende Psychose vorliegt. Es ist nicht beizupflichten, daß der „routinierte Kliniker" (Simhandl et al., 1984) ohnedies auf diese Störungen stößt. Die Erfassung solcher defizitärer Hintergrundstörungen ist bisher noch keinesfalls Bestandteil der klinischen Diagnostik. Die vorgegebenen Deskriptionen schaffen Ausdrucksmöglichkeiten für jene Patienten, welche nicht in der Lage sind, spontan zu beschreiben, was in ihnen vorgeht.

Wie bereits ausgeführt wurde, muß der Untersucher Aufschluß aus der Situation gewinnen, ob der Patient in der Lage und willens war, den Beschwerde-Fragebogen zu beantworten. Eine Nachbefragung sollte nicht „inquisitorisch" erfolgen: „Sie haben hier mit ‚ja' beantwortet, daß Sie Flimmern vor den Augen haben" oder ähnliches. Viele Patienten ängstigen sich, wenn sie auf diese Weise mit ihren Störungen zu direkt konfrontiert werden. Bei einer Nachbefragung psychotischer Patienten kann von einer allgemeinen Störung ausgegangen werden: „Sagen Sie noch mehr darüber, auf welche Weise Ihnen Sprechen (oder Verstehen) Schwierigkeiten macht."

Die Beschreibungen stammen ursprünglich von schizophren erkrankten Patienten. Sie sind für andere nicht ohne weiteres so verständlich, wie sie aufzufassen sind. Aus diesem Grunde sind unüberprüfte Summenwerte anderer klinischer Gruppen nicht verwertbar, für solche Zwecke eignet sich ein Fremdbeurteilungsverfahren, wie es von Huber, Gross und Mitarbeitern entwickelt wird (s. Gross, 1985a, b, c), besser.

Einige typische Mißverständnisse seien hierzu erwähnt, die sich bei der Nachbefragung von nicht-psychotischen Patienten häufiger wiederholt haben. „Manchmal läuft alles wie ein Film an mir vorbei, als ob meine Augen nichts mehr festhalten könnten" wird mitunter von Patienten bejaht, die Schwindelerscheinungen haben. Gemeint ist jedoch eine selbst bemerkte Fokussierungsschwäche, die unabhängig von Schwindel oder anderen Befindensstörungen auftritt.

Störungen des Sprechens werden nicht selten von Selbstunsicheren bejaht, die damit jedoch soziale Ängste meinen und nicht die angesprochenen Störungen der Sprachbeherrschung.

Schwierigkeiten, die Gedanken zu ordnen oder zu steuern, müssen unabhängig von aktuellen emotionalen Problemen auftreten, wenn sie in die gemeinte Kategorie fallen. Gelegentlich oder unter sehr spezifischen Bedingungen (aktuelle emotionale Belastung, Ermüdung, Intoxikation) treten einige der beschriebenen Beeinträchtigungen auch beim Gesunden auf, Individuen mit einer gesteigerten Klagsamkeit und hypochondrischen Tendenzen können deshalb höhere Summenwerte erreichen. Damit ist jedoch nicht das Gleiche ausgedrückt wie bei einem schizophrenen Patienten, der eine Veränderung seiner psychischen Elementarfunktionen bemerkt. Zu dieser Auffassung kommen auch Oldigs & Rey (1984).

Süchtige neigen dazu, Intoxikationserscheinungen zu beschreiben. Das Auftreten kognitiver Störungen kann die Folge einer längeren Sucht sein, diese bilden sich jedoch nach einiger Zeit zurück. Qualitative Unterschiede der Störungen sind auch hier besser zu explorieren als über den Fragebogen zu erfassen, der für andere klinische Gruppen keine Antwort-Möglichkeiten enthält, sondern auf schizophrene Patienten zugeschnitten ist.

In der Fassung 3 des Fragebogens wurden verschiedene Items der 1. Version ausgetauscht und durchgehend sprachliche Veränderungen vorgenommen. So wurde zum Beispiel „Es kommt vor, daß sich Gegenstände bewegen, wenn ich darauf schaue" durch den Zusatz ergänzt: „auch wenn ich nicht besonders intensiv und lange darauf blicke". Dies soll die Unterscheidung von einem normalpsychologischen Phänomen („Psi-Phänomen") gewährleisten, das auftritt, sobald ein visuelles Objekt lange und starr fixiert wird.

„Immer öfter lese ich über die Zeilen hinweg und erkenne den Sinn nicht" anstelle der früheren Formulierung: „Nehme den Sinn nicht auf", soll genauer bezeichnen, daß die Störung keine Ablenkung z. B. durch emotionale Vorgänge meint, sondern sich auf das Erkennen des semantischen Gehalts bezieht. „Fernsehen kann ich nicht mehr gut, es strengt mich zu sehr an" war ebenfalls zu vieldeutig. Es wurde durch den Zusatz ergänzt: „Bilder und Sprecher gleichzeitig zu verfolgen und die Handlung zu verstehen". Dies erläutert den Grund der Erschwerung: Es ist mühsam geworden, Informationen aus zwei Sinnesmodalitäten fortlaufend zu integrieren. Analog zu diesen Beispielen wurden 35 Items sprachlich verbessert mit dem Ziel, die gemeinte Störung bzw. den pathologischen Aspekt deutlicher herauszuarbeiten.

Entfernt wurden die 5 Items der Kategorie „unspezifische Körperbeschwerden", die sich in der Untersuchung Schünemann-Wurmthaler (1984) keinem Faktor zuordnen ließen, und die wenig Informationswert haben. Ausgetauscht zugunsten von Wahrnehmungs- und Gedächtnisstörungen wurden Items der Kategorie „unspezifische Ängste". Auch einige andere wenig prägnante Items wurden durch besser spezifizierbare Störungen ersetzt. Auf diese Weise wurden 19 Items der alten Fassung „ausgewechselt".

Der Fragebogen 3 enthält zusätzlich zu den 98 Items 8 Zusatzfragen, die nicht in den Summenwert eingehen, nach bewußten Vermeidungsreaktionen unter dem Leitsatz: „Was mir hilft und meinen Zustand bessert". Diese sollen Informationen über Ansätze zu Selbsthilfe-Strategien erbringen, die für das Verständnis des Patienten wichtig sind.

Die verkürzte Modifikation 2 mit 70 Items wurde von uns nicht beibehalten, weil der Informationsverlust größer ist als die Erleichterung der Bearbeitung für den Patienten. Wer in der Lage ist, 70 Items zu lesen und zu beantworten, kann in der Regel auch 98 Deskriptionen auffassen, die eine differenziertere Erfassung des inneren Zustandes eines Patienten erlauben.

Zur Diagnostik des aktuellen Befindens ist ein anderes Verfahren (die „Desintegrations-Befindlichkeits-Skala") geeignet, das ergänzend angewendet werden kann (L. Süllwold und Herrlich, 1986b).

1.5 Statistische Gütekriterien

Wie in den beiden ersten Untersuchungen (Tabelle 1) handelt es sich bei unserer Stichprobe, die mit der Version 3 des Fragebogens konfrontiert wurde, wiederum um eine zufällig anfallende: Die Patienten waren zum Zeitpunkt der Untersuchung mit der Diagnose Schizophrenie in stationärer oder ambulanter Behandlung. Bei schwer gestörten und nicht untersuchbaren Patienten wurde versucht, diese zu einem späteren Zeitpunkt zu erfassen. Wie die eingeschätzte klinische Besserung erkennen läßt, waren 40 % in einem schlechten Zustand, die Selektion der Patienten beschränkte sich demnach nicht auf gut remittierte Fälle. Hinsichtlich der Diagnosen ist zu bemerken, daß die beteiligten klinischen Einrichtungen diese nach dem ICD verschlüsseln. Die angegebenen Syndrome wurden nach oder mindestens in Anlehnung an das AMDP-System (Degkwitz et al., 1980, Helmchen et al., 1979) diagnostiziert. Auch hinsichtlich der Einzelphänomene war dies eine verbindende diagnostische Konvention. Hinsichtlich der Krankheitsdauer ähnelt unsere Stichprobe der von Schünemann-Wurmthaler (1984). Mehr als 70 % waren in beiden Untersuchungen länger als zwei Jahre, über 40 % der Patienten mehr als sechs Jahre krank. Es handelt sich demnach um eine Auswahl eher schwerer, chronischer Verläufe. In unserer Stichprobe überwiegt das paranoid-halluzinatorische Syndrom, was der Realität besser entspricht als die Verteilungen in den früheren Untersuchungen mit einem höheren Anteil der eher seltenen Syndrome. Hebephrene Fälle sind nur mit 6 % vertreten. Durchschnittsalter und Krankheitsdauer liegen jedoch höher als in unserer ersten Untersuchung, die mehr beginnende Psychosen enthielt. Die Wahrscheinlichkeit eines paranoiden Syndroms steigt mit der Krankheitsdauer an, so daß dies den Unterschied erklären könnte.

Tabelle 1. Stichprobencharakteristika

	SÜLLWOLD (1977) N = 200		SCH.-WURM-THALER (1984) N = 263		SÜLLWOLD (1985) N = 229	
Geschlecht						
W	104	52,0 %	123	46,8 %	101	44,1 %
M	96	48,0 %	140	53,2 %	128	55,9 %
Alter						
X	28,0 Jahre		30,2 Jahre		32,8 Jahre	
Schultyp						
Sonderschule	n. ges. erf.		n. ges. erf.		6	2,6 %
Hauptschule	102	51,0 %	126	47,9 %	109	47,6 %
Realschule	40	20,0 %	44	16,7 %	60	26,2 %
Gymnasium (o. A.)	16	8,0 %	20	7,6 %	11	4,8 %
Gymnasium (m. A.)	42	21,0 %	73	27,8 %	43	18,8 %
Krankheitsdauer						
unter 2 Jahre	70	35,0 %	58	22,1 %	56	24,5 %
2 bis 6 Jahre	59	29,5 %	84	31,8 %	77	33,6 %
über 6 Jahre	71	35,5 %	114	43,3 %	96	41,9 %
nicht beurteilbar	—	—	7	2,7 %	—	—
Syndromdiagnosen						
paranoid-hall. Syndrom	70	35,0 %	86	32,7 %	147	64,2 %
hebephrenes Syndrom	50	25,0 %	45	17,1 %	14	6,1 %
coenästhetisches Syndrom	n. ges. erf.		n. ges. erf.		8	3,5 %
katatones Syndrom	11	5,5 %	2	0,8 %	3	1,3 %
chronischer Wahn	n. ges. erf.		n. ges. erf.		10	4,4 %
uncharakterist. Störungen	n. ges. erf.		n. ges. erf.		37	16,1 %
sonstige Syndrome	69	18,1 %	130	39,9 %	—	—
fehlende Angaben	—	—	—	—	10	4,4 %
Grad der Besserung z. Uztp.						
deutlich gebessert	nicht erfaßt		nicht erfaßt		58	25,3 %
mäßig gebessert	nicht erfaßt		nicht erfaßt		75	32,8 %
minimal gebessert	nicht erfaßt		nicht erfaßt		34	14,8 %
unverändert	nicht erfaßt		nicht erfaßt		47	20,5 %
verschlechtert	nicht erfaßt		nicht erfaßt		5	2,2 %
fehlende Angaben	nicht erfaßt		nicht erfaßt		10	4,4 %
Residualstörungen						
ja	111	55,5 %	132	50,2 %	125	54,6 %
nein	89	44,5 %	131	49,2 %	101	44,1 %
fehlende Angaben	—	—	—	—	3	1,3 %

Beim Vergleich der Mittelwerte und Streuungen, die in unserer ersten Untersuchung und der Replikationsstudie nahezu identisch ausfallen, ist zu beachten, daß unsere hier dargestellte Untersuchung mit einem modifizierten Fragebogen, der auf 98 Items reduziert wurde, erfolgte. Der Mittelwert einer japanischen Stichprobe (mit einer japanischen Übersetzung des FBF) ähnelt weitgehend den deutschen Ergebnissen; 106 schizophrene Patienten: MW 48,5; 138 gesunde Kontrollfälle: MW 8,4 (Musha, 1984, 1986).

Tabelle 2. Reliabilitäten des Gesamt-Fragebogens. Mittelwerte und Standardabweichungen

	SÜLLWOLD (1977) (103 Items)	SCH.-WURM-THALER (1984) (103 Items)	SÜLLWOLD (1985) (98 Items)
Cronbach Alpha	.9575	.9542	.9683
Spearman-Brown	.9591	.9573	.9776
Flanagan	.9588	.9556	.9770
Kristof	.9592	.9560	.9772
Mittelwert	41,68	42,67	33,78
Standardabw.	21,10	20,54	22,35

Die Prüfung der Zuverlässigkeit mit den hierfür gebräuchlichen Reliabilitätsmaßen (Tabelle 2) (Lienert, 1969) zeigte in allen drei Untersuchungen in weitgehender Übereinstimmung sehr zufriedenstellende Werte. Der Fragebogen ist damit zuverlässig im statistischen Sinn. Es wird damit belegt, daß die schizophrenen Patienten verläßlich geantwortet haben. (Mit der verkürzten Fassung 2, 70 Items, bisher unveröffentlicht, haben sich diese Ergebnisse replizieren lassen.)

Die Verteilung der Rohwerte (Tabelle 3) läßt im Unterschied zu den beiden ersten Untersuchungen eher eine Links-Schiefe erkennen, d. h. die extrem hohen Summenwerte sind seltener. In dieser dritten Version des Fragebogens wurde die Art der Items verändert und zu ungunsten von mehr unspezifischen Ängsten oder Körperbeschwerden mehr nach ganz bestimmten Störphänomenen gefragt, wie im Kapitel Anwendungsprinzip (S. 16 ff.) erläutert wird.

Die Itemanalyse (Tabelle 4) ergab Schwierigkeitsindices (zur besseren Übersicht geordnet in phänomenale Kategorien), die überwiegend – wie allgemein gefordert – zwischen 0,20 und 0,80 liegen. Schwierigkeit ist in diesem Zusammenhang als Vorhandensein einer befragten Beschwerde bzw. Störung zu definieren. Die wenigen Items, die außerhalb dieser Grenzen liegen, betreffen wiederum, wie in den beiden ersten Untersuchungen, meist „sensorische Störungen". Diese wurden jedoch von Schünemann-Wurmthaler als Beschwerden, die vor allem für insgesamt schwerer gestörte Patienten relevant sind, identifiziert. Es ist demnach nicht sinnvoll, solche seltenen Störungen zu eliminieren, weil sie Zusammenhänge mit anderen klinischen Daten haben können, die für das Krankheitsbild wichtig sind.

Das gleiche gilt für die Trennschärfenindices. Diese liegen überwiegend im mittleren Bereich, d. h. die meisten Items korrelieren zwischen 0,40 und 0,60 positiv mit dem Summenwert. Einzelne Items, die auch hier herausfallen, erfassen jedoch trotzdem möglicherweise einen wichtigen Aspekt konkreter Behinderungen im Einzelfall. Wir haben uns daher nach dem Prinzip des größtmöglichen Informationsgewinnes über die Selbstwahrnehmung defizitärer Störungen entschieden, solche Items im Fragebogen zu belassen; das statistische Argument sollte hier nicht das ausschlaggebende sein.

Insgesamt kann jedoch festgestellt werden, daß die statistische Analyse die Güte bzw. Brauchbarkeit des Verfahrens auch in seiner 3. Modifikation belegen konnte.

Die Frage der Validität ist u. E. nach ebenfalls nicht nur formalstatistisch zu beantworten. In unserer ersten Untersuchung zeigte sich ein statistisch hochsignifikanter Unterschied zwischen dem Antwortverhalten schizophrener Patienten und einer parallelisierten Kontrollgruppe von 168 nicht psychiatrisch auffälligen Gesunden. Diese sta-

Tabelle 3. Verteilung der Rohwerte (FBF 3) N = 229

Rohwert	Frequenz	Rohwert	Frequenz	Rohwert	Frequenz
0	3	33	1	66	3
1	3	34	3	67	2
2	6	35	4	68	1
3	2	36	2	69	3
4	3	37	2	70	4
5	1	38	3	71	1
6	1	39	3	72	2
7	1	40	1	73	2
8	5	41	4	74	–
9	7	42	4	75	–
10	5	43	3	76	–
11	6	44	4	77	1
12	7	45	3	78	–
13	–	46	3	79	1
14	7	47	6	80	1
15	1	48	–	81	1
16	4	49	4	82	–
17	3	50	2	83	–
18	3	51	2	84	1
19	4	52	1	85	1
20	3	53	4	86	–
21	4	54	2	87	–
22	4	55	2	88	1
23	8	56	2	89	–
24	2	57	2	90	–
25	7	58	1	91	–
26	6	59	2	92	–
27	5	60	3	93	–
28	3	61	1	94	2
29	2	62	2	95	–
30	1	63	–	96	–
31	3	64	2	97	–
32	3	65	1	98	–

tistisch hochsignifikante Unterscheidung von schizophren Erkrankten und psychiatrisch Gesunden wurde von Neis & Wolf (1985), Oldigs & Rey (1984) und Brenner et al. (1984) repliziert. Desgleichen von Musha in Japan (1984, 1986).

Inhaltliche Beziehungen der von uns erfaßten Störungen zu Explorationsdaten von Huber und Mitarbeitern (S. 39 ff.), Chapman (1966) und Freedman (1974) sind ein weiterer Aspekt der Validität. Auf die Wurzeln, die bereits bei Kraepelin zu finden sind, wurde in der Einleitung bereits hingewiesen. Die Störungen sind demnach von verschiedenen Klinikern explorativ erfaßt und inhaltlich übereinstimmend beschrieben worden.

Die Beschwerdeschilderungen sind zudem auch im Kontext der experimentellen Schizophrenieforschung zu betrachten. Es ist nicht mehr strittig, daß zur Schizophrenie Abweichungen psychischer Funktionen, z. B. kognitive Störungen, gehören. Auf u. E. nach bestehende inhaltliche Beziehungen der subjektiven Störungen wird im Zusammenhang mit der phänomenal geordneten Beschreibung hingewiesen. Für die Frage der Validität ist demnach das gesamte Wissen über die Art der mehr diskreten

Tabelle 4. Ergebnisse der Item-Analyse, Items geordnet nach phänomenalen Gemeinsamkeiten

Item Nr.	Häufigkeit der Ja-Antworten	X	s	Schwierigkeit	Trennschärfe
Verlust der Kontrolle					
(Selbstverfügbarkeit, intern)					
7	47,6 %	1,47	0,50	0,48	0,48
22	29,3 %	1,29	0,46	0,29	0,54
33	26,6 %	1,27	0,44	0,27	0,36
74	50,2 %	1,50	0,50	0,50	0,50
83	41,0 %	1,41	0,49	0,41	0,58
85	31,0 %	1,31	0,46	0,31	0,50
86	33,6 %	1,34	0,47	0,34	0,50
96	38,0 %	1,38	0,49	0,38	0,64
Wahrnehmung					
(einfach, sensorische Irritationen)					
19	19,7 %	1,20	0,40	0,20	0,49
24	19,7 %	1,20	0,40	0,20	0,41
25	24,5 %	1,25	0,43	0,25	0,53
29	11,4 %	1,11	0,32	0,11	0,49
45	20,5 %	1,20	0,41	0,21	0,49
47	33,2 %	1,33	0,47	0,33	0,45
63	13,9 %	1,14	0,35	0,14	0,32
67	25,8 %	1,26	0,44	0,26	0,46
84	21,8 %	1,22	0,42	0,22	0,47
92	31,0 %	1,31	0,46	0,31	0,38
Wahrnehmung					
(komplex, organisierter)					
14	24,9 %	1,25	0,43	0,25	0,41
23	12,7 %	1,13	0,33	0,13	0,42
26	30,1 %	1,30	0,46	0,30	0,39
27	38,9 %	1,39	0,49	0,39	0,51
30	28,0 %	1,28	0,45	0,28	0,33
50	14,4 %	1,14	0,35	0,14	0,50
51	9,2 %	1,09	0,29	0,09	0,43
76	24,5 %	1,25	0,43	0,25	0,42
79	13,5 %	1,14	0,34	0,14	0,37
97	30,1 %	1,30	0,46	0,30	0,31
Sprache					
(expressiv und rezeptiv)					
31	39,3 %	1,39	0,49	0,39	0,51
40	31,9 %	1,32	0,47	0,32	0,35
42	36,7 %	1,37	0,48	0,37	0,45
66	41,5 %	1,42	0,49	0,42	0,57
69	43,7 %	1,44	0,50	0,44	0,61
71	31,4 %	1,31	0,47	0,31	0,60
82	46,3 %	1,46	0,50	0,46	0,48
90	37,6 %	1,38	0,49	0,38	0,40
93	27,1 %	1,27	0,45	0,27	0,50
94	30,1 %	1,30	0,46	0,30	0,57

Tabelle 4. (Fortsetzung)

Item Nr.	Häufigkeit der Ja-Antworten	X	s	Schwierigkeit	Trennschärfe
Denken					
2	46,7 %	1,47	0,50	0,47	0,52
4	42,8 %	1,43	0,50	0,43	0,42
12	48,5 %	1,49	0,50	0,49	0,48
13	42,8 %	1,43	0,50	0,43	0,52
35	45,4 %	1,45	0,50	0,45	0,67
36	41,0 %	1,41	0,49	0,41	0,61
39	39,3 %	1,39	0,49	0,39	0,61
43	41,1 %	1,41	0,49	0,41	0,49
54	34,9 %	1,35	0,48	0,35	0,46
70	39,7 %	1,40	0,49	0,40	0,60
Gedächtnis					
8	45,9 %	1,46	0,50	0,46	0,49
37	51,5 %	1,52	0,50	0,52	0,42
52	42,8 %	1,43	0,50	0,43	0,66
60	37,1 %	1,37	0,48	0,37	0,58
62	34,1 %	1,34	0,48	0,34	0,41
68	27,9 %	1,28	0,45	0,28	0,57
73	36,7 %	1,37	0,48	0,37	0,59
78	41,5 %	1,42	0,49	0,42	0,55
88	26,6 %	1,27	0,44	0,27	0,44
91	21,4 %	1,21	0,41	0,21	0,48
Motorik					
5	43,2 %	1,43	0,50	0,43	0,42
9	21,4 %	1,21	0,41	0,21	0,43
11	40,6 %	1,41	0,49	0,41	0,42
18	22,3 %	1,22	0,42	0,22	0,35
20	15,3 %	1,15	0,36	0,15	0,50
34	21,8 %	1,22	0,41	0,22	0,48
44	27,1 %	1,27	0,45	0,27	0,38
59	33,2 %	1,33	0,47	0,33	0,40
64	19,2 %	1,19	0,40	0,19	0,42
81	17,9 %	1,18	0,38	0,18	0,48
Automatismenverlust					
6	48,0 %	1,48	0,50	0,48	0,57
17	45,0 %	1,45	0,50	0,45	0,55
38	41,9 %	1,42	0,50	0,42	0,55
46	28,8 %	1,29	0,45	0,29	0,53
48	31,0 %	1,31	0,46	0,31	0,46
56	48,5 %	1,49	0,50	0,49	0,44
57	78,2 %	1,78	0,41	0,78	0,19
75	55,9 %	1,56	0,50	0,56	0,54
77	31,4 %	1,31	0,47	0,31	0,54
95	35,8 %	1,36	0,48	0,36	0,50
Anhedonie und Angst (Depressivität)					
1	45,9 %	1,46	0,50	0,46	0,51
15	57,6 %	1,58	0,50	0,58	0,32

Tabelle 4. (Fortsetzung)

Item Nr.	Häufigkeit der Ja-Antworten	X	s	Schwierigkeit	Trennschärfe
16	56,3 %	1,56	0,50	0,56	0,45
28	31,9 %	1,32	0,47	0,32	0,31
41	53,3 %	1,53	0,50	0,53	0,27
49	24,9 %	1,25	0,43	0,25	0,44
55	39,3 %	1,39	0,49	0,39	0,51
72	22,3 %	1,22	0,42	0,22	0,43
87	21,0 %	1,21	0,41	0,21	0,22
98	41,0 %	1,41	0,49	0,41	0,47
Reizüberflutung					
3	34,1 %	1,34	0,48	0,34	0,36
10	40,2 %	1,40	0,49	0,40	0,52
21	19,7 %	1,20	0,40	0,20	0,49
32	21,8 %	1,22	0,42	0,22	0,42
53	35,8 %	1,36	0,48	0,36	0,52
58	41,9 %	1,42	0,50	0,42	0,40
61	47,2 %	1,47	0,50	0,47	0,56
65	42,8 %	1,43	0,50	0,43	0,54
80	52,0 %	1,52	0,50	0,52	0,59
89	45,0 %	1,45	0,50	0,45	0,52

Behinderungen (Wing, 1982) heranzuziehen, die meist im gesamten Verlauf vorhanden sind.

Alle unsere hier gemachten Aussagen – vor allem bezüglich der Validität der Items – sind auf die klinische Gruppe der schizophrenen Patienten beschränkt.

1.6 Dimensionale Analyse der subjektiven Störungen

Unsere Bemühungen, mit Hilfe der Faktorenanalyse (Überla, 1971; Lienert, 1969) die Datenmenge bzw. die relative Vielzahl der einzelnen Störphänomene zu reduzieren und übergreifende Dimensionen der Gesamt-Störung zu finden, werfen die Frage auf, was eine solche mathematisch gewonnene Faktorenstruktur in diesem Falle aussagen kann. Bei der Interpretation ist u. E. nach davon auszugehen, daß in die funktionalen Beziehungen der einzelnen Items zueinander, die sich auf diese Weise darstellen lassen, nicht nur basale Störungen, sondern auch Schwerpunkte der Selbstwahrnehmung eingreifen. Faktoren als funktionale Einheiten sind demnach keine identifizierten Basisstörungen, sondern – wie ebenfalls die Einzelphänomene – Indikatoren für das Wirksamwerden basaler Defizite. Die Betroffenen erfahren ihre Störungen auf eine zusammenhängende Weise, die von der Lebenssituation abhängt. Es ist anzunehmen, daß eine Hausfrau eher Beeinträchtigungen bei psychomotorischen Abläufen bemerkt und ein beruflich mehr geistig Tätiger in stärkerem Maße Einbußen von Sprache und Denkkonzentration wahrnimmt. Die Anforderungen, mit denen ein Patient konfrontiert wird, beeinflussen höchstwahrscheinlich die subjektive Relevanz der Störungen und nicht nur deren objektive Ausprägung.

In unserer ersten Untersuchung (Süllwold, 1977) gelangten wir nach der Hauptachsenmethode (Varimax-Rotation) zu 8 interpretierbaren Faktoren, die 72,8 % der Varianz aufklärten.

Die Faktoren erhielten die folgenden Bezeichnungen:
A: Störungen der rezeptiven und expressiven Sprache;
B: Wahrnehmungsstörungen;
C: Verlust automatisierter Fertigkeiten;
D: Motorische Interferenz (Blockierungen, Bewegungsentgleisungen);
E: Gedanken-Interferenz (Blockierungen, Durcheinanderlaufen);
F: Spezielle sensorische Störungen (vor allem optische Irritationen);
G: Angedeutete Wahnstimmung (Diffuse Angst, Realitätsentfremdung, Überwachheit);
H: Durchdringende Unlust (Depressivität, Freudlosigkeit).

Wir vertraten die Annahme, daß dies vermutlich keine endgültige Faktorenstruktur darstellt, sondern daß in einer größeren Stichprobe eine Lösung mit weniger Faktoren gefunden werden könnte. Dies konnte von Schünemann-Wurmthaler (1984) bestätigt werden. Die Autorin legte eine Gesamtstichprobe zugrunde, die aus den 200 Fällen unserer ersten Untersuchung und weiteren 263 Fällen ihrer eigenen Studie bestand. Sie gelangte mit dieser Stichprobe von 463 Fällen zu einer 4-Faktorenlösung. Die Interpretation der faktoriellen Dimension stützte sich, entsprechend unserer Untersuchung, auf Items mit einer Faktorenladung von mindestens 0,30. Es konnte ebenfalls ein Gesamtvarianzanteil von 72 % mit den Faktoren aufgeklärt werden.

In der Beschreibung der Faktoren werden übergreifende Dimensionen der Gesamtstörung plausibel, die inhaltliche Beziehungen zu Ergebnissen der experimentellen Schizophrenieforschung erkennen lassen.

Faktor 1 (als größter und varianzstärkster Faktor) erhält die Bezeichnung „Störung automatisierter Abläufe". Von der Erschwerung durch Verlangsamungen, Blockierungen, Ablenkungen und unkontrollierbaren Fehlreaktionen sind jedoch – anders als in unserer ersten Analyse – nicht vorwiegend psychomotorische Abläufe betroffen. Der Verlust der automatisierten Beherrschung bezieht sich ebenfalls auf Sprache und Denkabläufe. Selbst einfache Akte sind nicht mehr voll unter Kontrolle, sie erfordern eine erhöhte konzentrative Anspannung.

Faktor 2 „Wahrnehmungsstörungen" enthält die im Beschwerdefragebogen angesprochenen Perzeptionsanomalien optischer, akustischer und propriozeptiver Modalität. Die weniger komplexen sensorischen Störungen sind – wie zu erwarten war – ebenfalls enthalten.

Faktor 3 wird von Schünemann-Wurmthaler als „Durchdringende Unlust" bezeichnet, analog zu unserer ersten Untersuchung. Dieser Depressivitätsfaktor enthält eine Entdifferenzierung der Emotionen, Erregung wird durchgehend als unangenehm erlebt.

Faktor 4 wird von der Autorin „Overinclusion" genannt. Das Gemeinsame der dazu gehörigen Items sieht diese in einer nicht mehr zu bewältigenden Gedanken- und Reizfülle, die das Gefühl des Kontrollverlustes vermittelt.

Die Interkorrelationen der einzelnen Items weisen (in beiden Untersuchungen) darauf hin, daß die Störungen miteinander verbunden sind und sehr häufig gemeinsam vorkommen. Obwohl es gelang, orthogonal rotierte und damit unabhängige Faktoren bzw. Störungsbereiche zu finden, ergibt sich unter einem meßtheoretisch anderen Konzept eine Verbindung derselben. Gibt man jeder symptomatischen Antwort pro Proband in einem der Faktoren je einen Punkt, so lassen sich pro Faktor Summenwerte bilden. In diese geht jeder Punkt mit dem Gewicht von 1 ein und nicht mit dem relativen Gewicht, das jede Antwort gemäß ihrer Faktorenladung besitzt. Die auf diese Weise pro Faktor erhaltenen Punktsummenwerte korrelieren. (Im Unterschied zu den gewichteten Faktoren.) Wahrscheinlich sind die in verschiedenen Dimensionen manifest werdenden Störungen auf wenige zentrale Abweichungen („Basisstörungen") zurückzuführen. Die relative Trennbarkeit zeigt jedoch nach der Folgerung von Schünemann-Wurmthaler, daß keine undifferenzierte subjektive Gestörtheit erfaßt wird, sondern symptomatisch unterscheidbare Defizite. Diese Auffassung bestätigt die Ergebnisse unserer ersten Untersuchung.

In unserer dritten Untersuchung (229 Fälle, leicht modifizierte Version des FBF 3, s. S. 17) gelang es, auf dem methodisch gleichen Wege zu einer 4-Faktorenlösung zu kommen. (Kriterium des deutlichen Knickes der Eigenwerte.) Diese klären 39,4 % der Gesamtvarianz auf. Vermutlich ließe sich bei einer vergrößerten Fallzahl die Faktorenstruktur noch deutlicher eruieren. Die erhaltene Lösung der 4 orthogonal rotierten Faktoren zeigt inhaltliche Übereinstimmungen mit dem Ergebnis von Schünemann-Wurmthaler. (Erst wiederholt in voneinander unabhängigen Stichproben gefundene Dimensionen sind als stichprobenunabhängig anzusehen.)

Der Zusammenhang bzw. die Korrelationen der einzelnen Items (Tabelle 5) sind signifikant, jedoch nicht so stark wie in der Untersuchung Schünemann-Wurmthaler.

Tabelle 5. Rotierte Faktorenmatrix (Varimax-Rotation)

Item	Faktor 1	2	3	4	Kommunalitäten
1	.175	.133	.566	.206	.4112
2	.074	.287	.238	.508	.4030
3	.069	.343	.208	.259	.2321
4	.108	.188	.072	.493	.2949
5	.225	.340	.223	.240	.2733
6	.131	.150	.513	.265	.3731
7	.154	.218	.349	.380	.3374
8	.305	.129	.538	−.094	.4078
9	.027	.350	.164	.214	.1956
10	.173	.121	.156	.584	.4098
11	.073	.355	.185	.165	.1926
12	.141	.135	.246	.489	.3378
13	.167	.151	.194	.491	.3295
14	.136	.602	.148	.029	.4036
15	−.001	.072	.459	−.019	.2158
16	.021	.019	.621	.125	.4021
17	.142	.164	.603	.240	.4681
18	−.000	.424	.110	.338	.3065
19	.166	.568	.006	−.012	.3505
20	−.149	.502	.223	.269	.3965
21	.117	.436	.237	.281	.3386
22	.250	.279	.431	.189	.3626

Tabelle 5. (Fortsetzung)

Item	Faktor 1	2	3	4	Kommunalitäten
23	.100	.515	.006	.072	.2809
24	-.010	.504	.190	.006	.2898
25	.167	.549	.035	.149	.3526
26	.277	.155	.456	.165	.3366
27	.259	.305	.470	.317	.4810
28	-.055	.108	.357	.106	.1533
29	.109	.556	.122	.068	.3405
30	.087	.363	.174	.220	.2180
31	.279	.163	.376	.166	.2739
32	.239	.498	.020	.167	.3332
33	.395	.221	.047	.254	.2715
34	.225	.416	.195	-.019	.2619
35	.459	0.96	.324	.390	.4773
36	.326	.018	.414	.342	.3944
37	.325	.034	.407	.279	.3505
38	.270	.093	.351	.338	.3190
39	.361	.151	.452	.256	.4231
40	.214	.309	.270	.196	.2531
41	.094	.028	.297	.023	.0982
42	.369	.284	.176	.226	.2986
43	.341	.121	.415	.193	.3402
44	.171	.311	.081	.333	.2435
45	.133	.627	.060	.064	.4181
46	.099	.324	.367	.381	.3943
47	.112	.444	.192	.181	.2788
48	.451	.174	.198	.226	.3243
49	.075	.180	.468	.008	.2568
50	.129	.505	.077	.169	.3066
51	.069	.523	.092	.178	.3186
52	.434	.245	.418	.306	.5160
53	.230	.257	.003	.505	.3739
54	.412	.167	.356	.155	.3484
55	.152	.129	.536	.288	.4099
56	.268	.063	.328	.408	.3497
57	-.004	-.064	.303	.050	.0986
58	.133	.250	.018	.348	.2016
59	.071	.401	.361	.143	.3168
60	.554	.344	.133	.112	.4553
61	.262	.122	.230	.600	.4965
62	.305	.263	.111	.448	.3757
63	.312	.225	-.010	.159	.1731
64	.305	.408	.079	.132	.2835
65	.347	.161	.298	.380	.3797
66	.474	.208	.231	.194	.3594
67	.059	.458	.032	.162	.2408
68	.622	.206	.245	.030	.4903
69	.591	.167	.209	.312	.5179
70	.488	.160	.376	.259	.4727
71	.558	.271	.131	.250	.4649
72	.098	.325	.415	.040	.2891
73	.552	.158	.229	.167	.4096
74	.237	.254	.274	.303	.2877

Tabelle 5. (Fortsetzung)

Item	Faktor 1	2	3	4	Kommunalitäten
75	.305	−.002	.479	.276	.3987
76	.254	.537	.001	.043	.3551
77	.179	.177	.478	.210	.3362
78	.441	.149	.455	−.055	.4265
79	.321	.383	−.181	.134	.3001
80	.428	.149	.230	.442	.4538
81	.325	.535	.092	−.024	.4015
82	.427	−.040	.453	.179	.4208
83	.243	.255	.343	.398	.4002
84	.187	.424	.009	.216	.2609
85	.427	.280	.355	.096	.3957
86	.306	.314	.129	.330	.3182
87	.303	.408	.039	.289	.3429
88	.437	.245	.078	.259	.3239
89	.367	.339	.193	.291	.3718
90	.270	.040	.401	.174	.2651
91	.461	.296	.170	−.008	.3292
92	.050	.372	.337	.284	.3351
93	.314	.085	.372	.334	.3559
94	.668	.017	.140	.199	.5053
95	.435	.112	.328	.126	.3252
96	.390	.364	.333	.269	.4674
97	.330	.112	.512	−.048	.3853
98	.387	.061	.498	.163	.4280

	Faktor	1	2	3	4
Spaltenquadratsummen		8,633	9,103	9,199	6,810
Spaltenquadratsummen in %		25,58	26,98	27,26	20,18
Kumulierte Prozentzahlen		25,58	52,56	79,82	100,00

(Es kommen 20 Nullkorrelationen vor.) Das Ergebnis spricht jedoch insgesamt wiederum dafür, daß es keine voneinander isolierte Einzelstörungen gibt. Die gefundene Dimensionalität (Tabelle 6) läßt sich auf folgende Weise beschreiben:

Faktor 1 enthält, analog zum Ergebnis Schünemann-Wurmthaler, Items, die eine verlorengegangene Beherrschung und Kontrollierbarkeit mentaler Tätigkeiten wie

Tabelle 6.

Faktor 1: Zentrale kognitive Beeinträchtigungen (verlorene Automatisierung)

Item Nr.	Faktorenladung	Item Nr.	Faktorenladung
94	.66	48	.45
68	.62	52	.43
69	.59	88	.43
73	.55	95	.43

Tabelle 6. (Fortsetzung)

Item Nr.	Faktorenladung	Item Nr.	Faktorenladung
71	.55	85	.42
60	.55	54	.41
70	.48	33	.39
66	.47	96	.39
91	.46	89	.36
35	.45	42	.36
36	.45	63	.31

Faktor 2: Wahrnehmung und Motorik

Item Nr.	Faktorenladung	Item Nr.	Faktorenladung
45	.62	21	.43
14	.60	84	.42
19	.56	18	.42
29	.55	34	.41
25	.54	64	.40
76	.53	59	.40
81	.53	87	.40
51	.52	79	.38
23	.51	92	.37
24	.50	30	.36
50	.50	9	.35
20	.50	11	.35
32	.49	5	.34
67	.45	3	.34
47	.44	40	.30

Faktor 3: Depressivität

Item Nr.	Faktorenladung	Item Nr.	Faktorenladung
16	.62	15	.45
17	.60	78	.45
1	.56	82	.45
8	.53	22	.43
55	.53	43	.41
6	.51	72	.41
97	.51	37	.40
98	.49	90	.40
27	.47	31	.37
75	.47	93	.37
77	.47	28	.35
49	.46	38	.35
26	.45	57	.30
39	.45		

Faktor 4: Interne und externe Überstimulation (Überwachheit, Konfusion)

Item Nr.	Faktorenladung	Item Nr.	Faktorenladung
61	.60	56	.40
10	.58	83	.39
53	.50	7	.38
2	.50	46	.38
4	.49	65	.38
13	.49	58	.34
12	.48	44	.33
62	.44	86	.33
80	.44	74	.30

Sprechen und Sprachverständnis, Gedächtnisleistungen, Vorstellungstätigkeit und Denkabläufe zum Inhalt haben.

Items mit Faktorenladung über .50 sind:

„Wenn jemand längere Sätze beim Sprechen macht, habe ich besonders große Schwierigkeiten den Sinn zu erfassen" (.66);

„Wenn ich mir etwas vorstellen möchte, bekomme ich die Einzelheiten nicht zusammen" (.62);

„Wenn jemand mit mir spricht, höre ich zwar die Worte, erfasse aber oft den Sinn nicht richtig" (.59);

„Ich stelle öfter fest, daß ich kurzfristig nicht mehr weiß, was ich soeben tat oder sagte" (.55);

„Ich möchte mitunter sprechen und kann es nicht, weil die Worte plötzlich weg sind" (.55);

„Öfter weiß ich nicht, was soeben um mich herum vorgegangen ist" (.55).

Dieser varianzstärkste Faktor (Tabelle 6) enthält unserer Interpretation nach eine zentrale kognitive Beeinträchtigung.

Faktor 2 ist eindeutig als Wahrnehmungsfaktor zu identifizieren, unter Einschluß propriozeptiver Rückmeldungen, die z. B. an der Wahrnehmung der eigenen Bewegungen beteiligt sind.

Items mit Faktorenladungen über .50:

„Manchmal sah alles wie weit weggerückt aus" (.62);

„Die Gesichter von Menschen haben schon ungewöhnlich und wie verzerrt oder verschoben ausgesehen" (.60);

„Mitunter sahen Dinge wie verschoben oder verkrümmt aus" (.56);

„Zeitweise sah alles um mich herum klein aus" (.55);

„Manchmal klingen Töne für mich anders als gewohnt" (.54);

„Manchmal sehe ich etwas und bin kurze Zeit nicht sicher, ob ich es mir nur vorstelle" (.53);

„Manchmal läuft eine Bewegung einfach weiter, ich kann nicht gleich stoppen" (.53);

„Manchmal halte ich mich ruhig, damit die Gegenstände um mich herum aufhören zu wackeln" (.52);

„Manchmal kommt es vor, als ob der Boden, auf dem ich gehe, sich hebt oder krümmt" (.51);

„Zeitweilig haben die Farben von vertrauten Dingen verändert ausgesehen" (.50);

„Es kam mir auf der Straße oder im Zimmer so vor, als ob Wände oder Gegenstände auf mich zukämen" (.50);

„Wenn ich z. B. einen Arm heben will, kommt es vor, daß ich stattdessen eine andere Bewegung mache oder gar nichts tun kann" (.50).

Faktor 3 enthält als Depressivitätsfaktor neben Anhedonie und vitalen Beeinträchtigungen Items, die Angst- und Versagenserlebnisse zum Inhalt haben sowie die Mühsal, die selbst einfache Akte mit sich bringen.

Items mit Faktorenladung über .50:

„Ich kann mich nicht mehr richtig freuen" (.62);

„Auch bei ganz gewohnten Tätigkeiten bin ich unerklärlich unsicher, ob ich es auch richtig mache" (.60);

,,Ich habe Angst, daß mein Denkvermögen immer mehr abnimmt" (.56);
,,In meinem Gedächtnis sind neuerdings große Lücken, vieles von dem, was ich wußte, ist einfach verschwunden" (.53);
,,Vor beinahe allem, was täglich auf mich zukommt, habe ich Angst" (.53);
,,Die täglichen Kleinarbeiten gehen nicht mehr wie gewohnt, ich muß mir jeden einzelnen Schritt erst neu überlegen" (.51);
,,Fernsehen kann ich nicht mehr gut, es macht mir Mühe, Bilder und Sprecher gleichzeitig zu verfolgen und die Handlung zu erfassen" (.51).

Faktor 4 ist am besten analog zu Schünemann-Wurmthaler interpretierbar. Er enthält Items, die eine nicht mehr zu bewältigende Reizfülle interner oder externer Art beschreiben, Ablenkbarkeit, Überwachheit, Konfusion kennzeichnen die Folgeerscheinungen des Überschwemmtwerdens.
Items mit Ladungen über .50:
,,Häufig ist es mir schon zuviel, wenn um mich herum hantiert oder gesprochen wird, und ich muß mich zurückziehen, damit ich mein Gleichgewicht wiederfinde" (.60);
,,Ganz normale Nebengeräusche, die ich früher nicht beachtet habe, lenken mich jetzt übermäßig ab" (.58);
,,Irgendein ganz normales Geräusch kann plötzlich überlaut für mich erscheinen" (.50);
,,Es verwirrt mich, daß zuviele Gedanken gleichzeitig in meinem Kopf sind" (.50).

In der subjektiven Erfahrung unterscheiden sich demnach Beeinträchtigungen, die durch eine Störung der Selektion interner oder externer Reize (,,Ablenkbarkeit") zustande kommen, von einer erfahrenen Einbuße der automatisierten Beherrschung selbst einfacher Denk- und Sprechakte, die durch Blockierungen und Fehlreaktionen unkontrollierbar geworden sind (Faktor 1 und 4).

Eine weitere Faktorenanalyse wurde von Zehner (1981) durchgeführt, der mit der auf 70 Items verkürzten Modifikation (FBF 2) 153 Fälle untersuchte. Dieser konnte (ebenfalls nach der Hauptachsenmethode) eine inhaltlich und statistisch zufriedenstellende Lösung mit 3 orthogonal rotierten, also voneinander unabhängigen Faktoren finden (L. Süllwold, 1983b). Diese klärten 39,6 % der Gesamtvarianz auf. Die Dimensionen wurden bezeichnet und inhaltlich interpretiert als: Störungen von Wahrnehmung und Motorik (Faktor 1); Störungen von Denken, Gedächtnis, Sprache (Faktor 2); sekundäre Reaktionen: Angst und Bewältigungsversuche (Faktor 3).

In einer Untersuchung zu dieser Version des FBF von Oldigs & Rey (1984) konnte hingegen keine Mehrfaktorenstruktur gefunden werden, sondern ein Generalfaktor ,,allgemeine kognitive Störbarkeit", der 23 % der Gesamtvarianz aufklärte. Allerdings ist die Fallzahl (70 schizophrene Patienten in Relation zu 70 Items) für eine Faktorenanalyse niedrig.

In den durchgeführten Untersuchungen erwies sich der Faktor Wahrnehmung als am meisten stabil, er ließ sich inhaltlich präzise bestimmen und fand sich übereinstimmend wieder. Ein Depressivitätsfaktor war ebenfalls replizierbar. In zwei voneinander unabhängigen Untersuchungen bzw. Stichproben war eine Störungsdimension ,,Verlust der automatisierten Beherrschung und Kontrollierbarkeit durch Verlangsamungen, Blockierungen, Fehlreaktionen" von einer Dimension zu unterscheiden, die eine ,,chaotische Überflutung mit externen oder internen Reizen" beinhaltet.

Insgesamt spricht die bisher gefundene faktorielle Struktur gegen die Annahme, daß mit den angesprochenen Störungen eine mehr diffuse allgemeine Befindlichkeit erfaßt werde.

1.7 Beziehungen zu anderen klinischen Daten

Da es im klinischen Bereich nicht möglich ist, repräsentative Stichproben zu gewinnen, können Aussagen nur dann verallgemeinert werden, wenn sie sich in mindestens zwei voneinander unabhängigen Untersuchungen replizieren ließen. Zur Zeit ist es erschwert, Untersuchungsergebnisse zum FBF zu integrieren. Oftmals wird in Veröffentlichungen nicht geklärt, welche der Versionen des Fragebogens verwendet worden ist (FBF 2 mit 70 Items oder FBF 3 mit 98 Items wurden von uns auf Wunsch persönlich zur Verfügung gestellt, sind jedoch bisher nicht veröffentlicht). Zu weiteren Analysen wurden zudem verschiedene faktorielle Dimensionen oder phänomenale Kategorien benutzt, nicht selten wurden auch Anwendungsprinzipien, wie z. B. die Instruktion, verändert. Vor allem wurden nicht-schizophrene Patienten nicht hinsichtlich ihres Verständnisses der Items nachexploriert, eine Bedingung, die Voraussetzung für vergleichende Untersuchungen ist (s. hierzu L. Süllwold, 1986 b, c).

Unsere bisherige Intention war vorrangig, Grunddaten zu sammeln und den Fragebogen hinsichtlich einer relevanten Item-Auswahl und bezüglich der sprachlichen Formulierungen zu verbessern.

Einige Ergebnisse lassen sich beschreiben, die zu weiterer Hypothesenbildung anregen können. (Die statistischen Daten, auf welche sich die Aussagen stützen, sind den Einzelarbeiten zu entnehmen.)

Lebensalter, Schulbildung, der Verlaufstypus akut oder chronisch haben keinen Einfluß auf die Antwort-Rate (L. Süllwold, 1977; Giessen, 1981; Hasse-Sander et al., 1982; Schünemann-Wurmthaler, 1984; Neis & Jurth, 1983; Simhandl et al., 1984; Oldigs & Rey, 1984). Keinen Einfluß hat gleichfalls die Behandlungsart ambulant oder stationär.

Schünemann-Wurmthaler (1984) fand eine Abnahme der Störungen im Faktor „overinclusion" bei längerer Krankheitsdauer kombiniert mit Hospitalisation. Dabei kann die Abschirmung in einer reizarmen Umgebung einen Einfluß gehabt haben.

Die Annahme, daß sich Patienten mit Wahnsymptomatik der im Fragebogen erfaßten Störungen weniger bewußt sind, hat sich nicht bestätigt, Wahn und Produktivsymptomatik haben die Krankheitseinsicht bezüglich dieser Störung nicht aufgehoben (Giessen, 1981; Schünemann-Wurmthaler 1984; Neis & Wolf, 1985).

Aus den genannten Untersuchungen kann der Schluß gezogen werden, daß die Störungen im gesamten Verlauf vorhanden sind, sowohl prodromal als auch in den produktiven Stadien und Defektzuständen.

Untersuchungen, die Beziehungen zwischen klinischen Einschätzskalen und FBF-Summenwerten oder Einzelantworten mitteilten, sind aus verschiedenen Gründen bisher kaum generalisierbar. So fanden z. B. Simhandl et al. (1984) im Unterschied zu Fehr-Suter (1981) keine Beziehung zwischen BPRS- und FBF-Antworten, wobei im ersteren Falle jedoch nur Patienten mit einem BPRS-Score unter 50 in die Stichprobe aufgenommen wurden. Zusammenhänge können aus diesem Grund verwischt werden. Rösler et al. (1985) fanden keine Beziehung zwischen AMDP-Syndromen und FBF-Summenwerten (1. Fassung), veränderten jedoch bei der Anwendung des letzteren die Instruktion auf „in den letzten 14 Tagen aufgetretene bzw. registrierte Störungen" und erhielten somit niedrigere Mittelwerte als in unseren und anderen Stichproben. [Die verkürzte Form (2) mit 70 Items wird hinsichtlich des Mittelwertes fälschlicherweise zum Vergleich herangezogen.] Simhandl et al. (1984) fanden korrelative Beziehungen zwischen Einzelitems des FBF und im AMDP-System eingeschätzten Auffassungs-, Konzentrations-, Merkfähigkeits- und Gedächtnisstörungen. Weniger ausgeprägt zeigten sich Beziehungen zwischen Einzelantworten und formalen Denkstörungen. Neis & Wolf (1985) fanden korrelative Beziehungen zwischen einer summativen Kategorie „psychotische Symptome" und FBF-2-Summenwerten. Bisher sind demnach noch keine übereinstimmenden Ergebnisse zur Frage derartiger Beziehungen vorhanden, aus methodischen Gründen sind die mitgeteilten Ergebnisse jedoch auch kaum vergleichbar bzw. in Einzelfällen nicht stichhaltig.

Am ehesten haben sich Beziehungen zwischen klinisch eingeschätzten Denkstörungen und den Summenwerten des Fragebogens ergeben. Giessen (1981) fand eine korrelative Beziehung zwischen dem Summenwert des FBF 2 und dem Vorhandensein von formalen und uncharakteristischen Denkstörungen. Dies wurde von Christ (1985) repliziert. Gabriel et al. (1982) fanden eine Beziehung von subjektiven Störungen der Kategorie Blockierungen und Automatismenverlust zum schizophrenen Achsensyndrom Berners, das Zerfahrenheit, Neologismen und Affektverflachung enthält.

Die subjektiven Störungen treten im gesamten Verlauf in Erscheinung, sie sind genauso in den symptomarmen Stadien vorhanden (Hasse-Sander et al., 1982; Schünemann-Wurmthaler, 1984; Neis & Jurth, 1983). Dies besagt, daß deren Vorhandensein unabhängig vom Auftreten bestimmter spezifizierbarer psychotischer Symptome sein kann. Vermutlich sind daher keine direkten Beziehungen zwischen gleichzeitig vorhandenen psychotischen Einzelsymptomen und den – hinsichtlich ihrer diagnostischen Wertigkeit – „uncharakteristischen, von der klinischen Symptomatik konstruktfernen Störungen" nachweisbar (Rey & v. Ulardt, 1982).

Eine Beziehung besteht jedoch offenbar zwischen global eingeschätztem klinischen Besserungsgrad (Clinical Global Impression) und einer Abnahme selbst registrierter Störungen. Signifikante Korrelationen ergaben sich hierzu in Untersuchungen von Zehner (1981), Rotter (1980) und Christ (1985). Wicht (1981) berichtete ebenfalls einen kasuistisch beobachteten Zusammenhang mit dem Schweregrad des Krankheitsbildes. Rey & v. Ulardt (1982) fanden nach einem Vierteljahr eine Re-Test-Stabilität von .73. Es kann sich jedoch um einen klinisch über längere Zeit stabilen Zustand bei den untersuchten Patienten gehandelt haben. Für mögliche Veränderungen im Verlauf sprechen die Erfahrungen von Isele und Angst (1982, 1985), die die verkürzte Fassung (FBF 2) ebenfalls in einer Verlaufsuntersuchung verwendeten.[1, 2]

Vergleiche mit anderen klinischen Gruppen sind bisher kritisch zu betrachten. Der Fragebogen ist nicht als differentialdiagnostisches Instrument konzipiert, deshalb sind

---

[1] Mündliche Mitteilung.
[2] Interessant ist hierzu ein Ergebnis an japanischen Patienten: M. Musha (1984, 1986) konnte Patienten im floriden Schub, unvollkommene und vollständige Remissionen im FBF unterscheiden. Erstere hatten die höchsten, die letzteren die niedrigsten Summenwerte, unvollkommene Remissionen lagen in der Mitte.

Vergleiche nur dann sinnvoll, wenn die Kontrollgruppe hinsichtlich ihres Verständnisses der angesprochenen Störungen exploriert wurde. Mit Lutterotti & Kryspin-Exner (1982) und Oldigs & Rey (1984) sind wir der Auffassung, daß sich kasuistisch immer wieder bestätigt hat, daß diese ursprünglich von schizophren Erkrankten beschriebenen Störungsphänomene anders interpretiert werden, besonders wenn eine Bereitschaft vorhanden ist, den eigenen Zustand mitzuteilen, wie dies bei klinischen Fällen angenommen werden kann. Dieser Konzeption nach erbringt der Fragebogen daher nur bei der Gruppe schizophrener Patienten valide Ergebnisse (L. Süllwold 1986 c).

Das Vorkommen solcher Störungen bei neurotischen Patienten wird daher unterschiedlich beurteilt. Böker (1986) und Jimeno-Valdes (1984) berichten über die Diskriminationsfähigkeit des Fragebogens bzw. teilen signifikante Unterschiede zwischen Neurosen und Psychosen mit. Rösler et al. (1985) und Teusch (1985) kommen zu einem gegenteiligen Ergebnis. Diese Autoren vergleichen jedoch mit heterogenen und letztlich hinsichtlich der Zusammensetzung unklaren Kontrollgruppen. Sinnvoll wären u. E. nach Vergleiche mit homogenen kleinen Stichproben, deren Verlauf nachbeobachtet werden kann. Unklare Grenzfälle und nicht erkannte Prodrome (Huber et al., 1979) sind nicht selten unter „Persönlichkeitsstörungen" und „Neurosen" zu finden, die in psychiatrischen Kliniken stationär behandelt werden. Besonders sinnvoll wäre eine Kombination mit einem objektiven Verfahren, wie in dem Untersuchungsansatz von Rey & Oldigs (1982). Bisher ist am wahrscheinlichsten, weil es dafür Übereinstimmungen der klinischen Symptomatik gibt, daß mindestens eine Subgruppe von Hirnorganikern (Bergelson, 1978; Oldigs & Rey, 1984) schizophrenen Patienten ähnlich ist. Erstere bemerken ihre kognitiven Einbußen häufig selbst, die sich hinsichtlich der Ablenkbarkeit und der mnestischen Störungen nicht von der schizophrener Patienten unterscheiden, wenn man den höheren Grad an Fluktuation, die nicht ermüdungsabhängigen Fehler und Ausfälle, bei den schizophrenen Patienten außer acht läßt. Hirnorganiker können jedoch sehr viel genauer befragt werden, qualitative Unterschiede werden vermutlich durch zusätzliche Information aufgedeckt.

Drogenabhängige drücken Intoxikationserscheinungen und nachfolgende kognitive Beeinträchtigungen in dem Fragebogen aus, wie wir selbst feststellen konnten. Diese verschwinden jedoch mit der Zeit. Der Verlauf ist hier ein Unterscheidungskriterium, gleichfalls das Vorhandensein oder kurze Zurückliegen einer Intoxikation. Dies ist wiederum ein Beispiel dafür, daß das Ergebnis des Beschwerde-Fragebogens in den gesamten Kontext der Diagnostik gehört.

Die Angaben von Inhaftierten sind ohne Nachexploration gleichfalls kaum verwertbar. Awiszus (1980) diskutiert daher die Wahrscheinlichkeit, daß diese freiwilligen Versuchspersonen sich Vorteile von Störungsangaben erhofften. Auf die Unterschiede zwischen schizophrenen Patienten und gesunden Kontrollpersonen (ohne psychiatrisch relevante Erkrankung) wurde bereits unter dem Aspekt der Validität eingegangen.

Experimentelle Anordnungen ergaben hinsichtlich der Reaktionszeit keine korrelative Beziehung zum Summenwert des Beschwerde-Fragebogens. (Rey & Oldigs, 1982; Böker, 1986). In zwei Untersuchungen zeigte sich jedoch eine signifikante Beziehung zwischen schlechteren Leistungen im Chapman-Karten-Sortier-Test (überarbeitet von Richtberg) und höheren Summenwerten im FBF (Herrlich, 1974; Christ, 1985). Eine interessante Beziehung zwischen Blickbewegungsabweichungen schizophrener Patienten und subjektiv bemerkten „Sehstörungen" und „motorischen Störungen" im FBF fanden Gaebel et al. (1986). Awiszus (1980) erhob (in einer allerdings sehr kleinen

Stichprobe von 12 Patienten) höhere Summenwerte bei Patienten, die im Repertory-Grid-Test denkgestörter waren. Vermutlich sind Zusammenhänge eher bei mehr komplexen Leistungsanforderungen zu erwarten. Dafür spricht auch das Ergebnis von Hasse-Sander et al. (1982), die zwischen objektivierten intellektuellen Leistungsbeeinträchtigungen und Ausmaß der subjektiven Störungen eine Beziehung finden konnten.

Ein anderer Aspekt, der vermutlich einer sinnvollen Anwendung des Fragebogens nahesteht, ist der Zusammenhang zwischen Veränderungen des Verhaltens und selbst registrierten Störungen. Ergänzend zur Fassung 3 des Beschwerde-Fragebogens sind 8 Vermeidungsreaktionen aufgeführt, die häufig von Schizophrenen angegeben werden. In unserer Stichprobe ergab sich dabei folgende Rangreihe nach prozentualer Häufigkeit der Ja-Antworten (Tabelle 7):

Tabelle 7. Bewältigungsreaktionen „Was mir hilft und meinen Zustand bessert"

	Ja-Antworten in %
Wenn ich Unruhe um mich herum meide.	65,9
Wenn ich mich auf wenige Aktivitäten konzentriere und alles andere weglasse.	58,5
Wenn ich langsam arbeite.	52,0
Wenn ich Gefühlsregungen vermeide.	41,5
Wenn ich mich viel zurückziehe.	34,1
Wenn ich mich viel in den gleichen Räumen aufhalte.	33,2
Wenn ich mich ruhig verhalte und wenig bewege.	30,6
Wenn ich wenig spreche.	27,1

Korrelation der Bewältigungsreaktionen mit Summenwert des FBF 3 = 0.41

Das meiste Gewicht für eine Selbststabilisierung haben hierbei das Vermeiden von Unruhe, die Konzentration auf wenige Aktivitäten, langsames Arbeiten und das Meiden von Gefühlserregungen. Wie sich zeigte, haben fast alle Patienten ein Konzept davon, was ihnen zuträglich ist und führen bewußt Vermeidungsstrategien durch. Zwischen der Häufigkeit der Ja-Antworten und dem Summenwert des Beschwerde-Fragebogens besteht eine positive korrelative Beziehung von .41. Dies bedeutet, daß die Selbstwahrnehmung der Störungen etwas mit kompensatorischen Bemühungen zu tun hat. Zu diesem Ergebnis kommen auch Brenner et al. (1985), diese fanden ebenfalls eine hochsignifikante Beziehung zwischen der Anzahl der selbst wahrgenommenen Störungen und der Anzahl kompensatorischer Anstrengungen. Geringere Reaktionszeiten, niedrigere Summenwerte im Beschwerde-Fragebogen und weniger Störungen aufgrund der Exploration, verbunden mit weniger kompensatorischen Bemühungen, erwiesen sich als verknüpft mit einer günstigeren Prognose.

In der Untersuchung Giessen (1981) hatten Patienten mit einem allgemeinen Leistungsknick und ausgeprägter sozialer Zurückgezogenheit mehr subjektive Störungen.

Mit Hilfe einer „Verhaltensänderungsliste" (Süllwold und Herrlich, 1986 a) erfaßten wir bewußt aufgegebene Aktivitäten und Interessen („seit meiner Erkrankung") bei schizophrenen Patienten. In zwei Untersuchungen (Föhr, 1980; Christ, 1985) ergaben sich korrelative Beziehungen zwischen der Anzahl der aufgegebenen Tätigkeiten und Hobbies sowie der Anzahl der selbst registrierten Störungen im Beschwerde-Fragebogen.

Diese Ansätze sind u. E. nach die am meisten weiterführenden, weil sie Einblicke erlauben in die Interaktionen zwischen Behinderungen und Verhaltensstrategien, die entwickelt werden, um die Auswirkungen der Störungen zu verringern. „Verrücktheiten" können so als sinnvolle protektive Mechanismen verstanden werden. Der schizophren Erkrankte rückt näher und das Postulat des Uneinfühlbaren, Unverständlichen verliert seine Bedeutung als eine Charakteristik der Krankheit Schizophrenie.

Eine noch wenig gelöste Frage ist die nach der Auswirkung der Medikamente. Allgemein kann davon ausgegangen werden, daß neuroleptische Medikation die kognitiven Störungen reduziert.

Es fanden sich in einer Untersuchung von Giessen(1981) keine Unterschiede zwischen Patienten mit und ohne Medikation. Die erstere Teilstichprobe umfaßte jedoch nur acht Patienten und ist daher nur bedingt aussagekräftig. In unserer ersten Untersuchung waren die Patienten ohne Medikation beginnende Psychosen, die später akut wurden. Eine geringere Anzahl von Sprachstörungen hat wahrscheinlich eher mit dem Krankheitsstatus etwas zu tun. Patienten mit und ohne Akineton unterschieden sich bei Giessen (1981) nicht, von Neis & Wolf (1985) wird jedoch eine Zunahme des Summenwertes berichtet. Hierbei sind vor allem die auf die Motorik bezogenen Phänomene zu beachten. Bisher ist zu dieser Frage keine verläßliche Aussage möglich. Das Auftreten der Störungen in Prodromalstadien einer schizophrenen Psychose unterscheidet sich jedoch nicht wesentlich von produktiven Verlaufsabschnitten und Residualzuständen. Diese relative Konstanz spricht gegen eine wesentliche Beeinflußbarkeit durch Medikamente.

1.8 Das Konzept „Basisstörungen" und das Problem der Spezifität: Psychologischer Aspekt

Im langfristigen Verlauf der Schizophrenie sind die uncharakteristischen Stadien zeitlich in den meisten Fällen ausgedehnter vorhanden als die akuten Syndrome (Huber et al., 1979). Die beschriebenen Störungen erfassen einen Teil der subjektiven Seite des „psychologischen Defizits", das für die von der Schizophrenie Betroffenen die Folge hat, daß Behinderungen vorhanden bleiben. Welcher Art diese Behinderungen sind, welche Grundlage sie haben, wurde durch die Hauptergebnisse der experimentellen Schizophrenieforschung klarer.

Oltmans & Neale (1978) sehen ein durchgehendes Merkmal schizophrener Gestörtheit in der Ablenkbarkeit durch interne oder externe Nebenreize. Tatsächlich lassen sich Aufgabentypen finden, die mit größerer Wahrscheinlichkeit ein Leistungsdefizit bei schizophren Erkrankten hervortreten lassen. Diese haben gemeinsam, daß die richtige Lösung durch ähnliche Distraktoren abgelenkt wird. Handelt es sich um Wahrnehmungsprozesse, werden diese leicht durch irrelevante Reize im Umfeld beeinträchtigt. Unklare Situationen oder Anforderungen, bei welchen mehrere Antwortreaktionen möglich sind, führen zu vermehrten Fehlern. Die Ablenkung von der richtigen Reaktion oder die Ablenkung von der relevanten Stimulation sind demnach übergreifende Merkmale der Störanfälligkeit. Es kann schwer ein Aufmerksamkeitsfokus aufrechterhalten werden. Als breites Konzept schizophrener Defizite sieht Shakow (1962) daher die beeinträchtigte Fähigkeit an, eine übergreifende Einstellung zu stabilisieren. Das

Verhalten zerfällt vielmehr in zu kleine Segmente, hängt von zufälligen inneren und äußeren Reizeinwirkungen ab. Die so charakterisierbare Störanfälligkeit beschränkt sich nicht auf spezifizierbare psychische Funktionen. Dies wird bereits aus der Analyse von Aufmerksamkeitsprozessen deutlich. Eine bewertende, kategoriale Einordnung setzt voraus, daß der Kurzzeitspeicher funktioniert. Verfällt hier die Information zu schnell aufgrund interferierender Störeinflüsse, können die notwendigen Vergleichsprozesse nicht vollständig ablaufen und die Informationsverarbeitung wird gestört, desgleichen eine Organisation des Aufgenommenen im Langzeitspeicher, die wiederum für das Abrufen eine notwendige Voraussetzung ist. Alle Störungen hängen zwangsläufig miteinander zusammen. Schwerpunkte der experimentellen Forschung z. B. hinsichtlich der Störbarkeit von Aufmerksamkeitsleistungen bedeuten deshalb nicht, daß damit die zentrale Basisstörung gefunden sei. Diese ist zur Zeit effektiver hinsichtlich der Art der Störanfälligkeit zu charakterisieren.

Wie ist diese anhand eines Modells psychischer Funktionen zu verstehen? Zwischen Reizaufnahme und Reaktion erfolgende mentale Tätigkeiten sind nur vorstellbar mit Hilfe der Annahme, daß Erregung kurzfristig in sich bildenden Erregungskreisen konserviert werden kann, die vorübergehend als geschlossene Systeme feuern (Hebb, 1967). Stabilere Formen davon als „funktionelle Hirnorgane" (Leontjew, 1973) sorgen dafür, daß wiederholt auftretende Anpassungsleistungen schnell erfolgen können und durch Automatisierung höhere Zentren entlasten. Wenn die Zerfallstendenz größer ist als eine für die Anpassung notwendige Stabilität, interferieren andere Neuronengruppen und stören damit gerichtete Verhaltensweisen. Dies kommt dem paroxysmalen Charakter vieler schizophrener Störungen nahe, die subjektiv als Einbrüche erlebt werden, und erklärt eine Vielzahl von symptomatischen Erscheinungen (L. Süllwold, 1985). Neben der übergreifend charakterisierbaren Art der Störanfälligkeit sind hauptsächlich vorkommende Fehlerarten zu beschreiben: Verlangsamung, Blockierungen und abgelenkte, fehlerhafte Reaktionen. Das Ausbleiben erwarteter Reaktionen und das Auftreten von unpassenden Antworten sind ebenfalls durch weite Teile der Symptomatik zu verfolgen, sie finden sich nicht nur im Experiment (Plaum, 1978). Auch die emotionalen Störungen ordnen sich hier ein, denn die ausbleibenden emotionalen Reaktionen charakterisieren die Affektverflachung, die zerrissenen „parathymischen" Gefühlsreaktionen entsprechen dem dissoziierten Denken, das nicht durch eine übergeordnete Einstellung oder determinierende Tendenz organisiert werden kann (L. Süllwold, 1983 a).

Die so beschriebene Störbarkeit ist nach Schweregraden unterscheidbar. Auch der Gesunde kennt gelegentlich, daß es ihm mißlingt, einen Aufmerksamkeitsfokus aufrechtzuerhalten. Aufgrund höherer Steuerungszentren kann jedoch eine situativ bedingte Ablenkbarkeit durch eine verstärkte konzentrative Anspannung ausgeglichen werden. Die Fehlerrückmeldung führt zu Korrektur, im Unterschied zum schizophren Erkrankten. In gleicher Weise kennt der Gesunde das Eindringen von Nebenassoziationen in seinen Vorstellungs- oder Gedankenablauf. Die abweichenden Assoziationen werden jedoch nicht ausgesprochen, von gelegentlichen Versprechern bei Ermüdung oder momentaner Ablenkung abgesehen. Wie es von der im einleitenden Kapitel aufgeführten Betroffenen beschrieben wurde, überwiegt beim schizophren Erkrankten das innere freie Assoziieren, ein geordneter Denkablauf ist eine schwere Aufgabe. Nicht nur die Häufigkeit der interferierenden Nebenreize oder Nebengedanken ist größer, hinzu kommt, daß Fehler nicht automatisch korrigiert werden.

Verschiedene Schweregrade z. B. der Beeinträchtigung der selektiven Aufmerksamkeit führen wahrscheinlich zu einer unterschiedlichen Psychopathologie. Kinder mit einem minimalen Hirnschaden sind ebenfalls extrem ablenkbar. Genetisch mit Schizophrenie belastete Kinder machen diesen gegenüber jedoch mehr Fehler (Tarter, 1983). Diese sogenannten High-Risk-Kinder erwiesen sich als quantitativ stärker aufmerksamkeitsgestört als Kinder von Müttern mit einer depressiven oder schizoaffektiven Psychose (Asarnow, 1983).

Spezifität für die Schizophrenie ist sowohl in einem höheren Schweregrad der „Interferenzanfälligkeit" zu suchen als auch in einem Versagen zentraler Kontrollen, die auftretende Fehler im Normalfalle minimalisieren. Ein weiterer Aspekt der Spezifität ist das chronische Vorhandensein der Beeinträchtigung, wobei es offen ist, ob diese bereits vor der manifesten Psychose vorhanden war. Wenn wir unsere subjektiven Defizite als Indikatoren für die Störanfälligkeit psychischer Prozesse ansehen, dann stellen diese jedoch bereits ein Stadium dar, das Beschwerdecharakter hat und mit faßbaren Behinderungen verbunden ist (z. B. Vermeiden von sozialen Kontakten, Vermeiden zu lesen u. a. mehr).

Es ist – möglicherweise durch die manifest gewordene psychotische Dekompensation – eine Symptomatik entstanden, die u. E. nach mehr ist als eine konstitutionelle Variante. Die Vielfalt der zur Schizophrenie gehörigen symptomatischen Erscheinungen ist nicht erklärbar, wenn nur davon ausgegangen wird, daß Störungen höheren Schweregrades in einem psychischen Teilsystem, wie z. B. der kognitiven Funktionen, vorliegen. Charakteristisch für die Schizophrenie scheint zu sein, daß Störungen in allen Subsystemen (Izard, 1981) auftreten. Zum Zwecke der Anpassung interagieren z. B. motorisches und perzeptives System. Dieses Zusammenspiel ist offenbar in der Schizophrenie durchgängig zu einer dysfunktionalen gegenseitigen Beeinflussung geworden. Viele Störungen zeugen direkt davon, daß solche wechselseitigen Einbrüche vorkommen. Externe Nebenstimulation unterbricht motorische Akte; emotionale Erregung blockiert Wahrnehmungsprozesse; die Wahrnehmung von Geräuschen „zerstreut" Handlungsabläufe oder Denkvorgänge. Das Ausmaß solcher dysfunktionalen Interaktionen, die oft zu einem Zerfall des „gerade laufenden Programmes" (Callaway, 1970) führen, ist bisher nicht diagnostizierbar und objektivierbar, da wir nur enge Teilausschnitte der Symptomatik erfassen. Der Weg, Spezifität zu erkennen, ist daher noch weit.

Die subjektive Seite des „psychologischen Defizits" ist nicht mehr und nicht weniger als ein Beitrag zu einer mehr vollständigen Beschreibung der Schizoprenie (L. Süllwold, 1986 d) und ein Weg zum besseren Verständnis des Erlebens und Verhaltens der Kranken.

2 Psychiatrische Aspekte des Basisstörungskonzeptes

G. HUBER

2.1 Geschichte, Stand und Entwicklungstendenzen der Lehre von den Grundstörungen, Basissymptomen und Basisstadien in der Psychosenforschung

Das Konzept der Basissymptome und Basisstadien wurde, wie Koehler & Sauer (1984) in ihrem kritischen Referat schreiben, provisorisch in den 50er Jahren postuliert und seither schrittweise entwickelt. Obschon Huber, ebenso wie L. Süllwold, von uncharakteristischen Basissymptomen sprach, weil sie teilweise auch in anderen endogenen Psychosen und gelegentlich bei bekannten Hirnkrankheiten beobachtet werden, vertrete er dennoch die Meinung, daß sie für das Verständnis der schizophrenen Erkrankungen wesentlich seien (Koehler & Sauer, 1984). Als „substratnahe Basissymptome" definierten wir von an Schizophrenie Erkrankten subjektiv erlebte Primärerfahrungen, die die Basis der komplexen psychotischen Endphänomene darstellen und einem supponierten somatischen Substrat näher seien als jene (Huber, 1966 b). Es seien defizitäre Symptome mit Beschwerdecharakter, die phänomenologisch weitgehend übereinstimmend in präpsychotischen Vorpostensyndromen und Prodromen (Gross, 1969) und in postpsychotischen reversiblen Basisstadien und irreversiblen reinen Defektsyndromen (Huber, 1961, 1966 b) vom Kranken selbst als Defizienzen, Einbußen oder Störungen wahrgenommen und geschildert würden. Die Basissymptome als die eigentlichen, weitgehend im Subjektiven bleibenden primären Symptombildungen schizophrener Erkrankungen seien phänomenologisch nicht schizophrenietypisch i. S. der konventionellen Schizophreniekonzepte. Ihre phänomenalen Aspekte könnten vollständige uncharakteristische (Stufe 1) oder auch schon mehr oder weniger charakteristische Erlebnis- und Äußerungsweisen (Stufe 2) sein, aus denen dann erst die hochkomplexen, typisch schizophrenen End- und Überbauphänomene der Stufe 3 hervorgehen (Huber, 1957 a, 1957 b, 1966 b, 1968 c, 1969, 1983 b). Die Enwicklung kann bei ein und demselben Patienten von Stufe 1 über Stufe 2 zu Stufe 3 und umgekehrt verlaufen, wobei diese Umkehr, z. B. eine Zurücknahme der Außenprojektion und eine Wiederherstellung der „Ichkontur", so lange möglich ist, als es nicht auf Stufe 3 zu einer Fixierung kommt, die nach dem Prinzip der Kohärenz von Dynamik und Struktur (Janzarik, 1959, 1968, 1969) über eine „verfestigte strukturelle Verformung" auf der Grundlage eines disponierenden Persönlichkeitsfaktors eintreten könne.

Mittels der phänomenologischen, deskriptiv-analytischen Methode i. S. von Jaspers und K. Schneider versuchten wir seit Mitte der 50er Jahre, Basissymptome und Basisstadien schizophrener Erkrankungen herauszuarbeiten. Wir beschrieben zunächst unter dem Titel „endogen-organische, neurologisch-psychopathologische Übergangssymptomatik" (Huber, 1957 a, 1957 b) Phänomene auf motorischem, sensiblem, sensorischem und vegetativem Gebiet, nämlich Hyperkinesen extrapyramidalen Aussehens, Typen schizophrener Leibsensationen, Wahrnehmungsstörungen und als zentral-vegetativ aufgefaßte Phänomene, die später zusammen mit anderen Symptomen schizophrener Erkrankungen, u. a. einem „Verlust an Leitbarkeit der Denkvorgänge", als „substratnahe Basissymptome" bezeichnet wurden (Huber, 1966 b, 1968 c, 1969; Huber & Penin, 1968). Hierher wurden neben den 1972 von Gross & Huber näher beschriebenen Typen sensorischer Störungen auch bestimmte, noch relativ undifferenzierte Vorgestalten und Vorbereitungsfelder (Huber, 1955) halluzinatorischer und wahnhafter Erlebnisweisen, so die „vage Wahnstimmung" (Huber, 1955, 1964 d; Huber & Penin, 1968), die „Regression in den Subjekt-Zentrismus der ptolemäischen Einstellung" (Huber & Gross, 1977) gerechnet. Unsere Heidelberger, Wieslocher und Bonner Verlaufsuntersuchungen führten zu der Annahme, daß die im Sinne der konventionellen Konzepte mehr oder weniger uncharakteristischen Basissymptome und Basissyndrome (Basisstadien) *vor* Manifestation der psychotisch-schizophrenen Phasen, die nach Janzarik durch „dynamische Unstetigkeit" und eine damit verbundene aktuelle Deformierung des psychischen Feldes gekennzeichnet sind (Janzarik, 1969), und *nach* Remission der produktiven Psychose relativ substratnahe, primäre Symptombildungen sind. Die „Substratnähe" wurde dabei zuerst aus der phänomenologischen Verwandtschaft der neurologisch-psychopathologischen Übergangssymptomatik mit bestimmten Symptomen und Syndromen bei definierbaren, bekannten Hirnkrankheiten erschlossen (Huber, 1957 a, S. 182 ff.).

Wir versuchen im folgenden, einen Überblick über die Geschichte, den derzeitigen Stand und Entwicklungstendenzen der Forschung zum Basisstörungskonzept zu geben und dabei die einzelnen Gruppen von Basisphänomenen, nämlich die Coenästhesien, die zentral-vegetativen Störungen, die direkten und indirekten Minussymptome der reversiblen und irreversiblen reinen Defizienzsyndrome und die kognitiven Denk-, Wahrnehmungs- und Handlungsstörungen darzustellen.

Die Lehre von den Grundstörungen bei psychiatrischen Krankheiten reicht, wie eingangs gezeigt wurde (S. 1 ff.), sehr weit zurück. Bei der Gruppe der Schizophrenien wurde sie von E. Bleuler mit seinen Unterscheidungen von Grundsymptomen, akzessorischen Symptomen sowie von primären und sekundären Symptomen begründet. Aber auch Kraepelin beschränkte die Phänomenologie der Schizophrenien nicht auf diagnostisch verwertbare prägnante und markante Symptome, sondern kannte Vorläufer, die den ausgeformten Phänomenen vorausgehen. Auch andere Psychiater, so Stransky (1903), Berze (1929) und Birnbaum (1923) versuchten das oder die Primärsymptome zu gewinnen, um aus ihm oder ihnen die übrige Symptomatik abzuleiten. Alle diese Versuche stießen auf große Schwierigkeiten und konnten sich keine allgemeine Anerkennung verschaffen (s. S. 71).

Bei der Entwicklung des eigenen Basisstörungskonzeptes gingen wir davon aus, daß an Schizophrenie Erkrankte überwiegend und nicht nur im Erkrankungsbeginn sich durchaus ihrer Störungen bewußt sind, daß sie diese als Beschwerden und Mangelerscheinungen erleben und schildern, sich mit ihnen auseinandersetzen und sich auf vielfältige Weise bemühen, mit den Störungen fertigzuwerden, daß die Betroffenen in ihrer Mehrzahl im Verlaufe der Erkrankung die meiste Zeit viel mehr Freiheit, kritische Distanz und Einsicht haben, als die klassischen, fast ausschließlich an Anstaltskranken gewonnenen Lehren annahmen, und daß die Patienten lernen und Bewältigungs- und Selbsthilfestrategien gegenüber den Basisdefizienzen entwickeln können. In der

Geschichte der Psychiatrie wurde die Beobachtung und Beschreibung dieser, für den wissenschaftlich tätigen Psychiater offenbar weniger eindrucksvollen und aufdringlichen Erlebnisweisen stark vernachlässigt. Ohne Berücksichtigung dieser Basisphänomene, die von den Patienten als Veränderungen und Defizienzen bewußt erlebt werden und auch die unmittelbare Erfahrung dessen darstellen, was in der modernen Schizophrenieforschung z. B. als besondere Vulnerabilität konzeptionell entwickelt wurde, ist die Krankheit nicht ausreichend beschrieben und verstanden (L. Süllwold, 1983 a). Nur durch die Einbeziehung dieser Störungen, für die synonym die Bezeichnungen ,,substratnahe Basissymptome" (Huber, 1966 b, 1968 c) ,,Basisstörungen" (L. Süllwold, 1971, 1977) und ,,Basisphänomene" (Janzarik, 1983) verwendet werden, kann verstanden und erklärt werden, was schizophrene Symptomatik eigentlich ist. Durch die Entwicklung des Konzeptes von den Basissymptomen, die Beschäftigung mit den prima vista weniger faszinierenden, uncharakteristischen, scheinbar diffusen und unprägnanten Erlebnisweisen und Verlaufsstadien der Schizophrenie, wurde, wie L. Süllwold bemerkt (1983 a), die Krankheit und der Kranke gleichsam nähergerückt. Das Basisstörungskonzept kann wesentlich zur Überwindung des Mythos von den sog. Geisteskrankheiten und der damit verbundenen Vorstellungen ihrer Unheilbarkeit, Unbeeinflußbarkeit und grundsätzlichen Andersartigkeit beitragen und diese Dogmen durch Beschreibungen und darauf gegründete Modelle ersetzen, die dem tatsächlichen Erleben und dem Wesen der Krankheit eher entsprechen (s. Huber, 1979).

2.1.1 Coenästhesien

Unter dem Titel ,,endogen-organische, neurologisch-psychopathologische Übergangssymptomatik" wurden 1957 bei unbehandelten Kranken Typen ,,schizophrener Leibsensationen" und als zentral-vegetativ aufgefaßte Phänomene beschrieben (Huber, 1957 a), die später zusammen mit anderen Symptomen schizophrener Erkrankungen als ,,substratnahe Basissymptome" herausgehoben und in der ,,Bonner Skala für die Beurteilung von Basissymptomen" (BSABS) in der Hauptkategorie D ,,Coenästhesien" erfaßt wurden (s. Gross, 1985 a, b, c). Die ,,Substratnähe" wurde bei den Coenästhesien – ebenso wie bei den zentral-vegetativen Phänomenen und den Wahrnehmungsveränderungen, die beide in enger Verbindung mit den Coenästhesien auftreten – zunächst aus der phänomenologischen Verwandtschaft mit Symptomen und Syndromen bei definierbaren Hirnkrankheiten erschlossen (Head & Holmes, 1911; Schuster, 1936/1937; s. Huber, 1957 a, S. 182 ff.).

Coenästhesien treten überwiegend als ohne oder mit Anlaß einschießende, Sekunden, Minuten oder ein bis maximal zwei Stunden dauernde Paroxysmen auf; sie können aber auch viele Stunden und bis zu mehreren Tagen persistieren und dabei langsam an- und abschwellend verlaufen. Neben qualitativ eigenartigen, mehr oder weniger charakteristischen Leibgefühlstörungen der Stufe 2 (Coenästhesien i. e. S.) können die Mißempfindungen beim gleichen Patienten zu anderen Zeiten auch in völlig uncharakteristischer Gegebenheitsweise geschildert werden: Coenästhesien Stufe 1. In der Verlaufsbeobachtung kann man bei ein und demselben Kranken den Übergang von solchen ,,Hypochondrismen" der Stufe 1 zu schon einigermaßen charakteristischen Stufe-2-Coenästhesien und schließlich zu leiblichen Beeinflussungserlebnissen mit dem ,,Kriterium des Gemachten" (Stufe 3) und umgekehrt verfolgen.

Allgemeine Kriterien der Coenästhesien sind große Mannigfaltigkeit, rascher zeitlicher Wechsel, überwiegend paroxysmales oder phasenhaftes Auftreten, subjektive Neu- und Andersartigkeit und schwere Beschreibbarkeit für den Patienten. Deswegen nehmen die Kranken häufig Zuflucht zu Vergleichen und Bildern. Schwere Beschreibbarkeit, sekundäre Verarbeitung und Umformung und Versuche zur Erklärung und Deutung der erlebten Leibgefühlveränderungen und Körperschemastörungen bedingen es, daß dem Untersucher die Beschwerdeschilderung oft „verschwommen, diffus, unpräzise" erscheint. Gegenüber den am und im Körper fixierten und mehr statischen Mißempfindungen bei endogen Depressiven überwiegen bei Schizophrenen den Sitz wechselnde, rasch fluktuierende und mit Zustandsänderungen verbundene Leibgefühlstörungen (Huber, 1957 a, S. 189 ff.). Doch kommen Coenästhesien der Stufe 2 auch bei endogenen zyklothymen Depressionen vor.

Unter 157 Kranken, die in der Heidelberger Klinik von Kurt Schneider als zyklothyme Depression diagnostiziert wurden, waren 30 % mit Coenästhesien der Stufe 2. Auch in dieser Teilgruppe von Zyklothymien fanden sich überwiegend Vollremissionen; doch waren protrahierte Phasen, d. h. über Jahre sich erstreckende und dann erst voll reversible Verläufe, Ausgang in leichte asthenische (reine) Residuen und dyston-problematische Primärpersönlichkeiten häufiger als in der Vergleichsgruppe stilrein zyklothymer Depressionen ohne Coenästhesien der Stufe 2 (s. Huber, 1968 c).

Paroxysmale Coenästhesien können nur Sekunden (etwa 10 %) oder Minuten (ca. 25 %) dauern, aber auch bis zu einer und maximal zwei Stunden (ca. 25 %) oder sogar viele Stunden und bis zu mehreren Tagen (20 %) anhalten. Die Coenästhesien treten in ca. 2/5 der Fälle mit ausreichenden Angaben durch arbeitsmäßige Beanspruchung, sensorische und affektive Stimulation ausgelöst auf, in ca. 3/5 ohne erkennbaren Anlaß. Die Coenästhesien, die ebenso wie die vegetativen Störungen fast stets zusammen und innig verknüpft mit affektiven Veränderungen auftreten, nicht nur abnorme Leibempfindungen, sondern zugleich eigenartige elementare Gefühlszustände sind (Huber, 1957 b, S. 501 ff.), gehen in der Regel mit einer „vitalen Baisse", mit einem allgemeinen Darniederliegen der Vitalgefühle mit erhöhter Erschöpfbarkeit und Ermüdbarkeit einher, wobei es sich um ein reversibles oder persistierendes (irreversibles) hyperg-adynamisches Basisstadium handeln kann. Die „Koppelung von Coenästhesie, Asthenie und Dysthymie" erschien bei den Patienten der Heidelberger und Wieslocher Verlaufsstudien häufig und typisch für postpsychotische reversible Basisstadien und reine Defektsyndrome (s. Huber, 1966 b, 1968 b, 1968 c).

Aus der Fülle der Leibgefühlstörungen wurden 12 Haupttypen herausgehoben s. 2.3.4: Anhang, S. 141; s. Huber, 1957 a, S. 199 ff.; 1971 c, S. 351 ff.):

1. *Taubheits-, Steifigkeits- (D.1) und Fremdheitsempfindungen (D.1.1)* bis zu Entfremdungserlebnissen am eigenen Körper (somatopsychische Depersonalisation i. S. von Kleist), z. B. Erlebnisse des Nicht-Vorhandenseins von Organen oder Extremitäten, Fehlen des Völlegefühls des Magens oder der Blase oder: „Ich spüre meinen Körper nicht mehr, habe einfach kein Körpergefühl mehr, nicht mehr das Gefühl, daß mein Körper noch mir gehört".

2. *Sensationen plötzlicher,* wenige Minuten bis Stunden (seltener Wochen) anhaltender *motorischer Schwäche,* ein- oder beidseitig in Armen oder Beinen („Lähmungssensationen"), intensitativ gesteigert bis zu sog. Bannungszuständen, in denen der Patient sich nicht bewegen und nicht sprechen kann („Ohnmacht des Bewegungsimpulses" als Gegenstück des Automatosesyndroms, s. 2.1.7.3, S. 83). Die Bannungszustände entsprechen phänomenologisch den „Wachanfällen" der Narkolepsie (Huber, 1957 a, S. 201 f.).

3. Mehr *umschriebene* bohrende, reißende oder brennende *Schmerzsensationen,* die, ebenso wie andere Coenästhesien, paroxysmal auftreten oder langsam an- und abschwellend

lange Zeit bestehen oder sich verstärken und, wie die anderen Coenästhesien, einen Wechsel zwischen adäquater und inadäquater, lebhaft-sthenischer und matter Affektivität zeigen und den Patienten zum Suizid treiben können.

4. *Wandersensationen,* d. h. unbestimmt fluktuierende, ziehende, kreisende, steigende Mißempfindungen, die sich, wie Typ 3, zu qualvoller Unerträglichkeit steigern können.

5. *Elektrisierungssensationen,* die ohne das „Kriterium des Gemachten", ohne die ursprüngliche Erlebnisqualität „von außen", kürzere oder längere Zeit als einfache, doch schon erlebnismäßig eigenartige Körpersensationen mit „als ob"-Schilderung ohne Realitätsurteil und Zurückführung auf äußere Einwirkungen bestehen, doch, wie alle anderen Coenästhesien, im Verlauf mit Auflösung der Ichkontur in leibliche Beeinflussungserlebnisse übergehen können.

6. *Thermische Sensationen:* Hitze- und Kälteempfindungen, diffuse oder mehr umschrieben, die als Stufe-2-Coenästhesien ohne Außenprojektion erlebt und mitgeteilt werden.

7. *Bewegungs-, Zug- und Druckempfindungen* im Körperinnern und an der Körperoberfläche einschließlich von Oberflächenempfindungen nach Art von Reifen-, Band- und Ringsensationen (mit enger Beziehung zu Typ 9: Strangulationssensationen).

8. *Erlebnisse abnormer Schwere oder Leichtigkeit und Leere,* Fall- und Sink-, Levitations- und Elevationsphänomene.

9. *Erlebnisse der Verkleinerung und Schrumpfung,* des Sich-Zusammenziehens und der Einschnürung (oft mit konsekutivem Luftnot- und Erstickungsgefühl: „respiratorische dysästhetische Krisen") oder der *Vergrößerung und Ausdehnung,* Sensationen, die man zum Teil schon als Körperschemastörungen auffassen kann.

10. *Kinästhetische Sensationen,* z. B. Scheinbewegungserlebnisse im Bereich der Gliedmaßen.

11. *Vestibuläre Sensationen* mit eigenartigen *Gleichgewichts- und Raumsinnstörungen,* z. B. Anfälle von Drehschwindel, Gefühl der Gangunsicherheit, Empfindung wie auf Wellen oder Kork zu gehen, als „Schwindelsensationen" oft in Verbindung mit zentral-vegetativen Störungen des Typs 3: Übelkeit, Brechreiz und Erbrechen (s. u., S. 50; BSABS E.1.3.).

12. *Sensorisch* (besonders durch akustische Reize), *affektiv und sensibel ausgelöste Dysästhesien;* letztere sind Hyperpathien und damit schon ein neurologisches Symptom.

Nicht nur Coenästhesien, auch viele andere Basissymptome können (wenn sie nicht endogen, d. h. ohne erkennbaren Anlaß auftreten) durch sensorische und affektive Stimuli ausgelöst werden (s. a. BSABS B.1.6: durch emotional affizierende Ereignisse provozierte Coenästhesien; s. a. sinnblinde Affektivwirkung – S. 67; „emotional overresponse"Thalamuskranker und Schizophrener – Huber 1957 a, S. 198).

Bei den Coenästhesien lassen sich zwei unterschiedliche Stadien der *Affektivität* unterscheiden: Ein – erstes – Stadium mit lebhaftem, über weite Strecken noch einfühlbarem Affekt, in dem die Patienten ängstlich-unruhig und beeindruckt erscheinen, aber noch zu einer objektivierenden Distanzierung imstande und gut kontaktfähig sind. Doch kann sich diese nach außen hin noch beherrschte, ängstlich-depressive Gestimmtheit zu der angstvollen Erregung der *„dysästhetischen Krisen"* steigern, die durch die Verbindung von Coenästhesien (zumal der Herzregion: coenästhetische Herzparoxysmen), vegetativen Störungen: paroxysmale Tachykardie (s. BSABS E.1.1, S. 50), und elementarer Sterbe- und Vernichtungsangst gekennzeichnet sind und anfallsartigen Zuständen der sog. neurotischen Herzphobie sehr ähnlich sein können und oft mit ihnen verwechselt werden (s. Huber, 1957 a, S. 194, 214, 221; 1957 b, S. 499, 503). Im – zweiten – Stadium der indifferenten und nicht selten inadäquaten Affektivität zeigen die Patienten eine apathisch-gleichmütige oder sogar gehobeneuphorische Stimmungslage (nach Art der „hypochondrischen Euphorie" Leonhards, 1966) bei völliger Einengung auf und durch das abnorme Leiberleben. Dieses Stadium der indifferenten und inadäquaten Affektivität tritt zwar nicht initial auf, kann aber nach längerer Dauer wieder durch das erste Stadium des lebhaften Affektes abgelöst werden. Kennzeichnend ist also auch hier, wie bei anderen Basisphänomenen, die intraindividuelle *Fluktuation,* der oft abrupte, unvermittelte, ohne erkennbaren Anlaß sich vollziehende Wechsel zwischen Hyper- und Hypophasen (s. Gruhle, 1932), zwischen lebhafter und apathischer Emotionalität, ein Umschlag in emotionale Indifferenz, in einen uneinfühlbaren, inadäquaten Affekt und dabei auch eine Dissoziation zwischen Affekt und Beschwerdebild (s. Huber, 1957 b, S. 501 ff.). Das coenästhetische Syndrom ist nicht gleichbedeutend mit der Entwicklung eines irreversiblen Defektsyndroms (s. Huber, 1957 a, S. 245; 1968 c, S. 360); in einem Teil der Fälle kann es nach längerer Verlaufsdauer und oft noch nachdem ein coenästhetisches Syndrom jahrelang kontinuierlich persistierte, zu einer vollständigen Rückbildung kommen (Huber, 1971 c, S. 356; s. a. 2.2.4.1, S. 111 ff.).

Der *coenästhetische Typ* der schizophrenen Erkrankung (s. a. 2.2.4.1, S. 111 ff.), der ähnlich wie die reinen Defizienzsyndrome („reiner Defekt", reines Residuum) selten vom klinisch oder ambulant tätigen Psychiater gesehen wird, setzt in knapp 1/4 perakut oder akut mit dysästhetischen Krisen und/oder ängstlich-depressiven Verstimmungen ein, typischerweise und bei 3/4 der Patienten jedoch mit langjährigen uncharakteristischen Prodromen, die häufiger sind (76 %) und länger dauern (7 Jahre) als bei der Gesamtgruppe der Schizophrenien (nur 37 % bzw. 3,2 Jahre – s. Huber et al., 1979). Noch mehr als sonst bei den Schizophrenien überwiegen beim coenästhetischen Typ bei jahrzehntelanger Verlaufsbeobachtung die uncharakteristischen Verlaufsabschnitte gegenüber den typisch schizophrenen; weil beweisende schizophrene Erlebnis- und Ausdruckssymptome nur in passageren Episoden auftreten, ist der Zustand die meiste Zeit querschnittsmäßig schwer oder gar nicht in seiner schizophrenen Herkunft erkennbar. Die Diagnose ist nur während der kurzen psychotischen Exazerbationen möglich. Die coenästhetische Schizophrenie ist, wie die klassischen Unterformen der Schizophrenie (s. 2.1.3, S. 52 ff.), keine eigenständige Krankheitsform, sondern nur ein Prägnanztyp, der durch bildbeherrschende, eng mit affektiven Wandlungen, zentral-vegetativen und sensorischen Störungen verbundene Leibgefühlstörungen charakterisiert ist. Hinsichtlich der Langzeitprognose sieht man ebenso selten eine vollständige Remission wie eine Progredienz in Richtung typisch schizophrener Defektpsychosen und am häufigsten (ca. 2/3) einen einmaligen vitalen Knick mit persistierenden, überwiegend leichten reinen, asthenischen Defizienzsyndromen (s. 2.2.4.1, S. 112).

Für die *Erkennung der Coenästhesien* ist es wichtig sich zu vergegenwärtigen, daß, wie bei den anderen Basissymptomen auch, außer den schon qualitativ eigenartigen und leidlich charakteristischen Symptomen der Stufe 2 (den Coenästhesien i. e. S.) beim gleichen Patienten zu anderen Zeiten völlig uncharakteristische Störungen, d. h. diagnostisch neutrale Mißempfindungen und „Hypochondrismen" (Stufe 1 der Coenästhesien) vorkommen. In den Verlaufsbeobachtungen kann man dann bei ein und demselben Kranken Übergänge von Stufe 1 zu Stufe 2 und umgekehrt auch über die Stufe 2 zu Leibhalluzinationen (leibliche Beeinflussungserlebnisse) mit dem „Kriterium des Gemachten" („Auflösung der Ichkontur" – Huber, 1957 b, S. 505), die auch wiederum durch Coenästhesien der Stufen 2 und 1 abgelöst werden können, verfolgen. Von Mißempfindungen und Schmerzen bei neurotischen und psychopathischen Persönlichkeitsstörungen und Gesunden lassen sich die Coenästhesien der Stufe 2, die in gleicher Gegebenheitsweise bei nicht-psychotischen Störungen in der Regel nicht beobachtet werden, phänomenologisch unterscheiden, wenn auch eine sichere Differenzierung erst bei Auftreten von Leibhalluzinationen der Stufe 3 möglich ist. Die Mißempfindungen bei neurotischen und psychopathischen Entwicklungen entstehen gewöhnlich in Abhängigkeit von Lebenssituation, Lebensgeschichte und Persönlichkeit als „körperlich-vegetative Schaltwirkungen der Affektivität" und/oder bei bestimmten Persönlichkeitstypen (asthenisch-hypochondrische Persönlichkeiten nach K. Schneider) und sog. Konversions- oder Organneurosen durch habituell bedingte oder mehr erlebnisreaktiv-situativ in Gang gesetzte hypochondrische Selbstbeobachtung (s. Huber, 1957 a, S. 197 f.).

Die verschiedenen Typen von Coenästhesien zeigen eine weitgehende *phänomenale Verwandtschaft mit Spontansensationen bei Thalamusaffektionen*, mit denen sie auch in den allgemeinen Kriterien übereinstimmen. Man sieht z. B. auch bei Thalamussyndromen auf der Grundlage bekannter Hirnerkrankungen Übergänge zu Leibhalluzinationen, die Koppelung mit elementaren Affektstörungen und die Absorption der ganzen Aufmerksamkeit durch die Mißempfindungen (Huber, 1957 a, S. 182 ff.). Auch die außerordentliche phänomenale Vielgestaltigkeit der Coenästhesien im Ganzen und – in aktiven Stadien – beim einzelnen Patienten, der rasche zeitliche Wechsel der Sensationen und der mit ihnen verbundenen affektiven Störungen, das schnelle Kommen und Gehen und der anfallsartige Charakter des Auftretens, die „intraindividuelle Fluktuation" (s. 2.2.5, S. 114), wird bei organischen Thalamusaffektionen beobachtet. Von den älteren Autoren wird betont, daß die Thalamussensationen, wie die übrigen psychischen Symptome, rasch kommen und gehen und daß die Stärke und Art der unangenehmen und eigenartigen Sensationen sehr rasch und oft innerhalb weniger Minuten wechseln, die Patienten an manchen Tagen überhaupt beschwerdefrei sind und die Mißempfindungen, die durch einen großen Formenreichtum ausgezeichnet seien, häufig anfallsartig auftreten (Huber, 1957 a, S. 189 ff.; Lüdecke, 1927; Pötzl, 1943; Störring, 1938). Doch gibt es bei Thalamuserkrankungen wie bei schizophrenen inaktiven Stadien auch eine inhaltliche Konstanz der Mißempfindungen, die dann als Stufe-1-Coenästhesien lange Zeit monoton in ein und derselben, ganz bestimmten Form mit dem gleichen Vokabular geschildert werden, zumal wenn die Sensationen in mehr chronischen Stadien durch sekundäre psychische Vorgänge in der verschiedensten Weise abgeändert, umgestaltet und in die psychotischen Komplexe eingegliedert sind: „Amalgamierung mit der anthropologischen Matrix" (s. 2.2.1.1, S. 94). Für die *Pathophysiologie der Basissymptome* ist weiter von Interesse, daß die thalamogenen Spontansensationen gewöhnlich erst *nach* Rückbildung der neurologischen Störungen bei einem bestimmten Grad der Restitution thalamischer Funktionen beobachtet werden und nicht als Ausfalls-, sondern als Enthemmungssymptom aufzufassen sind (s. 2.2.1.3, S. 98). Die Störung der Informationsverarbeitung, die wir als ein transphänomenales Substrukt neben der Potentialreduktion bei den Schizophrenien annehmen, betrifft, abgesehen von Vorstellen und Denken, nicht nur externe Wahrnehmungen, sondern auch durch eigene Akte und Zustände erzeugte und rückgemeldete Informationen. Coenästhesien der Stufe 2 werden in den langen Verläufen bei der Mehrzahl der Kranken (73,2 % – s. Huber et al., 1979, S. 78 ff.) beobachtet, dabei überwiegend (bei 204 von 502 Patienten des Bonner Hauptkollektivs = 42,1 %) bereits im 1. Halbjahr nach der psychotischen Erstmanifestation. Dies steht in Übereinstimmung mit der Meinung von Janzarik, für den Coenästhesien und hier – entsprechend unserer Auffassung – Coenästhesien der Stufe 2 (Stufe-1-Coenästhesien entsprechen gewöhnlich einem inaktiven Stadium!) und dysästhetische Krisen, ebenso wie die mit ihnen eng verbundenen zentral-vegetativen und sonsorischen Störungen, „Phänomene der Substrataktivität" sind und als substrataktive Stadien häufiger in den frühen Verlaufsabschnitten sind als in den späten, wo sie aber auch einem von dynamischer Insuffizienz bestimmten Verlaufsabschnitt (in reinen Defekt- oder Defizienzsyndromen unserer Terminologie) aufgelagert sein können (s. Janzarik, 1983, S. 125).

Bei kindlichen Schizophrenien traten Coenästhesien der Stufe 2, die wir (wie Janzarik – s. o.) zu den prozeßaktiven Symptomen und Stadien rechnen (Huber, 1966 a, 1976 b; Huber & Penin, 1968), am frühesten auf und erst später mehr konkretisierte und ausgeformte halluzinatorische und wahnhafte Phänomene (Eggers & Stutte, 1971; Eggers, 1973). Auch dieser von Eggers bei kindlichen Schizophrenien erhobene Befund ist mit unserer Annahme vereinbar, daß Basissymptome und Basisstadien vor der Manifestation der Psychose im engeren Sinne und nach ihrer Remission die eigentliche, primäre Symptombildung sind, während das typisch Schizophrene, zumal die hochkomplexen und diagnostisch relevanten schizophrenen Endphänomene erst aus der „Amalgamierung der basalen Funktionsstörungen und Defizienzen mit der anthropologischen Matrix" resultieren (Huber, 1969; Gross et al., 1971 a, 1971 b; Weitbrecht, 1971, 1973; Huber et al., 1979).

Die Coenästhesien wurden früher von uns mit einem „Versagen eines thalamischen Reizmilderungsapparates" (wie ihn Schuster schon für thalamische Spontanschmerzen und Hyperpathie in Anspruch genommen hatte – s. Huber, 1957 a, S. 211), d. h. auch bereits mit einer Informationsverarbeitungsstörung, und später – ebenso wie die kognitiven Denk- und Wahrnehmungsstörungen – mit einer vermutlich an das limbische System gebundenen Störung der selektiven Filterung, Verlust an Gewohnheitshierarchien, „overinclusion" und Unfähigkeit zur Unterdrückung konkurrierender Reaktionstendenzen zu erklären versucht (Gross & Huber, 1972; Huber et al., 1979; s. 2.2.1.2, S. 96 f.).

Der coenästhetische Typus hat auch deswegen besondere Bedeutung für Wesen und Theorie der Schizophrenien, weil die Verlaufsuntersuchungen hier besonders deutlich zeigen, daß der – ursprünglich auch von uns unternommene – Versuch einer scharfen *Trennung von defektiv-irreversibler und produktiv-psychotischer reversibler Symptomatik* (s. Huber, 1961, S. 31 ff.) nicht oder nur bedingt aufrechtzuerhalten ist. Wie bei den organischen Psychosyndromen auf der Grundlage bekannter, definierbarer Hirnerkrankungen gehen akute und chronische, reversible und irreversible Symptome und Syndrome ohne scharfe Grenze ineinander über; nahezu alle Symptome und Syndrome der als defektiv und nicht mehr rückbildungsfähig angesehenen Zustandsbilder kommen gelegentlich auch bei akuten und reversiblen Zustandsbildern vor (s. a. 2.1.6, S. 68 ff.). Dies bedeutet, daß auch irreversibel aussehende Psychosyndrome bei endogenen schizophrenen genauso wie bei körperlich begründbaren Psychosen sich wieder zurückbilden können. Das psychopathologische Querschnittsbild erlaubt demnach hier wie dort keine sichere Aussage bezüglich Reversibilität oder Irreversibilität (s. Huber, 1981 a, S. 43 f.). Gleichwohl kann man mit einiger Berechtigung dem „reinen Abbausyndrom" körperlich begründbarer Psychosen (i. S. von Wieck, 1977) die „reinen Defektsyndrome" endogen-psychotischer, besonders schizophrener Erkrankungen an die Seite stellen. Obschon beide Syndrome nach mehrjähriger kontinuierlicher Persistenz (s. 2.1.3, S. 55) praktisch als nicht mehr rückbildungsfähig gelten müssen, ist dennoch eine potentielle Reversibilität nicht auszuschließen. Deswegen muß man strenggenommen statt von einem „reinen Defekt" besser von einem „Basisprozeß in Latenz" oder einem „persistierenden Basisstadium" sprechen, das aufs Ganze gesehen nicht mehr prozeßaktiv und in der Regel – wenn es länger als 3 Jahre kontinuierlich besteht – nicht mehr rückbildungsfähig ist (s. a. 2.1.3.2, S. 63).

Der coenästhetische Typ, der die paranoid-halluzinatorischen, katatonen oder hebephrenen Verlaufsstrecken initialer und mittlerer Stadien in der Regel vermissen läßt und sich nur auf kurzdauernde psychotische Exazerbationen beschränkt (s. 2.2.4.1, S. 111), kann insofern als eine „in den Anfängen steckengebliebene" bzw. eine unmittelbar und wahrscheinlich oft ganz ohne Psychose („schizophrenia sine schizophrenia") in ein reines Defektsyndrom oder persistierendes Basisstadium einmündende Schizophrenie angesehen werden. Er kann aber auch noch nach vieljährigem uncharakteristischen „leibhypochondrischen" (Coenästhesien der Stufe 1) Initialverlauf in eine chronisch persistierende Psychose übergehen. So beobachteten wir ein psychopathisch-hypochondrisch-asthenisch und querulatorisch aussehendes, über 16 Jahre sich erstreckendes Prodrom bei einem Patienten, bei dem sich dann erst im 17. Krankheitsjahr eine paranoid-leibhalluzinatorische, kontinuierlich seit Jahren unverändert fortbestehende Psychose entwickelte. Viel häufiger aber sind zeitlebens milde Verläufe mit Ausbildung leichter reiner Defizienzsyndrome (s. 2.2.4.1, S. 111).

Bestimmte *sensorische Störungen,* vor allem auf optischem und akustischem Gebiet, ohne ophthalmologisch bzw. otologisch objektivierbaren Befund, z. B. Verschwommen- und Trübsehen, Mikro- und Makropsie, Doppelt- und Dreifachsehen und verschiedenartige Intensitäts- und Qualitätsverschiebungen von Gesichts-, Gehörs- und Geschmackswahrnehmungen, hatten wir früher bei den zentral-vegetativen Symptomen beschrieben (Huber, 1957 a, S. 231 f.). Diese Gruppe von Basissymptomen, die oft in zeitlicher Koinzidenz mit Coenästhesien und vegetativen Störungen auftreten, wurde später gesondert dargestellt und in der Bonn-Skala bei den kognitiven Störungen (BSABS C.2.1 bis C.2.11) rubriziert (s. Gross & Huber, 1972; s. 2.1.7.2, S. 82 f.).

2.1.2 Zentral-vegetative Störungen

Während Coenästhesien und sensorische Störungen bereits psychopathologisch-neurologische Übergangssymptome darstellen, sind die zentral-vegetativen Phänomene größtenteils rein körperliche Symptome. Zentral-vegetative Symptome, in der Bonn-Skala in der Hauptkategorie E.1 erfaßt, werden im Gesamtverlauf schizophrener Erkrankungen regelmäßig (92,5 %) beobachtet. In 72,5 % treten sie bereits in den ersten 6 Monaten der psychotischen Erstmanifestation auf; doch werden sie auch im weiteren Verlauf nach dem 1. Halbjahr noch bei 70,5 % (354 von 502 Kranken der Bonn-Studie) in aktiven Stadien nachgewiesen (Huber et al., 1979, S. 81 f.). Von den Patienten mit seit 5 Jahren einigermaßen stabilen reinen Residualsyndromen wurden sie immerhin noch in 57 % angegeben, wobei auch hier das nur episodische und oft paroxysmale Auftreten und die Gegensätzlichkeit im Sinne einer Hyper- und Hypofunktion kennzeichnend sind.

Bei den Patienten der Bonner Teilgruppe mit reinen und gemischten Residuen, die bei der Spätkatamnese über zentral-vegetative Dysregulationen seit Bestehen des Residuums berichteten, konnten 151 *vegetative Einzelphänomene* mit hinreichender Genauigkeit von den Patienten geschildert werden. Dabei fanden sich am häufigsten vegetative Störungen des *Herz-Kreislauf-Systems* (43 %), des *Verdauungssystems* (19 %), Störungen *einzelner Vitaltriebe* (18 %) und seitens des *Hautorgans und seiner Drüsen* (14 %), während Störungen der Thermoregulation (Kälteempfindlichkeit, Frieren und Frösteln), des Urogenital- und Atmungssystems seltener berichtet wurden. Unter den vegetativen kardiovaskulären Störungen sind, abgesehen von Alterationen des Vasomotoriums (kühle, zyanotische Akren, rascher Wechsel der Gesichtsfarbe), paroxysmale Tachy- und Bradykardie sowie Schwindelerscheinungen und Gleichgewichtsstörungen, die schon bei den Coenästhesien als sog. vestibuläre Sensationen (s. 2.1.1, S. 43; BSABS D.11) registriert wurden, am häufigsten. Bei den Störungen von seiten des Verdauungssystems stehen Übelkeit, Brechreiz, Erbrechen und Aufstoßen im Vordergrund (BSABS E.1.3), bei den Störungen einzelner Vitaltriebe Appetit- und Libidoverlust, während suchtähnlicher Nikotin- und Alkoholabusus und Hyperorexie seltener vorkommen (s. BSABS E.1.4 und E.1.5). Im Erkrankungsbeginn und auch noch in den reinen Residuen ist eine vor allem palmare und plantare Hyperhidrosis häufig, während übermäßige Absonderung der Talgdrüsen nach Art eines Salbengesichtes, Hyposalivation und andere, besonders im Beginn beobachtete Störungen seltener berichtet werden (Huber, 1957 a, S. 218 ff.).

Bei der Basissymptomatik der zentral-vegetativen Störungen ist das *paroxysmale Auftreten,* die Fluktuation im Sinne einer Hyper- und Hypofunktion, das Pendeln von Erregung zur Hemmung, der rasche zeitliche Wechsel, der auch die Coenästhesien der Stufe 2 in aktiven Stadien auszeichnet, charakteristisch. Das nur transitorische (überwiegend paroxysmale) Auftreten ist ein Kriterium, das für die Mehrzahl der bei Schizophrenien bekannten somatischen und somatopsychischen Symptome zutrifft. Die außerordentliche intraindividuelle Fluktuation, die bei den meisten Basissymptomen überwiegend nicht von situativen Einflüssen und von psychotisch bedingter emotionaler Spannung und Erregung abhängig ist, kann u. E. auf die zentralnervöse Genese hinweisen (s. a. S. 66, S. 98). Daß ein Teil der bei Schizophrenien beobachteten vegetativen Phänomene ähnlich auch psychisch-reaktiv als psychogene Körperstörung, als „körperlich-vegetative Schaltwirkungen der Affektivität" (E. Bleuler) beobachtet wird, zeigt die partielle „Ausdrucksgemeinschaft" (v. Weizsäcker, 1946; s. Huber, 1957 a, S. 199, 219) encephalogener und psychogener Störungen. Jedes vegetative Einzelsymptom ist, für sich allein genommen, sehr vieldeutig, unspezifisch und schizophrenieuncharakteristisch. Doch deuten die im intraindividuellen Vergleich neu aufgetretenen Symptome in ihrer Gesamtheit, in ihrer engen Verbindung mit Coenästhesien, sensorischen und affektiven Störungen und anderen, schon schizophreniecharakteristischen psychopathologischen Phänomenen sowie der in aktiven Stadien nachzuweisende paroxysmale, fluktuierende Charakter mit dem nicht situagenen raschen Wechsel zwischen Hyper- und Hypofunktion, Erregung und Hemmung darauf hin, daß es sich um zentrale Störungen handelt, denen ein pathologischer cerebraler Funktionswandel zugrundeliegt (Huber, 1957 a, 1957 b, 1971 a, 1976 b). Auch die Analyse der Entstehung der Symptome, der mit der Methode des genetischen Verstehens (K. Jaspers) eruierbare fehlende Zusammenhang mit Lebenssituation, Lebensgeschichte und Persönlichkeit, kann die Wesensverschiedenheit der zum Teil phänomenal ähnlichen Sichtsymptome der zentral-vegetativen Störungen aufzeigen.

Die klinischen Beobachtungen bestätigen, daß es sich um primär somatische Symptome handelt, die nicht vegetative Begleitsymptome emotionaler, psychotisch oder situativ bedingter Spannung und Erregung sind. Phänomenal identische Symptome findet man auch bei organischen, z. B. entzündlichen oder tumorösen Zwischenhirnaffektionen, wie u. a. Untersuchungen von Ewald (1939, 1950), Reichardt (1944), Büssow (1949) und Huber (1957 a, S. 218 ff.) zeigten. Auch im Rahmen von psychomotorischen Anfällen, die von mesobasalen, zum limbischen System gehörenden Temporallappenanteilen ausgehen, werden neben motorischen Automatismen erscheinungsbildlich übereinstimmende zentral-vegetative Phänomene zusammen mit coenästhetischen und affektiven Störungen beobachtet (Huber, 1957 a, S. 189 ff, 199 ff.; 1972, 1973 b, 1976 b; Huber & Gross, 1974; Klosterkötter, 1984). Die hirnpathologischen Erfahrungen und tierexperimentelle Untersuchungen von W. R. Hess (1924/25, 1954) über die zentrale Organisation des vegetativen Systems (s. Huber, 1957 a, S. 221 ff.) sprechen für eine Funktionsstörung im Bereich zentraler Steuerungsapparate, die vermutlich in den Hypothalamus und damit in das limbische System im weiteren Sinne zu lokalisieren sind. Bei der Darstellung der einzelnen, als zentral-vegetativ aufgefaßten Symptome hatten wir auf ähnliche und u. E. wesensverwandte Symptome, die sich Hess bei seinen tierexperimentellen lokalisatorisch-physiologischen Untersuchungen ergaben, hingewiesen.

Auch die größte Vorsicht sollte hier u. E. nicht von einem Versuch zurückhalten, diese bei systematischer elektrischer Abtastung des Zwischenhirns erzielten Ergebnisse auf die bei schizophrenen Erkrankungen nachweisbaren Einzelsymptome aus der vegetativen Sphäre zu übertragen, zumal klinische und hirnpathologische Erfahrungen und neuere Befunde über stereo-elektroencephalographische Korrelate bestimmter Phänomene bei Temporallappenepilepsien in die gleiche Richtung weisen. Die Liste der Aura-Phänomene, die Wieser (1979, 1980) in epileptologischer Terminologie seinen lokalisatorischen Bemühungen zugrunde legte, läßt sich wie ein umfänglicher Katalog von Basissymptomen schizophrener Erkrankungen mit ihren Übergängen in Zweit- und Erstrang-Halluzinationen lesen (s. Klosterkötter, 1984; s. a. 2.2.1.3, S. 99).

Die zentral-vegetativen Störungen gelten uns – ebenso wie Coenästhesien, sensorische Störungen und andere kognitive und dynamische Basissymptome – als Indizien für eine encephalogene, vermutlich an das limbische System gebundene Genese der Schizophrenien. Die neuen quantitativ-morphometrischen Befunde von Bogerts (1985) können diese Annahme stützen. Bogerts fand signifikante Volumenminderungen nicht nur in temporalen limbischen Endhirnstrukturen (Mandelkern und Hippocampusformation), sondern auch in den in unmittelbarer Nachbarschaft der 3. Hirnkammer liegenden periventrikulären Strukturen (und im Pallidum internum). Die Volumenreduktion wird als Folge lokal begrenzter degenerativer Prozesse, die ein Substrat schizophrener Erkrankungen darstellen könnten, gedeutet. Dazu würde auch die Erweiterung des 3. Ventrikels passen, die bei einer Teilgruppe von Schizophrenien mit über 3 Jahre persistierenden Basisstadien („reiner Defekt") neuroradiologisch häufig nachweisbar ist (Huber, 1957 a, 1961, 1964 a; Gross et al., 1982 b) und einem Substanzverlust im Bereich von Zellgruppen, die in direkter Nachbarschaft des 3. Ventrikels liegen, entsprechen würde (s. a. Huber, 1985 b).

2.1.2.1 Zentral-vegetative Einzelsymptome

Die zentral-vegetativen Symptome lassen sich in den prä- und postpsychotischen und auch in den intrapsychotischen Basisstadien nachweisen. Von den 184 Patienten der Bonn-Studie mit Prodromen vor der psychotischen Erstmanifestation berichteten 46 %, dagegen in den postpsychotischen reversiblen Basisstadien nur 17 % über zentral-vegetative Störungen. Bei den 202 Patienten mit reinen Residualsyndromen (persistierende Basisstadien) wurden vegetative Störungen in mehr als der Hälfte (57 %)

angegeben. Im BSABS sind die vegetativen Symptome in der 5. Hauptkategorie in 8 Einzelitems erfaßt (E.1.1 bis E.1.8, s. 2.3.4: Anhang, S. 142).

Die zentral-vegetativen Symptome treten überwiegend paroxysmal, belastungsunabhängig, d. h. endogen, ohne erkennbaren Zusammenhang mit situativen Momenten auf. Sie können aber auch durch körperliche oder geistige Beanspruchung, durch Körperbewegungen oder affektive Stimulation ausgelöst werden. Mehr als die Hälfte der Patienten mit vegetativen Störungen berichtete über *mehrere* vegetative Einzelsymptome, wobei bis zu 8 verschiedene Störungen beim gleichen Patienten registriert wurden.

Das häufigste vegetative Symptom ist die *paroxysmale Tachykardie und/oder Bradykardie* (anfallsartige Steigerung oder Herabsetzung der Herztätigkeit – s. Huber 1957 a, S. 221 ff.; BSABS E.1.1). Die Patienten klagen über vorwiegend nächtliche Anfälle von „Herzrasen" oder „Herzaussetzen", oft in Verbindung mit Coenästhesien der Herzregion und elementarer Angst, sterben zu müssen: *„dysästhetische Krisen"* (Huber, 1957 b; s. 2.1.1, S. 43; BSABS D.14). Die hierher gehörigen *„coenästhetischen Herzparoxysmen"* mit der Koppelung von Coenästhesien, Tachy- und/oder Bradykardie und vitaler Sterbeangst halten Minuten bis Stunden an und werden oft als „neurotische Herzphobie" (Herzneurose, Herzhypochondrie, Herztodhypochondrie – s. Richter & Beckmann, 1973; Kulenkampff & Bauer, 1960) verkannt. Die dysästhetischen Krisen scheinen weitgehend den sog. „panic attacks" nach DSM-III zu entsprechen.

Die Symptome der Panikattacken sind allerdings u. E. im DSM-III erlebnismäßig-phänomenologisch nicht differenziert genug beschrieben. Von den diagnostischen Kriterien des Paniksyndroms im DSM-III könnten „Palpitationen" dem Basissymptom E.1.1 der Bonn-Skala (BSABS) entsprechen, die Symptome 3 („Schmerzen in der Brust"), 4 („Erstickungs- oder Beklemmungsgefühle"), 5 („Benommenheit, Schwindel"), 7 („Parästhesien: Kribbeln in Händen und Füßen"), 8 („Hitze- und Kältewellen"), 10 („Schwäche") den Typen D.3, D.9, D.11, D.1, D.6, D.2 der Coenästhesien (s. S. 41 ff.). Ein Paniksyndrom nach DSM-III könnte aber bei den Statements der Patienten, die der Bonn-Skala zugrundeliegen, nicht diagnostiziert werden, weil bei allen Bonner Patienten für eine Schizophrenie (nach Kurt Schneider) beweisende Symptome vorliegen, Schizophrenie aber ein Exklusionskriterium für das Paniksyndrom ist (s. Koehler & Sass, 1984, S. 244).

Wir geben einige Selbstschilderungen:

„Nachts um 2 Uhr wachte ich plötzlich mit furchtbarem Herzrasen, Schweißausbruch und einem engen und brennenden Gefühl über dem Herzen auf. Ich hatte panische Angst, das Herz würde versagen, oder ich müßte ersticken und könnte keine Luft mehr bekommen, nach einer halben Stunde war der Zustand wieder vorbei, hat sich aber in der Folge oft wiederholt." – „In der Nacht wache ich mit Herzanfällen auf, das Herz schlägt dann ganz langsam, so daß ich Angst habe, es könnte stehenbleiben. Nach etwa 5 Minuten fängt es wieder an zu rennen, dann bekomme ich neuen Lebensmut und die Angst ist verschwunden." – „Nachts bin ich mit schwerem Herzklopfen aufgefahren, anders als das gewöhnliche Herzklopfen. Über dem Herzen hat es gebrannt wie der Teufel."

Übelkeit, Brechreiz, Erbrechen und Aufstoßen (BSABS E.1.3) sind besonders in Prodromen und initialen psychotischen Exazerbationen mit anderen vegetativen Symptomen und Coenästhesien, zumal den sog. vestibulären Sensationen, d. h. qualitativ eigenartigen Schwindelerscheinungen, Raumsinn- und Gleichgewichtsstörungen (BSABS D.11, s. a. 2.1.1, S. 43) kombiniert.

„Etwa alle 8 bis 14 Tage ist mir schrecklich übel. Ich habe das Gefühl, mich übergeben zu müssen." – „Ohne Anlaß treten immer wieder Anfälle von Übelkeit, Erbrechen und Aufstoßen, verbunden mit Schwindel und Herzrasen auf." – „Seit ich das Frösteln abwechselnd mit Hitzegefühl verspüre, habe ich auch starkes Schwitzen, Herzklopfen, Schlafstörungen, Verschwommensehen, Kopfschmerzen und unvermittelt und unabhängig von den Mahlzeiten Erbrechen und Schwindel. Früher habe ich so etwas nicht gekannt."

Im letzten Fallbeispiel sind Erbrechen und Schwindelerscheinungen mit einer Reihe anderer Basissymptome, u. a. Schwitzen (BSABS E.1.6), Herzklopfen (E.1.1), Schlafstörungen (E.2), Verschwommensehen (C.2.1), verbunden.

Von den Veränderungen *einzelner Vitaltriebe* im Sinne der Herabsetzung oder Steigerung werden Appetitlosigkeit und Veränderungen des Durstgefühls häufiger, ein Gefühl des Heißhungers, das sich bis zur „Freßsucht" steigern kann und dann an eine Bulimie erinnert, oder ein Appetenzwandel, ohne äußeren Anlaß sich einstellende plötzliche entschiedene Abneigungen oder neu auftauchende einseitige Bevorzugung bestimmter Nahrungs- und/oder Genußmittel (E.1.4) seltener berichtet. Auch ein suchtähnlicher Nikotin- und/oder Alkoholabusus oder eine plötzliche Nikotinabstinenz besonders im Erkrankungsbeginn bei jugendlichen Patienten sowie eine Intoleranz gegen Genußgifte (Alkohol, Coffein, Nikotin – E.3) auch in den persistierenden Basisstadien kommen vor. *Intoleranz gegen Genußgifte* wird von Janzarik zusammen mit der erhöhten Beeindruckbarkeit (BSABS B.2), der Intoleranz gegenüber Streß, Beanspruchung und Belastung (B.1) und der Unfähigkeit zur Extinktion (u. a. C.1.2: zwangähnliches Perseverieren bestimmter Bewußtseinsinhalte) bei den als indirekte Minussymptome zu verstehenden „Phänomenen der Desaktualisierungsschwäche" rubriziert, da sie weitgehend gleichbedeutend sei mit der ungebremsten Resonanz auf die durch Genußgifte bewirkte dynamische Stimulierung (Janzarik, 1983, S. 127).

Die (im BSABS unter E.1 definierten) zentral-vegetativen Störungen werden als Symptome, die auf eine aktuelle körperliche Funktionsstörung zurückgeführt werden könnten – ebenso wie die Coenästhesien der Stufe 2 und die sensorischen Störungen –, als „Phänomene der Substrataktivität" angesehen, die in frühen Verlaufsabschnitten häufiger sind als in späten. Sie werden in Übereinstimmung mit unserer Auffassung, z. B. in bezug auf „coenästhetische Herzparoxysmen mit Tachykardie im Rahmen einer unstet fluktuierenden Verstimmung" (Huber & Penin, 1968, S. 646), als möglicher Hinweis auf ein stärker prozeßaktives Basissyndrom betrachtet.

Weitere vegetative Einzelsymptome sind *Störungen der Speichel-, Talg- und Schweißdrüsensekretion*, so Hyposalivation mit Klagen über Mundtrockenheit, palmare oder plantare Hyperhidrosis und profuse, besonders nächtliche Schweißausbrüche, die, wie alle anderen Symptome, bei unbehandelten Kranken beobachtet wurden (BSABS E.1.6). Als *Störungen der Thermoregulation* sind gesteigerte Kälteempfindlichkeit mit Frieren und Frösteln, das sich bis zu Anfällen von *„Kältezittern"* („shivering") steigern kann, aufzufassen (BSABS E.1.2; s. Huber, 1957 a, S. 228 f.). Ebenso wie eine unkoordinierte und unwillkürliche Aktivität der Körpermuskulatur, die dem „Kältezittern" bei geringfügiger oder normaler thermischer Belastung entspricht, kommt initial eine *anfallsartige Tachy- und Polypnoe* auch ohne nachweisbare Inanspruchnahme der Temperaturregulation vor (BSABS E.1.8; Huber, 1957 a, S. 224, 228 f.). Nach Hess (1954) ist die paroxysmale Tachy- und Polypnoe, ähnlich dem „Hacheln", Ausdruck einer auf Entwärmung abzielenden Reaktion. Schließlich sieht man Schwund oder Steigerung der *Libido*, Phasen von *Polyurie* und Oligurie oder Nykturie und Oligurie während des Tages und passagere *Urininkontinenz* oder *Urinretention* (E.1.7).

Ein 17jähriger Patient klagt im Prodrom außer über Konzentrationsstörungen, Ermüdbarkeit, Schlaflosigkeit und Verlust an Interesse und Initiative auch über eine Urinretention. Er wird täglich – eine organische Ursache ließ sich nicht finden – von einem Urologen katheterisiert. Nach neurothymoleptischer Behandlung klingt die Urinretention zusammen mit den anderen Basissymptomen ab.

Bei der paroxysmalen Tachy- und Dyspnoe ändert sich der Atemtyp unvermittelt im Sinne einer Steigerung von Frequenz und Amplitude. Bei den „*respiratorischen dysästhetischen Krisen*" gehen paroxysmale Sensationen des Sich-Zusammenziehens und Sich-Einschnürens (Strangulationssensationen – BSABS D.9; s. 2.1.1, S. 43) mit der elementaren Angst, keine Luft mehr zu bekommen und ersticken zu müssen, einher.

„Fast täglich bis zu 4 Stunden dauernde Zustände, in denen ich das Gefühl habe, keine Luft mehr zu bekommen, und heftig, tief und hastig atmen muß. Die Anfälle beginnen ganz plötzlich und hören ebenso, wie abgeschaltet, wieder auf. Ich kann nichts dagegen tun, muß nur nach Luft schnappen."

Störungen der Schlaf-Wach-Regulation mit Einschlaf- und Durchschlafstörungen (BSABS E.2.1 bis E.2.4), gelegentlich auch abnorm tiefem und/oder langem Schlaf oder Schlafinversion (E.2.5), sind besonders initial relativ häufig, wobei Phasen von Schlaflosigkeit mit solchen von abnorm langem und tiefem Schlaf wechseln können. Nicht selten beginnt die Erkrankung mit Müdigkeit, erhöhtem Schlafbedürfnis und Schläfrigkeit. Daß die Schizophrenie „sehr häufig, ja eigentlich immer" mit Schlafstörungen beginnt, war für Ewald (1939, 1950) von erheblicher lokalisatorischer Bedeutung. Zu den vegetativen Störungen rechnen wir auch die schon erwähnten Intoleranzerscheinungen gegenüber Alkohol, Coffein, Nikotin und bestimmten Nahrungsmitteln, die in den persistierenden Basisstadien nicht selten berichtet werden (BSABS E.3.1 bis E.3.4).

In neueren Lehrbüchern der Psychiatrie (z. B. E. & M. Bleuler, 1979; Schulte & Tölle, 1979) werden, im Unterschied zu älteren Autoren (Kraepelin, 1913; Bumke, 1932), vegetative Störungen bei den Schizophrenien nicht oder nur pauschal und als Begleitsymptome emotionaler Spannung erwähnt. Sie werden in zeitgenössischen Schizophrenielehren ebenso wenig berücksichtigt wie andere, als psychopathologisch-neurologische Übergangssymptome vor nun 3 Jahrzehnten erstmals beschriebenen Phänomengruppen, so die Coenästhesien (Huber, 1957 a, 1957 b) und die sensorischen Störungen (Gross & Huber, 1972).

Störungen der *Neurosekretion*, ein Überschuß oder Mangel bestimmter, als Releasing-Faktoren wirksamer Hirnpeptide, Veränderungen, die vielleicht die Manifestationshäufungen im Wochenbett erklären können, sind vermutlich ebenso in hypothalamische Hirnstrukturen zu lokalisieren wie die angeführten zentral-vegetativen Phänomene. Störungen der vegetativen und zirkadianen Rhythmik, z. B. in bezug auf Schlaf-Wach- und Wärmehaushalt-Regulation (s. o.), kommen auch bei Schizophrenen vor. Wie bei den affektiven Psychosen sind auch hier biochemische Untersuchungen der Mechanismen der genetisch gesteuerten, zyklisch ablaufenden Vorgänge der zirkadianen 24-Stunden-Biorhythmik erforderlich (s. Rao et al., 1984).

2.1.3 Dynamische Basisdefizienzen mit direkten Minussymptomen. Der sog. asthenische oder reine Defekt, die Basisstadien und die Unterformen der Schizophrenie

Dynamische Basisdefizienzen können als direkte oder indirekte Minussymptome in Erscheinung treten. Wir hatten die direkten Minussymptome (DMS) und im wesentlichen auch die indirekten Minussymptome (IMS) anhand des asthenischen (Huber,

1957 a) oder reinen Defektes (Huber, 1961) und der Basisstadien endogener Psychosen (Huber 1966 b, 1968 a, 1968 c) deskriptiv-phänomenologisch dargestellt. Dabei sahen wir die indirekten Minussymptome, z. B. erhöhte Beeindruckbarkeit, Erregbarkeit und Enthemmung, in Anlehnung an Janzarik „als Ausdruck des Mangels an Ausrichtung und Lenkung" an (Huber, 1968 a, S. 41), als „Pluskomponente der veränderten Antriebshaftigkeit", letztlich als der „dynamischen Insuffizienz" (Janzarik) oder der „Reduktion des psychischen energetischen Potentials" (Conrad) zuzuschreibenden, jedenfalls als Ausdruck der „Schwäche" aufzufassenden, gegenüber der generellen Aktualisierungsbereitschaft struktureller Bestände, dem „Aktualisierungsdruck des Dispositionellen" nicht mehr zu inhibierende „Freisetzung dynamischer Bereitschaften" (s. Janzarik, 1959, 1983). Bei dem seinerzeitigen *Versuch, den Pauschalbegriff des sog. schizophrenen Defektes zu differenzieren* und dabei die defektiv-irreversiblen von den produktiv-psychotischen und reversiblen Aspekten zu unterscheiden, schienen uns vereinfachende theoretische Substruktionen, die zugleich einen transphänomenalen wie phänomenalen Tatbestand intendieren, und dabei zunächst dynamologische Begriffsprägungen wie „Reduktion des psychischen energetischen Potentials" (Conrad, 1958) und „dynamische Insuffizienz" („dynamische Entleerung" – Janzarik, 1959), am ehesten geeignet.

Aufgrund von klinisch-encephalographischen Untersuchungen gelangte Huber 1953 zu der Hypothese, daß diejenigen Fälle von Defektschizophrenien, bei denen vom psychopathologischen Bild her „die Heterogenität des schizophrenen und des organischen Defektzustandes nicht mehr eindeutig aufzeigbar ist, vielleicht als eine mit Hirnatrophie einhergehende Teilgruppe von Schizophrenien heraushebbar" seien. Bei 190 schizophrenen Kranken der Heidelberger Klinik ließ sich diese Annahme insofern bestätigen, als Kranke, deren postpsychotische psychische Dauerveränderungen nicht ohne weiteres als „schizophren" erkennbar waren und die als *asthenischer und leibhypochondrischer Typ schizophrener Defektsyndrome* bezeichnet wurden, häufig eine in Pneumencephalogramm faßbare innere Hirnatrophie aufwiesen (Huber, 1957 a). Psychopathologisch ließ sich zeigen, daß bei reiner Ausprägung des asthenischen Defektes, ohne faßbare psychotische Manifestationen, die differentialdiagnostische Abgrenzung gegenüber (pseudo-) neurasthenischen Syndromen auf der Grundlage organischer Hirnerkrankungen wie bei psychopathisch-neurotischen Versagenszuständen schwierig ist und nicht mehr eindeutig und zu jedem Zeitpunkt des Verlaufs gelingt. Die langjährige Verlaufsbeobachtung ergab, daß jene als Prägnanztypen heraushebbaren Syndrome des „reinen, asthenischen und intentionalen Defektes" häufiger vorkommen, als man bisher, gestützt fast ausschließlich auf Klinik- und Anstaltskranke, angenommen hatte, und daß die produktiv-psychotischen schizophrenen Phänomene, die die jeweils besondere, paranoid-halluzinatorische, katatone oder hebephrene Gestaltung bedingen, bei der großen Mehrzahl schizophrener Erkrankungen zugunsten eines mehr oder minder uncharakteristischen, durch die „pure Asthenie" gekennzeichneten Syndroms vorübergehend oder auch für die Dauer zurücktreten und verschwinden können. Die klassischen *Unterformen* ebenso wie der coenästhetische Typus (s. 2.1.1, S. 41 ff.; 2.2.4.1, S. 111 f.) können, wie die Heidelberger und Wieslocher Verlaufsstudien von Huber (1957 a, 1961) und Janzarik (1968) ergaben, nicht mehr sein als eine „typologische Beschreibung aus einer fließenden Mannigfaltigkeit von Verlaufsgestaltungen", wobei paranoid-halluzinatorische, katatone, hebephrene, coenästhetische und asthenisch-hyperge Syndrome im Sinne reversibler (postpsychotische asthenisch-depressive Basisstadien) oder persistierender Basisstadien („reiner Defekt") nicht nur initial, sondern auch im späteren Verlauf aufeinanderfolgen, sich kombinieren und ablösen, d. h. auch sog. positive in negative Schizophrenien (s. 2.1.6, S. 72) und umgekehrt übergehen können. Die Zuordnung zu einer bestimmten Unterform hängt, weil sie anhand von grundsätzlich reversiblen schizophrenen Erlebnis- und Ausdruckssymptomen erfolgt, bei der großen Mehrzahl schizophrener Erkrankungen (ca. 70 % – Huber et al., 1979, S. 87) weitgehend vom Zeitpunkt der Untersuchung ab und kann bei

Dominieren einer bestimmten produktiv-psychotischen Leitsymptomatik allenfalls dann vorgenommen werden, wenn der Untersucher den Verlauf seit Erkrankungsbeginn übersieht und nach dem Gesichtspunkt „nominatio fit a potiori" eine führende Symptombildung erkennen kann.

Bei unseren Wieslocher schizophrenen Langzeit-Kranken mit überwiegend von Anfang an (68 %) oder doch schon nach wenigen Jahren (32 %) *einfach-geradlinig progredienter Verlaufsweise* und einer Verlaufsdauer von 10 bis 20 Jahren war nach diesem Gesichtspunkt eine Zuordnung zu einer bestimmten Unterform bei knapp 60 % möglich. Gegenüber 100 % der Wieslocher Anstaltspatienten verliefen bei den Bonner Kranken, die Probanden wurden, weil sie 1945 bis 1959 in der Univ.-Nervenklinik aufgenommen wurden, nur 21 % von Anfang an oder später einfach-progredient. Insgesamt fanden wir bei den Wieslocher chronischen Schizophrenen knapp 60 %, die im ganzen Verlauf ein Vorwiegen einer bestimmten, paranoid-halluzinatorischen, katatonen, hebephrenen oder coenästhetischen Leitsymptomatik zeigten, d. h. innerhalb ihrer Untergruppe blieben. Doch durchliefen 74 % der Patienten übereinstimmend ein Monate bis Jahre andauerndes paranoid-halluzinatorisches Initialstadium und 90 % zeigten im Verlauf katatone Episoden, 77 % hebephrene Stadien und 64 % passager coenästhetisch-asthenische Basissyndrome, wobei die Gestaltung beim einzelnen Kranken in vielfältiger Weise sich kombinierten, ablösten und ineinander übergingen. Bei den außerordentlichen Schwankungen des Bildes ist eine Zuordnung nur aufgrund des Querschnittssyndroms nicht möglich, sondern nur anhand des Überblicks über den gesamten Verlauf. Es kann sich also bei den sog. Unterformen nur um Typen handeln, denen ein Fall mehr oder weniger entspricht, nicht um eine statisch gedachte oder gar nosologisch gemeinte Unterteilung der Schizophreniegruppe (Huber, 1961, S. 47 ff.).

Die Verlaufsuntersuchungen bei 212 Langzeit-Kranken des PLK Wiesloch bestätigen, daß Wahn und Halluzinationen, die Symptome 1. und 2. Ranges, aber auch viele schizophrene Ausdruckssymptome im weiteren Sinne (nach K. Schneider), u. a. Katatonismen und Denkzerfahrenheit, Parathymie und Ausdrucksstörungen im engeren Sinne, dabei auch die Bleulerschen Grundsymptome einschließlich des schizophrenen Autismus und der das „Präcox-Erlebnis", die „schizophrene Atmosphäre" begründenden Phänomene für mehr oder weniger lange Zeit oder auch dauernd zurücktreten und völlig verschwinden können (Huber, 1961, 1966 b, 1968 c). Gegenüber den grundsätzlich rückbildungsfähigen, im engeren Sinne psychotischen Erscheinungen, die vielfach zu Unrecht als Merkmale einer irreversiblen Persönlichkeitsveränderung gewertet wurden, erwies sich wiederum der in seinen vielfältigen phänomenalen Aspekten mehr oder minder uncharakteristische *„reine Defekt"* als im Ganzen konstante und am ehesten irreversible Komponente schizophrener Defektsyndrome. Der Pauschalbegriff des sog. schizophrenen Defektes wurde so differenziert, ausgehend von den nicht mehr mit psychotischen Symptomen im engeren Sinne verbundenen, überwiegend nur gering ausgeprägten reinen Defektsyndromen (reine Residuen), denen am anderen Pol die chronische *„reine Psychose"* mit ausschließlich produktiv-psychotischen, rückbildungsfähigen Symptombildungen ohne die Komponente der reinen Defizienz mit noch nach Jahrzehnten möglicher Vollremission gegenübergestellt wurde. Zwischen den beiden Polen steht der *„gemischte Defekt"*, wenn die uncharakteristische Potentialschwäche des reinen Defektes durch einzelne reversible schizophrene Symptome, z. B. akustische Halluzinationen, Wahngedanken oder Ausdrucksstörungen, die Tönung des schizophrenen „Aliter" erhält, wobei jedoch auch hier die Merkmale des „reinen Defektes" mit der Selbstwahrnehmung der Defizienzen als Defizienzen erfüllt sind. Schließlich die *typisch schizophrene Defektpsychose*, bei der psychotische Erlebnis- und Ausdruckssymptome so sehr das Bild beherrschen, daß der dahinter verborgene „reine Defekt" und eine komplizierende Strukturverformung (als 2. Komponente der Irreversibilität) oft nur vermutet und nur durch oft langdauernde Verlaufsbeobachtung (wenn die Psychose im engeren Sinne, z. B. im 2., positiven Knick, zurücktritt) verifiziert werden können.

Eine aufgrund des Querschnittsbildes ermittelte Häufigkeitsverteilung nicht nur der Unterformen, sondern auch der psychopathologischen Ausgänge hängt aus den genannten Gründen weitgehend vom Zeitpunkt der Untersuchung und davon ab, ob und inwieweit im Verlauf des Einzelfalles die mehr oder minder uncharakteristischen oder die typisch schizophrenen und hier wieder die katatonen, paranoid-halluzinatorischen oder hebephrenen Verlaufsstadien überwiegen. Letzteres gilt jedenfalls für die charakteristischen Defektpsychosen und Residualsyndrome, die gemischten Residuen, die typisch schizophrenen Defektpsychosen und die psychotischen Strukturverformungen unserer Terminologie (s. Huber et al., 1979, S. 97 ff.), weniger für die langfristig persistierenden Basisstadien, d. h. die reinen Defektsyndrome, weil, wie die Verlaufsstudien von Huber und Janzarik übereinstimmend ergaben, die typisch schizophrenen Defektpsychosen und ebenso der gemischte Defekt wandlungs- und rückbildungsfähig sind, und nur der „reine Defekt" sich als einigermaßen beständig erwies (Janzarik, 1968). Wenn wir so bei den Wieslocher Anstalts-Kranken 74 % typisch schizophrene Defektpsychosen, 17 % gemischte Defektsyndrome und nur 9 % reine Defektsyndrome fanden, ist zu berücksichtigen, daß es sich hier um ausnahmslos einfach-geradlinig-progredient verlaufende Schizophrenien handelte (s. o.), in der Bonn-Studie mit 40 % mehr oder minder uncharakteristischen reinen Defektsyndromen dagegen überwiegend um Schizophrenien mit schubförmiger oder phasischer Verlaufsweise, bei denen ein wesentlich höherer Anteil mit Ausgang in uncharakteristische reine Residuen zu erwarten ist, insbesondere wenn man die extramuralen und nicht mehr ärztlich oder gar psychiatrisch betreuten Patienten, die in der Bonn-Studie bei weitem überwogen, bei den Spätkatamnesen berücksichtigt. Doch zeigten auch die Wieslocher Langzeit-Kranken, wenn man den gesamten Verlauf rekonstruiert, anamnestisch in der Mehrzahl der Fälle (64 %) in meist kürzeren Verlaufsabschnitten mehr oder minder uncharakteristische reine Defizienzsyndrome, vorwiegend leibhypochondrisch-coenästhetischer Färbung.

Auch die ursprüngliche Annahme von der *Konstanz und Irreversibilität* des in seinen phänomenologischen Aspekten unspezifischen Potentialverlustes, des reinen Defektes, die Janzarik bei seinen Untersuchungen an 100 chronisch Schizophrenen mit einer durchschnittlichen Verlaufsdauer von 35 Jahren bestätigt fand: die typisch schizophrene Defektpsychose und der gemischte Defekt seien rückbildungsfähig und nur der reine Defekt erweise sich als beständig (Janzarik, 1968), war zu modifizieren. Schon früh wurde darauf hingewiesen, daß, analog zu den Verhältnissen bei nicht sehr ausgeprägten organischen Defektsyndromen, auch der reine Defekt besserungsfähig und passager kompensierbar ist und hier wie dort die Ansicht von einer totalen Konstanz und Endgültigkeit der psychischen Veränderungen einer Relativierung bedürfe (Huber, 1964 c, 1966 b, 1969). Das Sichtbild des „reinen Defektes" stelle, nicht anders als die häufigsten chronischen organischen Psychosyndrome (chronische pseudoneurasthenische Syndrome und organische Persönlichkeitsveränderungen – s. Huber, 1972), das sehr komplexe Resultat verschiedenartiger Wirkfaktoren dar und sei weitgehend bedingt und gestaltet auch von Persönlichkeitsstruktur, Lebensgeschichte und „Krankheitserfahrung einer bestimmten Person": Wie der Patient sich mit den mehr oder weniger ausgeprägten Basisdefizienzen einrichtet, wie er sie bewältige, sei in hohem Maße von dem intakt gebliebenen Anteil seiner Persönlichkeit, den ursprünglich vorhandenen und erhaltenen intellektuellen Fähigkeiten, von seiner Mit- und Umwelt und natürlich auch von Sozio- und Psychotherapie im weitesten Sinne abhängig (Huber, 1961, S. 43).

Bei einem Vergleich der Definitionen der Bonn-Skala (BSABS) mit den Deskriptionen des asthenischen und reinen Defektes, wie sie anhand häuslicher Katamnesen bei früheren Patienten der Heidelberger Klinik und des Wieslocher Landeskrankenhauses gegeben wurden (Huber, 1961, 1964 c, 1966 b), zeigt sich, daß in den älteren Beschreibungen bereits die meisten Items der Hauptkategorie A des BSABS vorweggenommen sind. Dies bedeutet, daß die *dynamischen Basisdefizienzen* der Heidelberger und Wieslocher Kranken mit denen der Patienten der Bonner Schizophrenie-Studie im wesentlichen übereinstimmen. Schon für die Heidelberg- und Wiesloch-Studie galt für die allgemeine *Definition der Basissymptome* die Voraussetzung, daß nur solche (subjektiv) vom Patienten erlebten Veränderungen, Beschwerden und Störungen als Basissymptome bezeichnet werden dürfen, die der Patient im Vergleich mit dem Zustand *vor* Beginn der Erkrankung *selbst* wahrnimmt und – spontan oder auf Befragen – berichtet.

So heißt es 1966: ,,Es besteht ein Bewußtsein einer Veränderung, ein Gefühl seelischer Unzulänglichkeit, ein leidendes, fühlendes Betroffensein, ein selbst empfundener Aktivitätsverlust. Fast stets ist in den reinen Defektsyndromen das in der Psychose oft vermißte Kriterium des mangelnden Wohlbefindens erfüllt" (Huber, 1966 b). Daß die Basisdefizienzen, die dynamische Reduktion oder Insuffizienz im Unterschied zu depressiv Zyklothymen von den Schizophrenen nicht erlebt und registriert werde, wie Walter Schulte (1961) meinte, treffe für die reinen und auch für manche gemischten Defektsyndrome nicht zu (Huber, 1966 b, S. 414). Vielmehr würden die Basissymptome bei ,,phänomenologischer Einstellung" des Untersuchers (im Sinne von Karl Jaspers) erlebnismäßig überhaupt erst in den immer wieder ähnlich ausfallenden Selbstschilderungen der Patienten evident (Huber, 1966 b, S. 417). In der Regel könne der Patient selbst am besten darstellen, worin der Unterschied gegenüber seinem Zustand vor der Erkrankung eigentlich bestehe.

Entsprechend schreibt die allgemeine Instruktion der Bonner Skala (s. S. 132) vor, daß die Beurteilung des Zustandes durch den Patienten stets im intraindividuellen Vergleich mit dem Zustand und dem Befinden vor Beginn der Erkrankung erfolgen müsse (s. Gross, 1985 b, 1985 c).

Im Bonner Dokumentationssystem für die Beurteilung von Basissymptomen wird betont, daß bei der Erfassung der Beschwerden und Störungen und der dabei zu berücksichtigenden Zeitspanne die *intraindividuelle Fluktuation,* das nur passagere, paroxysmale oder phasische Auftreten der Basisdefizienzen zu vergegenwärtigen und der Patient darauf hinzuweisen ist, daß auch Schwankungen im Befinden und nur passager vorhandene Beschwerden und Störungen, die ohne erkennbaren Anlaß oder ausgelöst durch bestimmte Situationen, Beanspruchungen und Belastungen auftreten, zu berichten sind (Gross, 1985 b). Solche Schwankungen des Bildes wurden bereits bei der Darstellung der ,,reinen Defektsyndrome und Basisstadien endogener Psychosen" (Huber, 1966 b) wie schon früher bei der Beschreibung der Coenästhesien und zentralvegetativen Störungen (Huber, 1957 a, 1957 b) berücksichtigt und hervorgehoben, daß selbst in den Spätstadien des reinen Defektes Fluktuationen und eine Neigung zu wellenförmigem Verlauf mit dysthymen und subdepressiven Verstimmungen zu beobachten seien und ein ,,Endzustand" i. S. eines unverrückbaren Dauerzustandes, einer definitiven Defektheilung kaum jemals erreicht werde.

Bei der Betrachtung der einzelnen *dynamischen Basisdefizienzen* der Kategorien A.1 bis A.8 der Bonn-Skala (s. 2.3.4: Anhang, S. 139) zeigt sich, daß nahezu alle Kategorien und Subkategorien (mit Ausnahme von A.8.4: Unfähigkeit, die Aufmerksamkeit zu spalten und mit verschiedenen Sinnesmodalitäten gleichzeitig wahrzunehmen) auch von den Heidelberger Patienten, bei denen sich unabhängig von Pharmakotherapie reine oder gemischte Defektsyndrome entwickelt hatten, beschrieben wurden (s. Huber, 1966 b, 1968 b, 1968 c, 1969).

So klagten die Patienten in ihren Selbstschilderungen im Vergleich mit dem Zustand vor der Erkrankung über körperliche und seelisch-geistige *Erschöpfbarkeit* und Ermüdbarkeit, allgemeine Schwäche und Kraftlosigkeit und Gefühl der Leistungsunfähigkeit (entsprechend Item A.1 des BSABS), weiter über *Minderung von Energie, Spannkraft, Vitalität, Ausdauer und Geduld* (A.3 BSABS), über *Mangel an innerem Antrieb*, Hemmungs- und Anstrengungsgefühl bei der Arbeit und bei der kleinsten Tagesverrichtung: der Patient muß sich überwinden, sich aufraffen, sich dazu zwingen, jeder ,,Schaffensgeist" fehle (A.4 BSABS); über Entschlußunfähigkeit (A.5) und über selbst wahrgenommene und gleichzeitig beklagte *Gefühlsveränderungen*, ,,nicht selten als Gefühl der Gefühllosigkeit wie bei zyklothym Depressiven" (A.6.3 BSABS); weiter über selbst registrierte und schmerzlich empfundene *Störungen des In-Erscheinung-Tretens* (A.7.2 BSABS) und über *herabgesetzte Toleranz gegenüber Beanspruchungen und Konflikten*, eine Beschwerde, die dem Item A.8.1, A.8.2 und A.8.3 des BSABS entspricht: Minderung der psychischen Belastungsfähigkeit gegenüber bestimmten Stressoren, z. B. neuen, ungewöhnlichen Anforderungen, Zeitdruck und bestimmten alltäglichen sozialen Situationen, die die Belastungsgrenze der individuellen Informationsverarbeitungskapazität überschreiten (z. B. Gegenwart zu vieler Menschen, Unterhaltung von oder mit Menschen, ,,Besuche und Besucher", ,,Trubel und Rummel" bei geselligen Veranstaltungen, in Kaufhäusern, Bussen oder Zügen, Straßenverkehr, optische und akustische Stimulation durch elektronische Medien usw.).

Auch die dynamischen Basisdefizienzen, die sich in *indirekten Minussymptomen* äußern und in der Hauptkategorie B des BSABS registriert sind, wurden größtenteils schon von den Heidelberger Patienten berichtet. Sie klagten z. B. über *erhöhte Beeindruckbarkeit* (B.2) im Vergleich mit früher und über *Zwang zur Reflexion* (B.3). Darüber hinaus findet man in unserer alten Heidelberger Beschwerdeliste von 1962 die wichtigsten Items der Hauptkategorie C.1 des BSABS: kognitive *Denkstörungen*, wieder, u. a. in Klagen über Konzentrationsschwäche (C.1.5) und Ablenkbarkeit (C.1.1), über Vergeßlichkeit (C.1.8 bis C.1.11), Erschwerung des Denkens und der Auffassung (C.1.12), Gedankenleere (C.1.4) und Gedankendrängen (C.1.3) und andere Störungen, die als ,,*Verlust der Leitbarkeit der Denkvorgänge*" zusammengefaßt wurden (s. Huber, 1966 b, S. 418; 1968 c, S. 351 f.).

Basissymptome in Gestalt von *Coenästhesien*, entsprechend der Hauptkategorie D des BSABS, wurden von den Heidelberger Patienten am häufigsten berichtet und zwar als ,,das Interesse absorbierende coenästhetische Störungen, die paroxysmal oder phasenhaft exazerbieren, zeitweilig als blande Hypochondrismen (Stufe 1!) an Gefühlsgewicht verlieren oder ganz verschwinden, die in diesen Fällen anscheinend die Potentialreduktion des reinen Defektes voraussetzen, aber dennoch, wie alle übrigen Symptome, in ihrer Manifestation erheblichen Schwankungen unterliegen". Auch *Störungen vegetativer Funktionen*, von Schlaf, Appetit, Verdauung, Libido und Menstruation (BSABS E.1, E.2) werden als weitere häufige Züge erwähnt, während von den 11 Items kognitiver *Wahrnehmungsstörungen* des BSABS (C.2) nur Verschwommensehen (C.2.1), ein Teil der ,,anderen optischen Wahrnehmungsstörungen" (C.2.3), Geräuschüberempfindlichkeit (C.2.4) und Veränderungen von Gehörswahrnehmungen (C.2.5) (doch überwiegend im Erkrankungsbeginn und nicht im reinen Residualzustand – s. Huber, 1957 a, S. 231 f.) angeführt werden. Von den kognitiven *Handlungs- und Bewegungsstörungen* (C.3 BSABS), die im FBF von Süllwold eine wichtige Rolle spielen (s. S. 12 f.; s. 2.1.7.3, S. 83), werden bei den Heidelberger Patienten motorische Interferenz und Automatosesyndrom (Huber, 1957 b, S. 507) und motorische Blockierung in Form von Bannungszuständen (Huber, 1957 a, S. 201 f.), doch wiederum mehr im Erkrankungsbeginn, beschrieben.

2.1.3.1 Pharmakogener Erscheinungswandel?

In den 60er Jahren wurde die Möglichkeit eines nach Einführung der Psychopharmaka eingetretenen Gestaltwandels der Schizophrenien, eine Änderung der Häufigkeitsverteilung der Erscheinungsbilder mit einer Verschiebung in Richtung symptomarmer Basis- und Defektsyndrome auf Kosten der typisch schizophrenen Zustandsbilder diskutiert. Eigene Vergleichsstatistiken zeigten, daß schizophrene Erlebnisweisen 1. und 2. Ranges, Affekt- und Ausdrucksanomalien, Denkzerfahrenheit und Katatonismen in einem älteren Kollektiv aus den Jahren 1949 bis 1953 häufiger waren als ein Jahrzehnt später. So wurden schizophrene Symptome 1. Ranges im älteren Kollektiv vor Einführung der Psychopharmaka in 68 %, im Vergleichskollektiv nach Einführung der Psychopharmaka nur noch in 42 % beobachtet (Huber, 1967 a, 1967 b). Doch war eine Verlaufstendenz zur Reduktion der Psychose auf asthenische oder sonstige mehr oder minder uncharakteristische asthenische, reine Residualsyndrome schon früher und unabhängig von Psychopharmakotherapie nachweisbar, wie die zum Teil schon referierten Heidelberger, Wieslocher und Bonner Verlaufsstudien zeigten (Huber, 1957 a, 1961, 1966 b; Huber et al., 1979). Diese *morbogene Verlaufstendenz* wurde aber anscheinend *durch die Psychopharmakotherapie* und insbesondere eine von Anfang an durchgeführte neuroleptische Erhaltungsmedikation der an Schizophrenie Erkrankten noch *gefördert und beschleunigt* (Huber et al., 1979, S. 181, 296). Im Bilde der Erkrankung war das typische Schizophrene auch schon in relativ frühen Stadien weniger dominierend, während relativ unprofilierte, mehr oder weniger uncharakteristische Erlebnis- und Äußerungsweisen im Sinne der Basissymptome der Stufe 1 und 2 häufiger beobachtet wurden als früher und vor der Psychopharmakaära, so in der eigenen Vergleichsstatistik von 530 schizophrenen Kranken Eigenbeziehungen mit Anlaß gegenüber ausgeformten Wahnwahrnehmungen (der Stufe 3), Coenästhesien der Stufe 1 und 2 gegenüber Leibhalluzinationen und Konzentrations- und Denkstörungen der Stufe 1 und 2 (s. 2.1.7.1, S. 79 ff.) gegenüber ausgesprochener Denkzerfahrenheit. Im gleichen Beobachtungsgut fand sich eine Verkürzung der Zeitspanne zwischen Erstmanifestation der Psychose und Ausbildung eines nicht mehr hospitalisierungsbedürftigen, nicht oder kaum mehr psychotischen Syndroms (Glatzel, 1967). M. Bleuler und Huber konstatierten unabhängig voneinander eine *günstige Verlaufsänderung:* Die typischen und schweren Defektsyndrome, unter ihnen auch Verläufe nach Art der „schizophrenen Katastrophe" (Mauz, 1930) und erregte oder stuporöse katatone Dauerformen, wurden seltener, reine und gemischte Residualsyndrome häufiger beobachtet als früher (Huber, 1961, S. 18 f.; 1966 a, 1968 c; Bleuler, 1964).

Die behauptete Pathomorphose hatte nichts grundsätzlich Neuartiges geschaffen, was vor der somatotherapeutischen Ära bei unbehandelten Patienten nicht auch schon zu beobachten war. Vielen Schizophrenien war jene Inklination zur Entwicklung relativ uncharakteristischer Basisstadien und reiner Defektsyndrome seit eh und je eigen (Huber, 1967 a, 1968 c). Auch eine *Umwandlung vom schizophrenen zum depressiven Typ,* ein relativ häufiges Auftreten rein depressiver Rezidive nach psychopharmakologischer Behandlung stellte keine neue Verlaufsgestalt dar. Wir hatten schon in der Heidelberger – und später auch in der Bonner – Schizophrenie-Studie auch bei unbehandelten Kranken im Rahmen von reinen, asthenischen Residuen im Verlauf von ursprünglich schizophrenen Psychosen stilrein zyklothym-depressive Verstimmungen bzw. Remanifestationen beschrieben (Huber, 1961, S. 33; Huber, 1967 a; Gross &

Huber, 1980). Schon vor der Krampfära wurden dauernde zirkuläre Einschiebsel in den Verlauf einer Schizophrenie und unter dem Titel „Erscheinungswechsel" auch die definitive Ablösung einer initial schizophrenen Psychose durch depressive oder depressiv-manische Syndrome beobachtet (Huber, 1967; Gross & Huber, 1980). Bei den reinen Defizienzsyndromen der Bonn-Studie sahen wir relativ häufig phasenhafte depressive und gelegentlich auch hypomanische Verstimmungen ohne oder mit coenästhetische Störungen. Sie wurden im BSABS im Item A.6.5: phasenhafte depressive Verstimmungen, berücksichtigt. Schon bei den Spätkatamnesen der Heidelberger Patienten war aufgefallen, daß sich auf dem Boden gering ausgeprägter reiner, asthenischer Defektsyndrome besonders häufig coenästhetische und subdepressiv-dysthyme Verstimmungen, die zum Teil phänomenologisch stilrein zyklothym-depressiv erschienen (und auf Thymoleptika – Imipramin – ansprachen), entwickeln (Huber, 1961). Zahlreiche Verlaufsbeobachtungen ließen die „enge Koppelung von Asthenie, Coenästhesie und Dysthymie als phänomenale Vorzugsaspekte reiner Defektsyndrome und Basisstadien erkennen" (Huber, 1966 b, S. 420).

Auf der anderen Seite ist für die Auffassung endogener Psychosen und für die Lehre Kurt Schneiders, daß es nur eine Differential*typologie* und keine Differential*diagnose* zwischen Schizophrenien und Zyklothymien gäbe, und für die Hypothese einer Universalpsychose (Rennert, 1982) von Bedeutung, daß auch bei Zyklothymien, d. h. monopolaren affektiven Psychosen, asthenische Residuen vorkommen, die von den reinen Defektsyndromen schizophrener Erkrankungen psychopathologisch nicht differenzierbar sind (Huber, 1957 a, S. 134 f.; 1966 b, S. 412 f.). Daß nach zyklothymen, depressiven und manischen Phasen das alte Vitalniveau nicht stets wieder erreicht wird, ist seit Griesinger und Kraepelin mehrfach belegt. Leichte Residuen nach zyklothymen Phasen, die die Struktur des reinen Defektes zeigen, mit erhöhter Erschöpfbarkeit und Beeindruckbarkeit, Minderung von Spannkraft, Energie und Ausdauer, der Leistungs- und Durchhaltefähigkeit, Einbußen an vitalem Elan und unbekümmertem Sich-Freuen-Können wurden von Weitbrecht schon vor der pharmakotherapeutischen Ära beobachtet (Weitbrecht, 1960). Huber et al. (1969) fanden asthenische Residualsyndrome nach Art des reinen Defektes im Verlauf zyklothymer Depressionen, besonders nach coenästhetischen, aber auch nach stilreinen zyklothym-depressiven Phasen, in 7 % eines Bonner Kollektivs affektiver Psychosen. Diese Ausnahmen von der Kraepelinschen Regel, das *Vorkommen adynamisch-hyperger Defekte auch in zyklothymen Verläufen,* relativiert einen charakteristischen Unterschied hinsichtlich der Prognose schizophrener und affektiver Psychosen und kann so als Indiz für das Konzept einer endogenen Einheitspsychose betrachtet werden, das eine kontinuierliche Übergangsreihe vom schizophrenen zum zyklothymen Pol annimmt. Von Bedeutung ist es, daß man in diesen reinen Defizienzsyndromen im Verlauf affektiver Psychosen einen großen Teil der Basissymptome findet, wie sie in der Bonn-Skala in den Hauptkategorien A, B, C.1 und D registriert sind (s. hierzu auch Gross, 1986; Angst, 1980; Huber, 1981 a, S. 150 f.).

2.1.3.2 Bedeutung der Langzeitstudien für das Basisstörungskonzept

Wie ein Rückblick auf die Geschichte der Entwicklung des Basisstörungskonzeptes und der Auffassung über reine Defektsyndrome und Basisstadien zeigte, gingen die meisten Autoren und Schulen von einer durchgehenden psychopathologischen Andersartigkeit schizophrener gegenüber organischen Psychosyndromen aus. Danach führen Schizophrenien, so M. Bleuler 1964, wenn sie nicht ausheilen, *stets* zu einer von chronischen Psychosyndromen bei faßbaren Hirnkrankheiten scharf abgrenzbaren, schizophreniespezifischen Veränderung; im Residualzustand ist das Schizophrene, wie Wyrsch 1960 dezidiert konstatierte, *stets* mit dabei. In der Zürich-Studie fand Bleuler (1972) bei allen Patienten seines Erfahrungsgutes im ,,Endzustand" deutliche schizophrene Krankheitszeichen einschließlich wahnhafter und halluzinatorischer Erlebnisweisen. Soweit nicht mehr typisch schizophren aussehende, mehr oder weniger uncharakteristische reversible oder irreversible asthenische Basisstadien und reine Residuen in ihrer Existenz anerkannt wurden, wird die Lehre von der ,,numinosen Singularität" und durchgehenden Spezifität der Schizophrenie dadurch gerettet, daß solche Zustandsbilder und organische Färbungen einer komplizierenden Noxe, einer vorausgegangenen Hirnerkrankung, einem Altersabbau, frühen Hirnschäden oder einem pharmakogenen Symptomwandel (s. 2.1.3.1, S. 58; 2.2.2, S. 101) zugeschrieben werden. In dieser Situation schien es notwendig, nach den Heidelberger und Wieslocher Verlaufsuntersuchungen den Fragenkomplex anhand eines großen, auf außerklinische, häusliche Spätkatamnesen gestützten Erfahrungsgutes erneut aufzugreifen, weil nur langfristige systematische Verlaufsuntersuchungen an einem für die Gesamtheit der Schizophrenien repräsentativen Beobachtungsgut diese für Wesen und Theorie, aber auch die Behandlung und Rehabilitation überaus bedeutsamen Aspekte der endogenen Psychosen einer Klärung näher bringen konnten.

Die ganz überwiegend extramuralen Verlaufsuntersuchungen der Bonner Schizophrenie-Studie an Patienten, die zum größten Teil nicht mehr in ärztlicher oder gar psychiatrischer Behandlung waren, bestätigen die an Heidelberger Patienten gewonnenen Erfahrungen, daß prä- und postpsychotische Basisstadien, dabei insbesondere Prodrome und persistierende Basisstadien (reine Residuen), mit schizophrenieuncharakteristischen hyperg-asthenischen Psychosyndromen häufige Stadien im Verlauf schizophrener Erkrankungen sind und daß, *wenn man die langen Verläufe eines wirklich für die Gesamtheit der Erkrankungen repräsentativen Beobachtungsgutes berücksichtigt, die meisten Kranken die meiste Zeit keine typisch schizophrenen Syndrome bieten* (Huber et al., 1979; s. a. S. 108).

Die Katamnesen von Heidelberger schizophrenen Kranken aus den Jahren 1949 bis 1955 belegten, daß ,,der reine Defekttypus, der dem Organischen sich nähert und dessen psychische Veränderung mehr in einem Minus besteht als in dem schizophrenen Aliter, bei Berücksichtigung der Gesamtheit schizophrener Verläufe wesentlich häufiger ist, als man gemeinhin annimmt, und in nosologischer Hinsicht eine bisher nicht gewürdigte Bedeutung für Theorie und Wesen der Schizophrenien" besitze (Huber, 1961, S. 39 f.). Weitere Nachuntersuchungen bei 181 stationär aufgenommenen Schizophrenen der Heidelberger Psychiatrischen Univ.-Klinik (es handelt sich um die Kranken der Remissionsgrade I bis III der Monographie Huber, 1957 a) ergaben 27 % reine, nur vom Verlauf her als schizophren erkennbare und 8 % gemischte Defektsyndrome, d. h. psychopathologische Ausgänge, die ausschließlich oder vorwiegend durch die ,,dynamische Insuffizienz" bestimmt waren und für deren Zustandekommen pharmakogene Einflüsse auszuschließen waren (Huber, 1966 b, S. 421 f.). Die Rate von 27 % reinen Defektsyndromen bei früheren Heidelberger Klinik-Patienten, deren Verlaufsprofile über ein Jahrzehnt überschaubar waren, stimmt annähernd überein mit der Rate *„uncharakteristischer reiner Residuen im engeren Sinne"*, die in der Bonn-Studie nach einer Verlaufsdauer von durchschnittlich 22,4 Jahren ermittelt wurde (26,7 %). Dabei handelt es sich um Minimalresiduen (Typ 2) und das Gros leichter reiner Residuen (Typ 3 bis 6 – s. Huber et al., 1979, Tabelle 25, S. 98), die schizophrene Züge vermissen lassen und bei denen ohne Kenntnis der Anamnese die Diagnose einer Schizophrenie nicht möglich war. Dazu kommen in der Bonn-Studie 13,6 % *„relativ uncharakteristische reine Residuen* mit einzelnen, der Potentialreduktion zugehörigen schizophrenieverdächtigen Zügen": Alteration der Sympathiegefühle, Modulationsschwäche des Ausdrucks, auf die höheren Stufen begrenzte Einbuße an Spontaneität und Initiative und Schwäche der gedanklichen Intentionalität, Züge, die auch, sofern sie von den Patienten selbst wahrgenommen werden, in der Bonn-Skala für die Beurteilung von Basissymptomen enthalten und hier bei den Items A.6.3, A.4 und C.1.13 zu registrieren wären. *Uncharakteristische Residuen im engeren Sinne und relativ uncharakteristische Residuen zusammen ergeben so ca. 40 %* (217 von 502 Patienten) *„uncharakteristische Residuen im weiteren Sinne"* neben 22 % voll remittierten Patienten und 35 % mit schizophreniecharakteristischen Residuen bzw. Defektpsychosen (Typ 10 bis 15 – s. Huber et al., 1979, Tabelle 25, S. 98).

Für die Entwicklung des Basisstörungskonzeptes waren die genannten Langzeitstudien deswegen besonders bedeutsam, weil sie, wie schon ausgeführt (s. S. 60), zur Revision der Lehrmeinung führten, sog. Endzustände bei Schizophrenien seien *stets* scharf abgrenzbar von chronischen Psychosyndromen bei bekannten Hirnkrankheiten. Die extramuralen Langzeitstudien zeigten darüber hinaus, daß Zustandsbilder, die psychopathologisch den reinen Defizienzsyndromen der postpsychotischen Basisstadien entsprechen, auch schon *vor* der psychotischen Erstmanifestation, in den Prodromen und Vorpostensyndromen (s. 2.2.6, S. 119) vorkommen. Die verlaufspsychiatrischen Langzeitstudien ermöglichten nach Weitbrecht eine Differenzierung innerhalb des Gesamtkomplexes schizophrener Psychosen, eine Trennung von schizophrenem, unmittelbar morbusabhängigen Grundprozeß und den geläufigerweise als „schizophren" bezeichneten hochkomplexen psychopathologischen Symptommanifestierungen der voll ausgeformten Psychosen, in denen die *„anthropologische Matrix"*, das im Menschen bereitliegende „Rohmaterial" für alles, was überhaupt thematisch in der Psychose erscheinen kann, in der Amalgamierung mit den elementaren, substratnahen Funktionsstörungen und Basissymptomen die hochkomplexen schizophrenen Endphänomene vielfach erst konstituiere. Dabei seien die Amalgamierungen der Basissymptome mit der anthropologischen Matrix, die im Vergleich zum Basisgeschehen zweifellos das Krankheitsfernere sei, wobei möglicherweise erst das Zusammentreffen von beiden das „spezifisch Schizophrene" zustande bringe, und diejenigen Psychosen, die bis auf das „Proton pseudos" rein in der seelisch-geistigen Sphäre spielen und den Gegenpol zum organischen Typ der coenästhetischen Schizophrenie bilden, besonders bedeutsam (Weitbrecht, 1971). Die Langzeitstudien ermöglichen die Differenzierung von „substratnahen Basissymptomen" einerseits, Gesamtkomplex menschlicher Erlebnis- und Verhaltensmöglichkeiten mit variablen Verarbeitungs- und Umformungs-, Lern- und Konditionierungsvorgängen, Kompensations- und Bewältigungsstrategien andererseits: Aus den Basissymptomen resultieren erst durch die Interferenz mit der kollektiven und individuellen anthropologischen Matrix die meisten, nach den konventionellen Schizophrenielehren diagnostisch relevanten schizophrenen End- und Überbauphänomene, auf die sich bis heute alle Schizophreniekonzepte stützen. Die Langzeituntersuchungen führten zu einer *Differenzierung des Pauschalbegriffes des sog. schizophrenen Defektes* und zeigten, daß die Erkrankung, wenn sie nicht völlig ausheilt, bei einer Teilgruppe zu nicht mehr schizophrenietypischen Syndromen führt, bei denen trotz der dynamischen und kognitiven Basissymptome die Persönlichkeit in der Substanz ihres Wesens intakt bleibt und die Patienten die Fähigkeit behalten, jene Basisdefizienzen als Defizienzen zu erkennen, sich mit ihnen auseinanderzusetzen und Strategien der Bewältigung und Abschirmung zu entwickeln. *Durch die Befunde der Langzeitstudien war es möglich, eine bestimmte, von den früheren abweichende Auffassung über das Wesen der Krankheit zu gewinnen und eine neue Symptomlehre, die Lehre von den Basissymptomen und Basisstadien zu entwickeln;* zumal die Ergebnisse der in den 60er Jahren in Angriff genommenen Bonner Schizophrenie-Studie führten zu einer Revision von wesentlichen Teilen der Schizophrenielehre.

Das zunächst aufgrund der Befunde der frühen Heidelberger und Wieslocher Verlaufsuntersuchungen entwickelte Konzept der Basissymptome und Basisstadien (Huber, 1961, 1964 c, 1966 b, 1968 c) wurde anhand der Befunde der *Bonn-Studie* überprüft und modifiziert. Dies gilt auch für die frühere These, die Weitbrecht noch (1971), zumal hinsichtlich der multikonditionalen Betrachtungsweise schizophrener Psychosen, für entscheidend hielt, daß nämlich das spezifisch Schizophrene das Reversible sei, dagegen die unspezifische, als asthenischer und reiner Defekt beschriebene Defizienz das Irreparable an der Schizophrenie (Weitbrecht, 1971, S. 187). Auch nach den neueren Ergebnissen wurde daran festgehalten, daß schizophrenieuncharakteristische, sowohl dynamische wie kognitive Basissymptome, die die Basisstadien konstituieren, vor der ersten Manifestation der Psychose in den Prodromen und Vorpostensyndromen und nach der Remission der psychotischen Phasen in den reversiblen oder persistierenden Basisstadien die eigentlichen primären Symptombildungen darstellen. Substratnahe Basissymptome, z. B. kognitive Denk-, Wahrnehmungs- und Bewegungsstörungen oder Coenästhesien, werden als Folge einer dem präphänomenalen somatischen Bereich (s. 2.2.1.3, S. 98 ff.) zuzurechnenden Störung der selektiven Filterung, der Aufnahme und Verarbeitung von Informationen und der Fähigkeit zur gezielten Aktualisierung bestimmter Erfahrungen aus dem Langzeitspeicher und einer daraus resultierenden situationsinadäquaten Aktualisierung konkurrierender Reaktionstendenzen unter Nivellierung der Deutungs- und Reaktionswahrscheinlichkeiten („Verlust an Gewohnheitshierarchien"), Vorgänge, die vermutlich am ehesten an das limbische System gebunden sind, erklärt. Zu den kognitiven Primärstörungen, deren Aufdeckung unsere Auffassung von der Krankheit „Schizophrenie" ändern kann (L. Süllwold, 1971, S. 50), gehören auch noch nicht schizophrenietypische Denkstörungen, die als „Beeinträchtigung der Leitbarkeit der Denkvorgänge", Störung der selektiven Aufmerksamkeit, kognitives Gleiten oder Störungen der rezeptiven und expressiven Sprache von Süllwold (1971, 1973) sowie Gross, Huber und Schüttler beschrieben wurden (s. Huber, 1966 b, S. 418; Gross et al., 1971 a, S. 204; Huber et al., 1979, S. 122 f.). Präpsychotische und postpsychotische Basisstadien überschneiden sich, wie sich weiter ergab, phänomenologisch weitgehend. Die durch interindividuell variable Kompensations- und Bewältigungsversuche mitbestimmten Sichtsyndrome der Basisstadien können im Verlauf verschiedene Grade von Prozeßaktivität (s. Huber & Penin, 1968) zeigen mit allen Übergängen von uncharakteristischen (Stufe 1) über schon mehr oder weniger charakteristische (Stufe 2) zu schizophrenietypischen Phänomenen (s. a. 2.2.1.1, S. 93). Vermutlich sind auch die „reinen Residuen" keine Residuen, sondern über Jahre persistierende relativ inaktive Basisstadien („Basisprozeß in Latenz"). Die These ihrer Irreversibilität wurde durch das Vorkommen von psychopathologisch nicht unterscheidbaren reversiblen prodromalen und postpsychotischen Basisstadien eingeschränkt. So waren unter den 111 langfristig voll remittierten Bonner schizophrenen Kranken 65 mit reversiblen, im Mittel 14 Monate dauernden postpsychotischen Basisstadien; in 5,4% fanden sich präpsychotische oder postpsychotische Basisstadien, die noch nach mehr als 2jährigem kontinuierlichen Bestehen sich vollständig zurückbildeten (Huber et al., 1979, S. 161). *Länger als 3 Jahre persistierende, psychopathologisch – und auch testpsychologisch (s. 2.2.7, S. 125) – von ,,reinen Residuen" nicht differenzierbare Psychosyndrome sind demnach in der Regel nicht mehr rückbildungsfähig, können jedoch als Ausnahme von der Regel zwar selten, aber nicht extrem selten, noch nach 3 bis maximal 9 Jahren vollständig remittieren.*

2.1.4 Dynamische Defizienzen mit indirekten Minussymptomen

Schon früh waren bei den dynamischen Defizienzen direkte und *indirekte Minussymptome,* die gleichfalls als Äußerung des Potentialverlustes, als Ausdruck des Mangels an Ausrichtung und Lenkung infolge der dynamischen Insuffizienz und quasi als ,,Pluskomponente des Defektes" (Huber, 1964 b, S. 168; 1968 a, S. 41) aufgefaßt wurden, unterschieden worden. Als indirekte Minussymptome galten Veränderungen wie erhöhte Beeindruckbarkeit und Erregbarkeit und herabgesetzte Toleranz gegenüber Belastungen und Alltagsstreß, sofern sie in IMS zum Ausdruck kommt.

Bei einer Diskussion der Grenzen der psychiatrischen Pharmakotherapie bei der Behandlung Schizophrener wurde aufgrund der Erfahrungen an Heidelberger Patienten die Meinung vertreten, daß von den Erscheinungen des ,,reinen Defektes" sich in erster Linie die als Ausdruck des Mangels an Ausrichtung und Lenkung, als ,,Pluskomponente des Defektes" aufzufassenden Veränderungen, z. B. erhöhte Erregbarkeit und Beeindruckbarkeit, als durch Pharmakotherapie beeinflußbar erwiesen hätten, während die (direkten) Minussymptome des reinen Defektes, z. B. der erlebte Mangel an innerem Antrieb, Spannkraft und Ausdauer, die Konzentrationsstörung, die Unfähigkeit sich zu freuen oder das Gefühl der Gefühllosigkeit, seltener besserungsfähig seien (Huber, 1964 b, S. 168). Ähnliches war gemeint, wenn 1961 die Schwächung der Fähigkeit zu intentionaler und emotionaler Dämpfung und Steuerung, die triebhafte Enthemmung, allgemein das Unvermögen, die einzelnen Antriebsqualitäten unter einem gemeinsamen Leitgesichtspunkt zu integrieren – ebenso wie die anderen Äußerungs- und Erlebnisweisen des reinen Defektes – ,,gleichfalls auf den Potentialverlust bezogen und als Folge des Ausfalles bestimmter höherer psychischer Energien angesehen" wurden (Huber, 1961, S. 34).

Im einzelnen handelt es sich bei dieser Pluskomponente der veränderten Intentionalität um die Items, die heute in der Hauptkategorie B des BSABS als indirekte Minussymptome (IMS) dynamischer Defizienzen erscheinen, nämlich *Minderung der Belastungsfähigkeit gegenüber bestimmten Stressoren mit konsekutiven indirekten Minussymptomen* (B.1), *erhöhte Beeindruckbarkeit* (B.2.1 bis B.2.3) und *erhöhte Erregbarkeit* (B.2.4), und als *Phänomene erhöhter Reflexivität:* Verlust an Naivität und Unbefangenheit (B.3.1), sowie *Zwang, Phobie* und *autopsychische Depersonalisation* (B.3.2 bis B.3.4) (s. 2.3.4: Anhang, S. 140). Die Herabsetzung der Toleranzschwelle gegenüber bestimmten Beanspruchungen (B.1) und die erhöhte Beeindruckbarkeit (B.2.1. bis B.2.3) äußern sich in Beschwerden und Störungen in Form von indirekten Minussymptomen, nämlich innerer Erregung, Spannung und Unruhe (IMS-1), Schlafstörungen (IMS-2), Unfähigkeit zur Extinktion mit zwangähnlichem Grübeln (IMS-3), Coenästhesien (IMS-4) sowie zentral-vegetativen Störungen (IMS-5) und (selten) Konzentrationsstörungen (erhöhte Ablenkbarkeit – IMS-6).

Neben innerer Erregung und Unruhe gibt es als indirektes Minussymptom auch eine nach außen hin in Erscheinung tretende, vom Patienten selbst registrierte und auch für den Untersucher erkennbare erhöhte Reizbarkeit und Erregbarkeit bis hin zu einem Syndrom dranghafter Enthemmung dysthymer oder maniformer Färbung. Wie die anderen IMS beruht auch dieses Basissymptom der schon im Verhalten erkennbaren Erregung, Unruhe und Enthemmung auf einem Mangel an Lenkung, Zentrierung, Gerichtetheit der – primär ungerichteten – Antriebsenergie, auf einer vom Patienten nicht mehr kontrollierbaren, gleichfalls als Ausdruck der „Schwäche" anzusehenden „Freisetzung dynamischer Bereitschaften" (Janzarik, 1959), ein Aspekt der dynamischen Insuffizienz, den Janzarik neuerdings als *„Desaktualisierungsschwäche"* bezeichnet (Janzarik, 1983, S. 127). Als Phänomene der Desaktualisierungsschwäche, der Beeinträchtigung der Fähigkeit, die zur Aktualisierung drängenden strukturellen Bestände niederzuhalten und „nur die der aktuellen Grundrichtung, ggf. auch einigen wenigen Vorzugsrichtungen des Feldes korrespondierenden Eindrücke und Aktualisierungen zuzulassen", nennt Janzarik in Anlehnung an den Bonner Symptomenkatalog u. a. erhöhte Beeindruckbarkeit und Unfähigkeit zur Extinktion (entsprechend BSABS B.2.1 bis B.2.3), erhöhte Erregbarkeit (BSABS B.2.4), Intoleranz gegenüber Streß und seelischer Belastung (entsprechend BSABS B.1.1 bis B.1.6) und Intoleranz gegenüber Genußgiften (die im BSABS in den Items E.3.1 bis E.3.3 erfaßt ist – s. o., S. 51) sowie Geräuschüberempfindlichkeit (die in der Bonn-Skala bei den kognitiven Wahrnehmungsstörungen: C.2.4, rubriziert wurde). Auch das autoprotektive Vermeidungsverhalten des sekundären Autismus (Huber, 1971 b; Gross et al., 1973) wird von Janzarik auf das Basisphänomen der Desaktualisierungsschwäche bezogen, wie zum Teil auch von der Bonner Gruppe (z. B. B.2.2 und B.2.3), die aber hier auch andere Basissymptome, so die kognitiven Denk-, Wahrnehmungs- und Handlungsstörungen und direkte Minussymptome der dynamischen Defizienz berücksichtigt.

Im Rahmen der auch von uns als mittelbarer Ausdruck der dynamischen Defizienz aufgefaßten „Freisetzung dynamischer Bereitschaften" mit dysthym oder maniform gefärbten Zustandsbildern dranghafter Enthemmung kann es zu einem *phänomenologischen „Umschlag" vom nur intensitativ ins qualitativ Abnorme,* z. B. in ein hebephrenes Syndrom, kommen, der mit einem Verlust der Selbstwahrnehmung der Defizienz als Defizienz einhergeht: Der Patient wird seine Einbußen an Zentrierung und Ordnung und Gerichtetheit nicht mehr gewahr, die Einsicht für diese „Schwäche", die zunächst noch vorhanden ist, geht verloren. Wir würden dann von einer Symptomatik im Übergang von einem Stufe-2-Basissymptom zu Stufe 3 der schizophrenen End- und Überbauphänomene sprechen, einem Stadium zwischen Stufe 2 und Stufe 3, das vielleicht einem stärkeren Grad von „Prozeßaktivität" und – ebenso wie ein Teil der Stufe-2-Basissymptome – schon der Grundkonstellation einer dynamischen Entgleisung im Sinne der dynamischen Unstetigkeit (Janzarik, 1959) entspricht. Der hier gemeinte „Umschlag" von einem nur quantitativ zu einem qualitativ abnormen, schon schizophrenietypischen Phänomen ist für die weitere Entwicklung der Lehre von den Basissymptomen und der These von den *Übergängen von den Stufe-1- über die Stufe-2-Basissymptome und über eine produktiv-psychotische Phase „dynamischer Unstetigkeit" zu den typisch schizophrenen End- und Überbauphänomenen,* die, wenn es zur Ausbildung einer fixierten „Umstrukturierung des seelischen Gefüges" kommt, irreversibel sind und nicht mehr auf Stufe-2- und 1-Basissymptome zurückgehen können, von grundsätzlicher Bedeutung.

Die indirekten Minussymptome der erhöhten Beeindruckbarkeit (B.2.1 bis B.2.3) und Reflexivität und der Minderung der Belastungsfähigkeit gegenüber bestimmten Stressoren wurden bereits bei den reinen Defektsyndromen und Basisstadien der Heidelberger Patienten angeführt (s. 2.1.3, S. 57). Hinsichtlich der Möglichkeiten und *Grenzen der medikamentösen Langzeitbehandlung* wurden von den vielgestaltigen phänomenalen Äußerungsweisen reiner

Defizienzsyndrome die *indirekten Minussymptome* der erhöhten Beeindruckbarkeit, Erregbarkeit, Stimmungs- und Affektlabilität, außerdem parallel laufend zentral-vegetative Symptome, sensorische Überempfindlichkeit, Schlaf- und Appetitstörungen als günstig beeinflußbar, dagegen die *Minussymptome im engeren Sinne* (s. o., S. 56) als nur in geringem Umfange besserungsfähig angesehen, während die erstarrten *Strukturverformungen* mit oder ohne Psychose als psychopharmakotherapeutisch nicht mehr erreichbar galten (Huber, 1968 a, S. 41 f.).

Bei den dynamischen Basisdefizienzen der (gegenüber früher) *herabgesetzten Toleranz gegenüber bestimmten Beanspruchungen* wird in der Bonn-Skala in der heutigen Form zwischen der Kategorie A.8 bei den *direkten* (DMS) und der Kategorie B.1 bei den *indirekten* Minussymptomen (IMS) differenziert. Der Unterschied besteht nur darin, daß bei A.8 die Minderung der Belastungsfähigkeit gegenüber bestimmten Situationen und Anforderungen nicht, wie bei B.1, in indirekten Minussymptomen (innere Erregung und Unruhe, Schlaflosigkeit, Coenästhesien usw. – s. o., S. 63) zum Ausdruck kommt. In den Selbstschilderungen der Patienten mit dem direkten Minussymptom A.8 heißt es nur, daß sie jene Situationen und Beanspruchungen im Unterschied zu der Zeit vor Erkrankungsbeginn „nicht mehr ertragen" können, sie „zu anstrengend und belastend", „zu viel" für sie seien. Weil sich jene Situationen ungünstig auf ihren Zustand auswirken, würden sie versuchen, sie nach Möglichkeit zu vermeiden.

In der Kategorie B.1 sind die Situationen, die infolge eines – prämorbid nicht vorhandenen – „psychologischen Defizits" für den Patienten ungünstig sich auswirkende und zu IMS führende Stressoren wurden, körperliche und/oder psychische arbeitsmäßige Beanspruchung (B.1.1), besondere, ungewöhnliche, unerwartete und neue Anforderungen (B.1.2), alltägliche, primär affektiv neutrale Situationen (B.1.3), Situationen, in denen der Patient unter Zeitdruck gerät und/oder rasch wechselnden, unterschiedlichen Anforderungen nachkommen muß (B.1.4), Witterungseinflüsse (B.1.5) und schließlich emotional negativ affizierende Ereignisse, die hier ausschließlich zu Coenästhesien (IMS-4) führen. Solche affektiv ausgelösten Coenästhesien wurden früher zusammen mit sensorisch und sensibel ausgelösten Coenästhesien als Typ 12 schizophrener Leibsensationen beschrieben (Huber, 1957 a, S. 210). Die in Rede stehenden, mehr oder weniger alltäglichen Situationen und Beanspruchungen sind für den Patienten Anforderungen, die schon unterhalb der prämorbid anzunehmenden Toleranzschwelle und auch dann, wenn die Situation emotionell nicht primär als negativ erlebt wird, zum „Distreß" werden und zu unangenehmen Auswirkungen in Form indirekter Minussymptome führen. Bei den in Frage stehenden Situationen wird ein bestimmter, für den Patienten prämorbid optimaler Schwellenwert bei weitem noch nicht erreicht oder gar überschritten. Die gleichen Situationen bzw. Stimuli hätten früher, auch nach dem Zeugnis der Patienten selbst, eine gute oder optimale Leistung bzw. angemessene und zureichende Reaktion (Antwort) erwarten lassen, eine Streßreaktion mit einem angemessen angehobenen und durchaus noch mittleren und damit optimalen Vigilanz- und Aktivierungsniveau. Jedenfalls wäre die Grenze, das „ceiling" eines für das betreffende Individuum nach Überschreiten eines optimalen Schwellenwertes überhöhten Aktivierungsniveaus mit negativen Folgen für Leistung und Befinden durch jene Stimuli vor der Erkrankung bei weitem noch nicht erreicht worden (s. Selye, 1974).

Bei den Basissymptomen B.2.1 bis B.2.3, bei denen bestimmte Ereignisse (Situationen) die Patienten mehr als vor der Erkrankung emotional berühren und zu indirekten Minussymptomen und zwar in erster Linie zu IMS-1, -2 und -3, d. h. zu innerer Erregung, Schlafstörungen und zwanghaftem Grübeln (Unfähigkeit zur Extinktion) führen, sind die auslösenden Ereignisse „Minimalanlässe", die als Aufregung erlebt werden (B.2.1), oder Verhaltensweisen, Äußerungen, Informationen, Gespräche von anderen oder mit anderen (dabei auch die – frühere – Krankheit bzw. Psychose betreffende Vorgänge), die den Patienten emotional negativ affizieren (B.2.2). Bei B.2.3 wird der Patient durch „fremdes Leid", durch ihn nicht unmittelbar betreffende Ereignisse, die durch andere Menschen oder über Medien vermittelt werden, leichter und nachhaltiger als früher beeindruckt. Dabei kann es sich auch um nicht-reale Vorgänge handeln, die in den Medien (Fernsehen, Rundfunk, Zeitschriften, Bücher) dargestellt werden, z. B. Filme, insbesondere Kriminalfilme, Hörspiele und Romane. Auch hier kommt es, wie bei allen Basissymptomen, zu Bewältigungsversuchen, in erster Linie in Form von Vermeidungsreaktionen, z. B. werden bestimmte Fernsehsendungen gemieden.

2.1.5 Auslösung, situagene und endogene Wandelbarkeit

Im Basisstörungskonzept wurde von Anfang an die Abhängigkeit der Basissymptome von situativen und endogenen Faktoren und die dadurch bedingte intraindividuelle Fluktuation hervorgehoben. In der Reversibilität, der Remissionsfähigkeit, wie in der Neigung zu Rezidiven, im Alternieren akuter, aktiver und inaktiver, relativ freier Zeiten in den Basisstadien und hinsichtlich der einzelnen Basisphänomene – Ablaufsweisen, die durchaus in Parallele zu setzen sind mit Biorhythmen, z. B. bei Epilepsien – zeigt sich sowohl die Endogenität wie die situative Abhängigkeit und Formbarkeit schizophrener Erkrankungen. Die große *situative Wandelbarkeit* in schizophrenen Verläufen, der Erst-, aber auch der Remanifestationen, hinsichtlich von Remissionen wie von Rezidiven ist seit langem bekannt. Zeiten überraschender Aufhellung, Auflockerung und Einsicht, die „guten Tage", die „luziden Intervalle", längerdauernde Symptomwandlungen, Remissionen und auch Intermissionen, sind Vorkommnisse, die ohne erkennbaren Anlaß, unter Krampf- und Pharmakotherapie oder in Abhängigkeit von psychischen Einflüssen beobachtet und beschrieben wurden (s. Huber, 1968 b). Hierher gehört auch die nicht seltene Auflösung schizophrener Wahnpsychosen unter rein psychologischen Einflüssen oder das Zurücktreten und vollständige Verschwinden von Stereotypien, Katalepsie und anderen Katatonismen, wie es „in Abhängigkeit von der modernen Therapie", nämlich einer systematischen Arbeitstherapie, schon von Homburger (1932) registriert wurde. Bei der Darstellung der neurologisch-psychopathologischen Übergangssymptomatik wurde daran erinnert, daß die Situationsabhängigkeit komplexer psychopathologischer (und auch neurologischer) Phänomene noch nichts gegen ihren encephalogen-organischen Ursprung besagt (Huber, 1957 a, S. 185, 198). Auch im Verlauf von organischen Hirnerkrankungen sieht man unter mannigfachen situativen Bedingungen neben Verschlimmerungen Remissionen mit eklatanter Besserung der Symptome und erstaunlichen Schwankungen auch der intellektuellen Leistungen (Huber, 1972). In bezug auf die große psychisch-reaktive Beeinflußbarkeit, situative Formbarkeit und Remissionsfähigkeit in schizophrenen Verläufen war auf Parallelen zu bestimmten extrapyramidalen und Stammhirnerkrankungen, z. B. bei Torticollis spasticus oder der generalisierten Tic-Krankheit, hinzuweisen. Wenn Schizophrene ihre katatonen Störungen in bestimmten Situationen verlieren, kennen wir als „Kinesia paradoxa" ein analoges Phänomen beim Parkinson-Syndrom (Huber, 1964 c, S. 11).

Gesetzmäßigkeiten hinsichtlich der Remissionen oder Rezidive fördernden oder provozierenden, günstigen oder ungünstigen situativen Bedingungen lassen sich kaum aufstellen. Die in Frage kommenden Situationsstrukturen sind nach der psychiatrischen Lehrmeinung ungleich differenzierter als bei organischen Psychosen und mehr an oft hintergründige Relevanzen zwischenmenschlicher Art geknüpft. Auch dies trifft aber u. E. nur zumTeil zu. So können unmittelbare vitale Bedrohung, auch kollektive Belastungssituationen, remissionsbegünstigend sein; z. B. konnte der Kriegsausbruch eine als irreversibel erscheinende Eifersuchts- oder Verfolgungswahnbildung „glatt abschneiden" (s. Mauz, 1930). Wandlungen des Bildes bei stationärer Aufnahme sind nicht selten. E. Bleuler zeigte am Beispiel der „Versetzungsbesserungen" die unerwarteten Wirkungen von plötzlichen Veränderungen der Umweltsituation. Oft führt nur eine individualisierende Betrachtung des einzelnen Kranken, des subjektiven Gewichtes eines bestimmten Erlebnisses und seines Bedeutungsbezugs, der Lebensgeschichte eines je einmaligen Individuums weiter. Doch gibt es auch den mehr persönlichkeitsunabhängigen „sinnblinden Affektschlag" (K. Schneider; s. S. 43), auf dem z. B. die Emotionstherapie der alten Autoren beruhte (s. Huber, 1968 b).

Ausgangspersönlichkeit, Lebensgeschichte und aktuelle Lebenssituation können bei Entstehung der Schizophrenien als mehr oder weniger zentrale oder periphere pathogenetische Faktoren zu den u. E. durchgehend notwendigen und oft für sich allein ausreichenden, genetisch determinierten („endogenen") somatischen Voraussetzungen treten. Der Versuch, in *mehrdimensionaler Kausalanalyse* beim einzelnen Patienten eine Verteilung und Gewichtung verschiedener somato- und psychogenetischer Faktoren vorzunehmen, führt zu dem Ergebnis, daß wir auf der einen Seite und gleichsam am *endoreaktiven Pol der Schizophrenien* – vergleichbar den endoreaktiven DysthymienWeitbrechts in der „Gruppe der endogenen Depressionen" – pseudoneurotische (Hoch & Polatin, 1949) oder neurotoide Formen der Schizophrenie (Häfner & Wieser, 1953), „situativ mitbedingte Schizophrenien" (Kisker & Strötzel-Süllwold, 1961/62), „situagene Psychosen" (v. Baeyer, 1966), „schizophrene Reaktionstypen" (Popper, 1920; Kahn, 1921), „schizophrenieähnliche Emotionspsychosen" (Labhardt, 1963), psychogene oder reaktive Psychosen (Strömgren, 1974; Retterstøl, 1978, u. a.) oder wie auch immer finden, am anderen, *organischen Pol* z. B. Syndrome vomTyp primär chronischer oder coenästhetischer und in reine Defektsyndrome und persistierende Basisstadien ausmündenderVerläufe, bei denen aber auch eine „situative Steuerung des Verlaufs nach der Manifestation nicht vermißt wird" (Huber, 1968 b, 1968 c). Ebensowenig schließt dasVorliegen somatischer Prädispositionen, z. B. einer neuroradiologisch nachweisbaren diskreten inneren Hirnatrophie (Huber, 1953, 1957 a, 1961), eine *situative Partialpathogenese, Formbarkeit und Remissionsfähigkeit* auf leichte reine Residuen imVerlauf nicht aus (Huber, 1966 b, S. 422 f.).

Situationsabhängig sind, wie wir sehen, nicht nur die geläufigen *produktiv-psychotischen Phänomene,* sondern auch praktisch alle *Basissymptome* hinsichtlich Manifestation undAusprägung in den präpsychotischen wie in den postpsychotischen und hier auch in den persistierenden Basisstadien im Sinne reiner Defektsyndrome. Die kognitiven Denk-, Wahrnehmungs- und Handlungsstörungen, die Coenästhesien und die zentral-vegetativen Phänomene, ebenso die direkten und indirekten Minussymptome der dynamischen Defizienz, sind durch situative Faktoren auslösbar. Zwar können sie auch *ohne erkennbaren Anlaß endogen* sich manifestieren oder verstärken, sie können aber auch durch *situative Faktoren* provoziert werden, insbesondere durch arbeitsmäßige, körperliche oder geistige *Beanspruchung*, bestimmte *soziale Alltagssituationen*, die anscheinend die Informationsverarbeitungskapazität des Patienten überfordern, durch Situationen, die eine Spaltung der Aufmerksamkeit erfordern, durch Tätigkeiten unter Zeitdruck oder emotional affizierende „Minimalanlässe" (s. 2.1.4, S. 63 ff.; 2.1.7, S. 75). Auch für die Kranken in Basisstadien gilt, daß „teilremittierte Schizophrene auf Schwankungen des sozialen Umfeldes außerordentlich empfindlich reagieren" (Huber, 1968 b, 1968 c), und situative Momente für die Rezidivauslösung von noch größerer Bedeutung sind als für die Erstmanifestation der Erkrankung (Gross et al., 1971 c). Situativ bedingte und dabei oft bei genügender Voraussicht wohl vermeidbare Rezidive fanden wir in postpsychotischen Basisstadien häufig. Doch scheint auch für Basisstadien und Basissymptome zu gelten, daß häufig nur in bestimmten „Phasen endogener Labilität" die Voraussetzungen für eine dekompensierende Wirkung der in Rede stehenden Umwelteinflüsse erfüllt sind, während zu anderen Zeiten vergleichbare Situationen die dynamischen und kognitiven Basissymptome nicht auslösen oder verstärken (s. S. 114 ff; s. Gross et al., 1971 c; Huber & Gross, 1971).

Die über drei Jahrzehnte sich erstreckenden Erfahrungen mit an Schizophrenie Erkrankten und insbesondere die langfristige Beobachtung der Verläufe belegen, daß sich in den Ablaufformen der Erkrankung, in der Reversibilität, der Remissionsfähigkeit wie in der Neigung zu Rezidiven – auch und gerade in den Basisstadien – einmal die *Endogenität*, andererseits aber auch die große *situative Wandelbarkeit*, die *Abhängigkeit von bestimmten „normalen Stressoren"*, Belastungen und Beanspruchungen zeigt.

2.1.6 Reversibilität und Irreversibilität. Produktive und defizitäre, positive und negative Schizophreniesymptomatik

Für die Entwicklung des Basisstörungskonzeptes war es bedeutsam, daß schon sehr früh die produktiv-psychotische und grundsätzlich rückbildungsfähige Komponente schizophrener Erkrankungen weiter gefaßt wurde, als es bis dahin üblich war. Für wahnhafte und halluzinatorische Erlebnisweisen, doch auch für Ausdrucksstörungen im weiteren Sinne (im Sinne von Kurt Schneider), d. h. für katatone Hyper- und Hypophänomene, für formale Denkstörungen, schizophrene Affekt- und Kontaktstörungen und die schizophrenen Ausdrucksstörungen im engeren Sinne, die wir in Anlehnung an Zutt (1952) als „Störungen des In-Erscheinung-Tretens" (A.7.2 BSABS) auffaßten und als „ästhetische Symptome" bezeichneten, wurde *potentielle Reversibilität* und Restitutionsfähigkeit angenommen. Die Heidelberger und Wieslocher Verlaufsbeobachtungen zeigten, daß Wahn, Halluzinationen, katatone Bewegungs- und Haltungsstörungen, Denkzerfahrenheit und „sämtliche von der Kretschmerschen Schule als spezifisch prozeßschizophrene Merkmale hervorgehobenen Ausdrucksstörungen", nämlich Parathymie, Paramimie, Grimassieren, steif-gespreizte Motorik und auch das Präoccgefühl von Rümke „mit oder ohne situative Einflüsse für kürzere oder längere Zeit oder auch dauernd zurücktreten oder völlig verschwinden" können (Huber, 1961, S. 31 ff.). Die Einsicht in die Wandelbarkeit und Remissionsfähigkeit des produktiv-psychotischen Aspektes führte auch zu einer Relativierung der Lehrmeinung von der grundsätzlichen qualitativen Andersartigkeit schizophrener gegenüber organischen Defekt- und Residualsyndromen (s. S. 60). Insbesondere durch die Möglichkeiten der Psychopharmakotherapie, die sehr häufig instand setzte, unter Beseitigung der produktiven Symptome „den defektiven Grund der Psychose zu loten" (v. Baeyer, 1959), d. h. die mehr oder weniger uncharakteristische reine Defizienz, die Basisstadien und Basissymptome freizulegen (Huber, 1961, S. 38), konnten die schizophrenieuncharakteristischen Aspekte der Symptomatologie der Erkrankung mehr in das Blickfeld der wissenschaftlichen Psychiatrie gelangen. Hinsichtlich der *Unterformen* ergab sich aus den verlaufspsychiatrischen Untersuchungen, daß die Heraushebung verschiedener Typen anhand der stets wandlungsfähigen und potentiell reversiblen produktiv-psychotischen, paranoid-halluzinatorischen, katatonen, hebephrenen oder coenästhetischen Aspekte erfolgt, und deswegen die Unterformen, zumal bei den zahlenmäßig weit überwiegenden Fällen mit schubförmiger oder phasischer Verlaufsweise, nur eine typologische Querschnittsbeschreibung aus einer fließenden Mannigfaltigkeit von Verlaufsgestaltungen sein können (s. S. 53 ff.).

Wir waren 1961, wie gezeigt, zu der Meinung gelangt, daß die gesamten Erlebnis- und Ausdrucksmerkmale, auf die sich jeder Schizophreniebegriff gründet, als grundsätzlich reversibel gelten müssen und daß nur der in seinen phänomenologischen Aspekten mehr oder weniger uncharakteristische *„reine Defekt"*, die dynamische Insuffizienz oder Potentialreduktion, als konstante und *irreversible Komponente* in sog. schizophrenen Defektpsychosen anzusehen sei. Überspitzt wurde formuliert: Das Typische am schizophrenen Defekt ist das Wandelbare und Reversible, das allein Konstante und Irreparable jedoch die erscheinungsbildlich weitgehend uncharakteristische Einbuße an energetischem Potential, der sog. reine Defekt (Huber, 1961, S. 31 ff.). Dies bedeutet auch, daß eine Reihe von Symptomen, die wir heute im BSABS als schon mehr oder weniger charakteristische Stufe-2-Basissymptome erfassen, auch schon damals als potentiell reversibel betrachtet wurde, z. B. Coenästhesien im engeren Sinne, schizophrene Denkstörungen der Hauptkategorie C.1 des BSABS: kognitive Denkstörungen, die sich als „Beeinträchtigung der Leitbarkeit der Denkvorgänge" zusammenfassen lassen (s. S. 80), Störungen des In-Erscheinung-Tretens („ästhetische Symptome" – BSABS A.7.2) und bestimmte affektive Veränderungen, z. B. der emotionalen Resonanzfähigkeit und der Fremdwertgefühle, soweit sie noch – wie alle im BSABS erfaßten Basisdefizienzen – vom Patienten selbst als Beschwerden und Störungen wahrgenommen werden können. Die ursprünglich vorgesehene *Trennung* zwischen *defektiv-irreversiblen Symptomen* und dabei besonders der von den Patienten erlebten und verbalisierten „subjektiven" Beschwerden und Störungen einerseits, *produktiv-psychotischen reversiblen Symptomen* auf der anderen Seite, zwischen sog. *negativer* und *positiver schizophrener Symptomatik* (s. a. 2.3.1, S. 130) wurde letztlich aufgegeben oder doch stark relativiert und eine potentielle Reversibilität der charakteristisch schizophrenen Symptomatik einschließlich der Stufe-2-Basissymptome angenommen, soweit sich nicht auf der Stufe 3 auf der Grundlage einer disponierenden Persönlichkeitsstruktur im Gefolge der Psychose eine Umstrukturierung des Persönlichkeitsgefüges entwickelt und fixiert hat. Die weitere Forschung schließlich führte auch zu einer *Revision der Annahme einer durchgehenden Irreversibilität des sog. reinen Defektes,* der nicht mehr als Residualzustand, eher als „Basisprozeß in Latenz", als *langfristig persistierendes Basisstadium* mit fehlender oder nur geringer Prozeßaktivität angesehen wurde, das aber trotz seiner relativen Konstanz und Stabilität Schwankungen im Sinne der intraindividuellen Fluktuation mit mehr oder weniger deutlicher Ausprägung der Basissymptome aufweist. Die Fluktuation ist dabei nicht nur Ausdruck der Endogenität, sondern hängt auch von situativen Faktoren und Beanspruchungen (s. S. 66 ff.) ab. Weil, wie sich ergab, produktiv-psychotische Entäußerungen und dynamische und/oder kognitive Basisdefizienzen, „dynamische Unstetigkeit" und „dynamische Insuffizienz" (Janzarik) eng zusammenhängen und bei Berücksichtigung der Verlaufsdynamik kaum zu trennen sind, ist das *Basisstörungskonzept mit dem Konzept einer positiven und negativen Schizophrenie* (s. 2.3.1, S. 130) *nicht identisch oder gar mit der Auffassung, „chronische Schizophrenie" sei nosologisch unabhängig von „akuter Schizophrenie" und möglicherweise ein sozialer Artefakt* (Ciompi, 1980).

Auch die Hypothese, Basissymptome und Basisstadien seien Ausdruck einer *„vorauslaufenden Defizienz"* (Janzarik), die in Lebensgeschichte, Entwicklungs- und Anlagepersönlichkeit begründet ist, läßt sich u. E. nicht aufrechterhalten. Basissymptome und Basisstadien und der sog. reine Defekt stehen nach unserer gut gestützten Auffassung (s. 2.2.2, S. 101 ff.) in wesensmäßigem Zusammenhang mit der schizophrenen Erkrankung, in deren Verlauf sie sich ohne Beziehung zum Ausprägungsgrad und zur Dauer der produktiv-psychotischen Symptome und häufig auch schon *vor* der ersten Manifestation der Psychose und dabei in den Vorpostensyndromen und Prodromen zeitlich abgrenzbar gegenüber einer vorher (bei den Vorpostensyndromen auch nachher) „normalen", nicht durch erlebte Basisdefizienzen gekennzeichneten Verfassung entwickeln. Die reine Defizienz manifestiert sich dabei bei der Mehrzahl der Kranken (61 %) schon in den ersten 3 Krankheitsjahren; die dynamischen und kognitiven Basisdefizienzen können sich aber auch noch im 4. bis 6. Krankheitsjahr, bei 11 % im 7. bis 10. Krankheitsjahr und bei weiteren 11 % erst nach dem 10. Krankheitsjahr erstmals deutlich zu erkennen geben (s. Huber et al., 1979, S. 135).

Aus den Selbstschilderungen der Patienten mit Basissymptomen geht überzeugend hervor, daß es zu einem *„Knick"* in der Lebensentwicklung gekommen ist und daß sich ihr Zustand, ihr Befinden und ihre Leistungsfähigkeit seit einem bestimmten Zeitpunkt verändert hat. Die Patienten berichten über vor diesem Zeitpunkt im intraindividuellen Vergleich nicht vorhandene Beschwerden und Störungen, die eine ungünstige Veränderung, ein Nicht-mehr-so-Können wie früher bedeuten. Für diese unsere Annahme – und gegen die Hypothese eines vorauslaufenden Defektes – spricht u. E. auch, daß die Neuroleptika (vielleicht über eine, wenn auch noch ungezielte Einwirkung auf den Hirnstoffwechsel der biogenen Amine und damit das neurokybernetische Informationsverarbeitungssystem) die produktiv-psychotischen Symptome – die Grundkonstellation der „dynamischen Unstetigkeit" –, aber auch in nicht unerheblichem Umfang die substratnahen Basissymptome, so die „indirekten Minussymptome" (s. Huber, 1964 c, 1966 b, 1968 a), die Coenästhesien, kognitive Denk- und Wahrnehmungsstörungen, zentral-vegetative Störungen, und in gewissem Umfang auch die relativ stabilen Syndrome der persistierenden Basisstadien (s. a. S. 71, 87), beeinflussen, nicht aber die strukturelle Komponente, die, wie wir mit Janzarik annehmen, sich als Folge der Psychose auf dem Hintergrund einer prädisponierenden Persönlichkeitsstruktur, und nicht unmittelbar morbogen, entwickelt und fixiert (s. 2.2.2, S. 102).

Die Verlaufsuntersuchungen machten in zunehmendem Maße deutlich, daß sich bestimmte Erscheinungsbilder der Erkrankung und die ihnen zugeordneten dynamischen Grundkonstellationen: produktive Psychose und reines Defizienzsyndrom, dynamische Unstetigkeit und dynamische Insuffizienz, nicht im Sinne einer strengen Alternative gegenüberstehen. Im konkreten Fall können sich vielmehr produktive Psychose und dynamisch-kognitive Defizienz nicht nur im Sinne eines Sowohl – Als auch miteinander verbinden, sondern auch ablösen und in beiden Richtungen, d. h. positive in negative und negative in positive Schizophrenie, ineinander übergehen (s. a. Huber, 1966 b, S. 416).

Wir müssen hier nochmals auf die vor nun zwei Jahrzehnten angestellten Überlegungen über die Beziehungen zwischen „reinem Defekt" und produktiver Psychose, zwischen Potentialreduktion (dynamische Insuffizienz) und bestimmten, als prozeßaktiv angesehenen Basissyndromen der Stufe 2 zurückgreifen. Die bei reinen Defektsyndromen häufige Neigung zur Entwicklung von Coenästhesien und phasenhaften dysthym-depressiven Verstimmungen hänge, so meinten wir damals, mit der Potentialreduktion zusammen und weise auf eine letztlich biologisch verankerte Verbindung der genannten Symptomgruppen hin. Die *Insuffizienzhypothese* im Sinne von Berze (1914) (später Ey; Conrad) schien uns gerade hier, trotz aller möglichen Kritik (Janzarik, 1959), geeignet zu sein, die defektuösen *und* produktiv-psychotischen Aspekte schizophrener Erkrankungen aus dem „Hypo" zu interpretieren (Huber, 1966 b, S. 420). Nachdem heute über die dynamische Insuffizienz hinaus die kognitiven Defizienzen in das Basisstörungskonzept einbezogen wurden, meinen wir aufgrund der inzwischen gewonnenen Erfahrungen auch über die „Übergangsreihen" (s. S. 96; s. Huber & Gross, 1977), daß auch die Psychose im engeren Sinne eines revidierten Psychosebegriffes (Janzarik, 1969), d. h. die produktiv-psychotischen, z. B. wahnhaften und halluzinatorischen Phänomene, sich so einer Erklärung näherbringen lassen. Dabei ist der Unterschied zu Berze (1914) oder auch zu Conrad (1958) deutlich, die versuchten, ausschließlich aus der dynamischen Insuffizienz, der „primären Insuffizienz der psychischen Eigenaktivität" (Berze), der „Hypotonie des Bewußtseins", die produktive schizophrene Symptomatik zu entwickeln und diese als Ausdruck eines energetischen Defizits, eines „Potentialabbaus" (Conrad, 1958) zu begreifen.

Die These einer durchgehenden Irreversibililtät der Basisdefizienzen des „reinen Defektes" wurde schon in den ersten Arbeiten zum Thema relativiert. „Abgesehen von der grundsätzlichen Rückbildungsfähigkeit der psychotischen Erscheinungen ist demnach zu beachten, daß es bei Schizophrenen postpsychotische, über Wochen und Monate bestehende protrahierte asthenische Basisstadien gibt mit späterer Wiederherstellung des Status quo ante". Daher sei nicht nur bei den produktiv-psychotischen Syndromen, sondern auch bei diesen asthenisch-hypergen Basisstadien eine Prognose nur aufgrund der Längsschnittbeobachtungen möglich (Huber, 1966 b, S. 415). Die Verhältnisse seien grundsätzlich nicht anders als bei organischen Psychosyndromen, wo zu einem bestimmten Zeitpunkt querschnittsmäßig keine sichere Aussage über die Rückbildungsfähigkeit möglich sei, weil die Zeichen eines chronischen und irreversiblen organischen Psychosyndroms ähnlich auch im Rahmen akuter und reversibler organischer Psychosyndrome vorkommen könnten. Aussagen über fehlende oder vorhandene Rückbildungsfähigkeit seien bei organischen wie bei endogenen Psychosen nur aufgrund des Überblicks über eine längere Verlaufsstrecke mit mehr oder weniger großer Wahrscheinlichkeit möglich. Damit ist bereits die spätere *Revision der These einer durchgehenden Irreversibilität der dynamischen und kognitiven Defizienzen* und die *Auffassung des sog. reinen Defektes als „langfristig persistierendes Basisstadium"* vorweggenommen, als „Basisprozeß in Latenz", d. h. relativ inaktiver Basisprozeß, der jederzeit wieder aktiv werden kann, so daß auch hier, wie in den präpsychotischen Basisstadien, eine endogene oder situagene intraindividuelle Fluktuation mit mehr oder weniger deutlicher Ausprägung der Störungen und Beschwerden zu erkennen ist

(s. o., S. 62). Weil so reversible Basisstadien von reinen Defektsyndromen in ihrer psychopathologischen Struktur nicht zu unterscheiden sind (Huber, 1966 b, S. 415), wurden später die *verschiedenen Typen von Basisstadien* – Vorpostensyndrome, Prodrome, intrapsychotische Basisstadien, postpsychotische asthenisch-hyperge reversible Basisstadien und persistierende Basisstadien („reine Defektsyndrome") – als *Basisstadien im weiteren Sinne* zusammengefaßt (s.2.2.6, S. 119 ff.).

Die neuerdings von Andreasen (1982) und von Crow (1980) vorgenommene Differenzierung der Schizophrenien oder der DSM-III-Schizophrenie in eine positive und eine negative Schizophrenie (s. a. Andreasen & Olsen, 1982), einen Typ I (Schizophrenien mit produktiv-psychotischen Symptomen) und Typ II (Schizophrenien mit defektiv-irreversiblen Symptomen und strukturellen Veränderungen) (Crow, 1980) ist nicht mit dem Basisstörungskonzept identisch und u. E. nicht geeignet, homogene Stichproben von Schizophrenen für funktional-dynamische (z. B. biochemische oder elektroencephalographische) Untersuchungen zu gewinnen (s. Huber & Gross, 1981 a, b; Gross & Huber, 1984). Die *positive und negative Schizophrenie* im Sinne von Andreasen, *Typ I und Typ II* nach Crow sind nicht klar getrennt. Positive Schizophrenien können in negative übergehen und vice versa (s. o., S. 69), und auch querschnittsmäßig werden sowohl mit dem Konzept der positiven wie der negativen Schizophrenie unterschiedliche Syndrome erfaßt, z. B. als negative Schizophrenie gleichermaßen uncharakteristische reine Defizienzsyndrome wie charakteristisch schizophrene Defektpsychosen und Residualsyndrome, z. B. gemischte Defekte und typisch schizophrene Defektpsychosen, und möglicherweise auch Hospitalismussyndrome; mit dem Begriff der positiven Schizophrenie reversible produktiv-psychotische Phasen ebenso wie chronische, nicht mehr rückbildungsfähige paranoid-halluzinatorische Schizophrenien mit schizophrenen End- und Überbauphänomenen, für deren Aufbau und mangelnde Reversibilität als „2. Komponente der Irreversibilität" eine persönlichkeitseigene Strukturverformung beteiligt bzw. verantwortlich ist (s. o., S. 69; s. 2.3.1, S. 130 f.). Sowohl bei den positiven (Typ I) wie bei den negativen Schizophrenien (Typ II – Crow) gibt es Symptomgruppen, die einem Stadium der Inaktivität, wie solche, die einer Phase der Prozeßaktivität entsprechen. Da es aber gerade auf die *Prozeßaktivität* und Verlaufsdynamik ankommt („verlaufsdynamische Korrelation", Korrelationen mit psychopathologischen Verlaufsprofilen – Huber & Penin, 1968; Penin et al., 1982), wenn es um eine Inbeziehungsetzung zu funktional-dynamischen (z. B. neurochemischen oder elektroencephalographischen) Parametern geht, ist sowohl bei den positiven wie den negativen Schizophrenien zwischen mehr oder weniger prozeßaktiven bzw. inaktiven Stadien zu differenzieren, so in den positiven Schizophrenien, der eigentlichen produktiven Psychose, z. B. zwischen unstet fluktuierenden paranoiden Verstimmungen (vage Wahnstimmung, „Subjekt-Zentrismus" – Huber & Gross, 1977), optischen, olfaktorischen und gustatorischen Halluzinationen und anderen Syndromen mit der Grundkonstellation der dynamischen Unstetigkeit, die als aktiv anzusehen sind, und ausgeformten, durch eine Strukturverformung komplizierten und fixierten schizophrenen End- und Überbausymptomen, denen keine Prozeßaktivität mehr zukommt. Ähnliches gilt für die sog. negativen Schizophrenien. So sind unsere 5 Typen von Basisstadien die meiste Zeit mehr oder weniger inaktiv, können aber transitorisch – und meist nur für kurze Zeit – prozeßaktive, z. B. durch Coenästhesien der Stufe 2 oder kognitive Denk- und Wahrnehmungsstörungen bestimmte Episoden aufweisen (s. Penin et al., 1982). Klinisch prozeßaktive Stadien, bei denen nach unserer

Hypothese die Chance, neurochemische oder elektroencephalographische Normabweichungen nachzuweisen, am größten ist, sind nur während kurzer, rasch vorübergehender Verlaufsstrecken zu erwarten. Prodrome ebenso wie postpsychotische reversible oder persistierende Basisstadien entsprechen überwiegend einem relativ inaktiven Stadium und erreichen, ebenso wie Verlaufsabschnitte mit ausgeformten, typisch schizophrenen Syndromen, noch nicht bzw. nicht mehr einen ausreichenden Grad von Prozeßaktivität. Dennoch sind die in Rede stehenden prä- und postpsychotischen Basisstadien für die Suche nach biologischen, funktionsdynamischen Indikatoren geeigneter als die hochkomplexen Zustände der schizophrenen End- und Überbauphänomene der Stufe 3 (s. o., S. 39 ff.), weil in ihrem Verlauf, wenn auch nur flüchtig und transitorisch, aktive Basissyndrome sich entwickeln können, z. B. coenästhetische und zentral-vegetative Syndromgruppen, kognitive Störungen im Sinne des aktuellen Verlustes an Leitbarkeit der Denkvorgänge oder fluktuierende Stimmungsverschiebungen dysthymer und paranoider Färbung mit Regression in den Subjekt-Zentrismus der ptolemäischen Einstellung. Deswegen ist u. E. die Hypothese begründet, daß am ehesten oder nur in diesen sehr flüchtigen prozeßaktiven Stadien schizophrener Erkrankungen funktional-dynamische, neurochemische oder elektroencephalographische Normabweichungen auffindbar sind, die nicht als ,,traits", als Ausdruck des Erbbildes, sondern als *zustandsabhängige Variablen* anzusehen sind. Dabei muß man sich vor Augen halten, daß ,,Prozeßaktivität" nicht eigentlich gemessen, sondern nur anhand von Kriterien, die aus dem psychopathologischen Syndrom bzw. der psychopathologisch-neurologischen Übergangs- und Basissymptomatik gewonnen werden, geschätzt werden kann (Huber & Penin, 1968; Huber, 1976 c).

Der nur *transitorische Charakter prozeßaktiver* – gewöhnlich der Stufe 2 der Basissymptome zuzurechnender (s. S. 64) – *Symptomatik* wurde schon früh, so von K. F. Scheid (1937), als Kriterium aller bei der Schizophrenie bekannten und daher nur durch langfristige und engmaschige Längsschnittuntersuchungen erfaßbaren somatischen und somatopsychischen Störungen hervorgehoben. Anscheinend werden nur in einer bestimmten flüchtigen Phase der Entwicklung von erscheinungsbildlich unprofiliert-uncharakteristischen Symptomen und Syndromen – d. h. Basissymptomen der Stufe 1, die auf dieser Entwicklungsstufe lange Zeit in einer phänomenologisch uncharakteristischen Gegebenheitsweise persistieren können – zu prägnanten, typisch schizophrenen Phänomenen aktive, mit Normabweichungen funktional-dynamischer Parameter korrelierbare Stadien durchlaufen. In den mehr oder minder uncharakteristischen, überwiegend nur durch Stufe-1-Basissymptomatik konstituierten postpsychotischen reversiblen Basisstadien, den reinen Defektsyndromen sowie den chronischen Prodromen, wird gewöhnlich nur ein geringer, *noch nicht* zureichender Grad von Prozeßaktivität erreicht. Andererseits besitzen Verlaufsstrecken mit typisch schizophrenen psychotischen Endphänomenen *nicht mehr* genügend Prozeßaktivität. Doch können für das Wesen der Erkrankung kennzeichnende Symptome in reiner Form, noch nicht eingegliedert in den psychotischen Gesamtkomplex und noch nicht modifiziert durch sekundäre Verarbeitung und Umformung, in den transitorischen, kurzen prozeßaktiven Episoden prä- und postpsychotischer Basisstadien eher erfaßt werden als in den voll ausgeformten, durch Strukturverformung fixierten Psychosen (s. Huber & Penin, 1968, S. 644). Außer den prä- und postpsychotischen Basisstadien wurden von uns zunehmend auch initiale Stadien psychotischer Erst- oder Remanifestationen zur Erfassung von prozeßaktiven Basissymptomen und Basissyndromen der Stufe 2 herangezogen (s. Penin et al., 1982, S. 253). In der flüchtigen Verlaufsphase starker Prozeßaktivität entspricht das am häufigsten anzutreffende EEG-Muster einer Parenrhythmie, während den inaktiven Stadien überwiegend ein normalisiertes, abgeflachtes Kurvenbild zugeordnet werden kann. Ein ähnliches psychopathologisch-elektroencephalographisches Verlaufsgeschehen ist von körperlich begründbaren Psychosen bekannt (Penin et al., 1982, S. 262; s. a. S. 127).

„Prozeßaktivität" kann, wie schon erwähnt, nicht eigentlich gemessen, sondern nur anhand der genannten phänomenologischen Kriterien geschätzt werden. Wenn wir von geringerer oder stärkerer Prozeßaktivität im Verlauf der schizophrenen Erkrankung sprechen, sind wir uns also stets der Problematik von Quantifizierungsversuchen bewußt: Jeder Intensitätsbegriff und so auch der der Prozeßaktivität kann hier der Komplexität der klinisch-psychopathologischen Syndrome, der Labilität, Diskontinuität, dem raschen Richtungswechsel, dem Pendeln von Hemmung zur Erregung, dem engen zeitlichen Nebeneinander von Hypo- und Hyperfunktion, dem Wechsel zwischen Minus- und Pluskomponente der Antriebshaftigkeit und Affektivität nicht oder nur sehr unzureichend gerecht werden, auch wenn wir gerade diese Konstellation der „dynamischen Unstetigkeit" zusammen mit der Verlaufsdynamik, der Zeitspanne, in der sich ein oder mehrere als aktiv angesehene Symptomgruppen entwickeln, als Kriterium verwenden (s. S. 64). Selbst der Ausprägungs- oder Schweregrad eines depressiven Syndroms kann, z. B. durch die Gesamt-Scores der üblichen Rating-Skalen und Symptomlisten, wie Heimann (1979) bemerkt, nur unzureichend erfaßt werden.

Die verlaufspsychiatrischen Untersuchungen zeigten bei Berücksichtigung der jahrzehntelangen und lebenslangen Verläufe, daß der *Prozeßbegriff* beim Gros der Schizophrenien nicht im Sinne einer stetigen, unaufhaltsamen Progredienz anwendbar ist, sondern nur im Sinne des Fortschreitens bis zu einer gewissen Krankheitshöhe mit langem oder dauerndem relativen Stationärbleiben auf dem einmal erreichten Niveau, oft mit Besserungen, Remissionen und Rückbildung der typisch schizophrenen Züge noch in mittleren und späteren Stadien im Sinne des 2., positiven Knicks. In den langen Verläufen, in denen nicht die Konstanz, sondern die Wandelbarkeit überwog und sich „aktivische Defektvarianten" mit jahre- und jahrzehntelang persistierender paranoid-halluzinatorischer Symptomatik und als stumpf-autistisch-ausgebrannt-verschroben-zerfahren erscheinenden Syndromen noch auf sehr diskrete Zustände nach Art leichter, reiner Defizienzsyndrome zurückbilden können (s. Janzarik, 1968), wird ein *2., positiver Knick,* unabhängig vom Lebensalter (schon im 3. und am häufigsten im 4. Lebensjahrzehnt), noch und am häufigsten im 2. und 3. Krankheitsjahrzehnt beobachtet. Dabei kommt es im Verlaufe von Monaten bis Jahren unabhängig von Therapie zu einer dauerhaften Remission der zuvor chronisch – zumindest 4 und bis zu 30 Jahren – persistierenden typisch schizophrenen, produktiv-psychotischen Syndrome zugunsten schizophrenieuncharakteristischer reiner (seltener auch gemischter) Residualsyndrome mit dauerhafter stabiler Besserung auch hinsichtlich der sozialen Anpassung.

Im Beobachtungsgut der Bonn-Studie war in 28 %, nämlich in 58 von 208 hierher gehörigen chronisch persistierenden Psychosen unabhängig von Psychopharmakotherapie ein 2., positiver Knick mit Remission der chronischen Psychose auf überwiegend leichte, reine Residualzustände nachweisbar (Huber et al., 1979, S. 88).

Der 2., positive Knick ist ein Beispiel für die Möglichkeit eines *Übergangs einer sog. positiven in eine sog. negative Schizophrenie* (s. o., S. 72; s. 2.3.1, S. 130 f.). Gegenüber der Annahme einer strikten Trennung von positiver und negativer, akuter und chronischer Schizophrenie und auch der These eines „radikalen Unterschiedes zwischen schizophrenem Aliter und organischem Minus" belegen die Verlaufsuntersuchungen, daß sich „Schisma und Defizienz, Desintegration und Schwäche, Spaltung und energetische Insuffizienz, intrapsychische Ataxie und Potentialreduktion, Psychose und reiner Defekt nicht im Sinne einer strengen Alternative gegenüberstehen" (Huber, 1966 b, S. 416), sich vielmehr in der Simultangestalt der Erkrankung im Sinne eines Sowohl – Als auch miteinander verbinden (typisch schizophrene Defektpsychose, gemischter Defekt) oder, wie die außerklinischen Katamnesen lehren, in der Sukzessivgestalt einander ablösen können (s. S. 70). Dabei können typisch schizophrene Erlebnis- und Ausdruckssymptome (als früher zu Unrecht als irreversibel gewertete, in Wirklichkeit rückbildungsfähige produktiv-psychotische Aspekte), z. B. Erlebnisweisen 1. und 2. Ranges, Katatonismen, formale Denkstörungen, hebephrene Ausdrucksverzerrungen und die Grundsymptome der Bleulerschen Schule (s. o., S. 40), weitgehend oder vollständig zurücktreten, so im 2., positiven Knick, der einen Übergang von einer sog. positiven in eine negative Schizophrenie darstellt. Häufiger aber beobachtet man die Umwandlung einer positiven in eine negative Schizophrenie, die Reduktion der Psychose auf mehr oder minder uncharakteristische persistierende Basisstadien – die reinen Defekt- oder Residualsyndrome der alten Nomenklatur –, ohne daß die Psychose i. e. S. zuvor über Jahre und Jahrzehnte kontinuierlich persistierte. Dies gilt für die in der Bonn-Studie beschriebenen Verlaufstypen IV: mit nur 1 Schub zu reinen Residuen, V: primär phasisch, dann schubförmig zu reinen Residuen, VIII: einfach zu reinen Residuen, und IX: in mehreren Schüben zu reinen Residuen, die zusammen 34,5 % des Kollektivs der Bonn-Studie ausmachen. Die relativ unaufdringlichen und uncharakteristischen persistierenden Basisstadien als seit Jahren einigermaßen stabile Zustandsbilder entwickeln sich, nachdem *ein* oder mehrere schizophrene Schübe mit produktiv-psychotischer Symptomatik abgelaufen sind, wobei die Dauer der psychotischen Exazerbationen in der Regel mehrere Monate, so bei Verlaufstyp IV durchschnittlich 10 Monate, betrug.

2.1.7 Kognitive Störungen

Die Vielfalt der Phänomenologie der Schizophrenien auf *eine* Grund- oder Basisstörung zurückzuführen, ist wahrscheinlich nicht möglich (s. a. 2.2.1.2, S. 96 f.). Dies gilt auch für Begriffsprägungen wie dynamische Basisdefizienzen („dynamische Insuffizienz" – Janzarik – oder „Reduktion des psychischen energetischen Potentials" – Conrad), die u. E. kaum imstande sind, alle als Basissymptome der Schizophrenien betrachteten Phänomene in den prä- und postpsychotischen Basisstadien auf einen gemeinsamen Nenner zu bringen. Wir hielten es daher seit Anfang der 70er Jahre für möglich, daß Begriffe wie „kognitive Primärstörung" (L. Süllwold, 1971, 1973, 1976, 1977), „Verlust von Gewohnheitshierarchien" oder allgemein „Störung der Aufnahme und Verarbeitung von Informationen", denen ebenso wie dem der Potentialreduktion oder der dynamischen Insuffizienz ein phänomenal-transphänomenaler Doppelaspekt zukommt, eher geeignet sind, zumindest einen Teil der Basissymptome zu erklären als die eben genannten, früher ausschließlich benutzten Substruktionen. Die Frage erhob sich, ob außer den kognitiven Denk-, Wahrnehmungs- und Handlungsstörungen und den Coenästhesien auch einige der in der Bonn-Skala bei den dynamischen Defizienzen rubrizierten Basissymptome auf eine kognitive Primärstörung zu beziehen sind. Dies könnte z. B. für die im BSABS als dynamische Defizienzen definierten Basissymptome A.6: affektive Veränderungen, und A.8.4: Unfähigkeit, die Aufmerksamkeit zu spalten, zutreffen, die sich vielleicht eher mit dem Modell einer Störung der hierarchischen Ordnung der Reaktionstendenzen mit Auftreten nicht unterdrückbarer konkurrierender Reaktionstendenzen einer Klärung näherbringen lassen.

Auch könnte, was zunächst als *Antriebsminderung* imponiert (A.4), auf Gedankeninterferenz (C.1.1) und/oder motorische Interferenz (C.3.1) und Verlust automatisierter Fertigkeiten (C.3.3) bzw. daraus sich ergebenden sekundären Bewältigungs- und Vermeidungsreaktionen beruhen. Das *Unvermögen, die Aufmerksamkeit zu spalten,* bzw. die herabgesetzte Toleranz gegenüber Situationen, die eine Spaltung der Aufmerksamkeit erfordern, könnte ein Bewältigungsversuch gegenüber primärer Übereinschließung („overinclusion") mit sekundärer Einengung der Aufmerksamkeit, Umstellungsunfähigkeit und Rigidität sein (s. Huber et al.,1979, S. 146). Auch die *Störung der emotionalen Resonanzfähigkeit,* die Beeinträchtigung der positiven Zustands- und Fremdwertgefühle (A.6.1, A.6.3), ließe sich auf eine kognitive Basisstörung zurückführen, wenn man eine enge Verbindung einer kognitiven Grundstörung der Informationsverarbeitung mit emotionalen Reaktionen annimmt, die nach diesem Konzept durch Wahrnehmungen oder Vorstellungen induzierte subjektive Bewertungen sind. Die *Grundstörung der Aufnahme und Verarbeitung von Informationen* (s. 2.2.1.2, S. 96 f.) *würde dann gleichermaßen Aufmerksamkeit, Wahrnehmen, Denken, Gedächtnis und Emotionalität involvieren.* Die Beeinträchtigung emotionaler Resonanzfähigkeit mit dem Ausbleiben emotionaler Reaktionen würde, so Süllwold, die Affektverarmung charakterisieren, während die Parathymie, der inadäquate Affekt, dem dissoziierten Denken, dem Verlust an Leitbarkeit der Denkvorgänge, die nicht durch eine übergeordnete Einstellung oder determinierende Tendenz organisiert werden können, entsprechen würde (L. Süllwold, 1983 a; s. S. 37).

Unserem Ansatz, der mehr als *eine* Basisstörung supponiert und neben der kognitiven eine dynamische Basisstörung berücksichtigt und entsprechend im phänomenologischen Bereich von dynamischen *und* kognitiven Basissymptomen ausgeht, stellt Janzarik seine *strukturdynamische Auffassung* gegenüber, die am Primat seelischer Dynamik festhält, und stützt darauf seinen neuen Versuch, die von Gross, Huber und Schüttler beschriebenen schizophrenieuncharakteristischen Basissymptome (Basisphänomene nach Janzarik) psychopathologisch zu gliedern. Während hinsichtlich der Basisphänomene selbst zwischen der Bonner Gruppe und ihm Übereinstimmung bestehe, könne man von einer Divergenz nur bei den rahmengebenden Grundannahmen sprechen, auf die die Basissymptome bzw. Basisstörungen bezogen werden (Janzarik, 1983, S. 129). Janzarik unterscheidet die „leibnahen Phänomene der Substrataktivität", die Phänomene des „fading", der blanden Insuffizienz, der Desaktualisierungsschwäche (s. S. 64) und der strukturellen Verselbständigung.

Zu den *Phänomenen der Substrataktivität* rechnet Janzarik in weitgehender Übereinstimmung mit den Bonner Autoren u. a. zentral-vegetative Störungen (BSABS E.1), die Coenästhesien, zumal Coenästhesien der Stufe 2 und dysästhetische Krisen (BSABS D.1 bis D.14), sensorische Störungen (BSABS C.2) sowie „manche elementaren Verstimmungen und Verhaltensentgleisungen" (etwa entsprechend BSABS A.6.5) mit Übergängen zu katatonen Phänomenen, die in der Bonn-Skala am ehesten bei C.3.1 (Interferenz hinsichtlich Bewegungs- und Sprachabläufe einschließlich des Automatosesyndroms) zu rubrizieren wären. Die uncharakteristischen präpsychotischen Basisstadien, die Vorpostensyndrome und Prodrome, gehören nach Janzarik möglicherweise gleichfalls hierher, sofern sie nicht aus seiner Sicht auf eine „vorauslaufende oder vorgegebene dynamische Insuffizienz" zu beziehen sind. Bei den *„Phänomenen des Fading"* finden sich die Basissymptome: erhöhte Erschöpfbarkeit (BSABS A.1), erlebte Impulsverarmung (BSABS A.4), weiter Phänomene, die im BSABS bei den kognitiven Denkstörungen (Blockierungen des Gedankenganges, Gleiten des Denkinhaltes, Gedankenabbrechen – C.1.4), bei den kognitiven Handlungs- und Bewegungsstörungen (motorische Blockierung – C.3.2) und bei den Depersonalisationserlebnissen (B.3.4, C.2.11, D.1.1) klassifiziert sind. Außer den Blockierungsphänomenen gehören hierher auch die vielfältigen Phänomene des Verlierens des Fadens bei den Intentionen des Denkens, die im BSABS in verschiedenen Items, am häufigsten bei C.1.4 und C.1.1 (Gedankeninterferenz ohne oder mit Anknüpfung an Außeneindrücke) definiert sind. Manche Phänomene des Fading und auch weitere von Janzarik bei den Phänomenen der Desaktualisierungsschwäche und der strukturellen Verselbständigung berücksichtigte Basissymptome, die sehr rasch auf Neuroleptika ansprechen, könnten, wie Janzarik zu recht bemerkt, ebenfalls substrataktiv genannt werden. Die Phänomene des „Fading", ebenso wie die *Phänomene der „blanden Insuffizienz",* die ohne Zusatzannahmen der dynamischen Insuffizienz zugeschrieben werden könnten, z. B. Einbußen an Spannkraft und Ausdauer (BSABS A.3), Unvermögen sich zu freuen (BSABS A.6.1) und/oder Verlust der Interessen (A.6.3), lassen sich nach Janzarik, soweit sie schizophrenieuncharakteristisch bleiben, zwanglos im Rahmen seiner dynamischen Konzeption interpretieren. Doch rechnet Janzarik ,,auf der kognitiven Ebene" auch Beeinträchtigung der Denk- und Konzentrationsfähigkeit, die Störung der Aufmerksamkeit, die Verlangsamung des Denkens und die Gedankenleere hierher, die im BSABS in der Hauptkategorie C.1 in verschiedenen Items der kognitiven Denkstörungen erfaßt sind. Für Janzarik scheinen diese Störungen gleichsam sekundäre kognitive Phänomene zu sein, denn er rechnet sie (wie auch den schizophrenen Konkretismus) den ,,kognitiven Basisphänomenen im Gefolge der blanden dynamischen Insuffizienz" zu (Janzarik, 1983, S. 127).

Auch die *Desaktualisierungsschwäche* und die ihr zuzuschreibenden, bereits behandelten Phänomene (s. S. 64) sind für Janzarik ein ,,Aspekt der dynamischen Insuffizienz". Hierher gehören die auch im BSABS bei den dynamischen Defizienzen als indirekte Minussymptome definierten Basissymptome der herabgesetzten Toleranzschwelle gegenüber bestimmten Beanspruchungen (B.1.1 bis B.1.6) und die erhöhte Beeindruckbarkeit und Erregbarkeit (BSABS B.2.1 bis B.2.4) einschließlich des ,,erratischen Gefühls- und Aktivierungsüberschwangs" (s. o., S. 64), während wir in der Bonn-Skala die Unfähigkeit zur Extinktion u. a. bei den kognitiven Denkstörungen als ,,zwangähnliches Perseverieren bestimmter Bewußtseinsinhalte" (C.1.2) und die sensorische Überempfindlichkeit bei den kognitiven Wahrnehmungsstörungen (C.2.2, C.2.4) zugeordnet haben, und das autoprotektive Vermeidungsverhalten des sekundären Autismus als Bewältigungsreaktion (BSABS F.1) gegenüber verschiedenartigen dynamischen wie kognitiven Basisdefizienzen betrachten.

Bei den *,,Phänomenen der strukturellen Verselbständigung"* schließlich nennt Janzarik eine Reihe von Basissymptomen, die im BSABS bei den kognitiven Denkstörungen erscheinen, u. a. Ablenkbarkeit, Gedankeninterferenz und kognitives Gleiten (BSABS C.1.1), Gedankenjagen und Gedankendrängen (C.1.3), verzetteltes, weitschweifiges, zerstreutes Denken (etwa entsprechend C.1.12 und C.1.13), Vorstellungszwang (der wiederum am ehesten bei C.1.2: ,,zwangähnliches Perseverieren", unterzubringen ist). Diese auch für Janzarik, soweit es sich um schizophrenieuncharakteristische Symptome handelt, ,,vorwiegend kognitiven Basisphänomene" werden gleichwohl wiederum auf eine dynamische und nicht auf eine kognitive Grundstörung zurückgeführt und ,,aus dem *Mißverhältnis zwischen einer dynamischen Insuffizienz und dem Aktualisierungsdruck struktureller Bestände*"[1] abgeleitet (Janzarik, 1983, S. 128). Dieses nach Janzarik für die Psychopathologie schizophrener Syndrome zentrale Mißverhältnis kann auch *ohne* dynamische Einbußen aus einem – beispielsweise durch affektive oder toxische Stimulierung – gesteigerten Aktualisierungsdruck resultieren und ist, was auch für die Voraussetzungen anderer Basisphänomene gelte, weder an schizophrenes Kranksein noch überhaupt an Kranksein gebunden. Die Mehrzahl der als schizophreniecharakteristisch geltenden Phänomene, so alle *Symptome 1. Ranges* außer der Wahnwahrnehmung, wird auf eine strukturelle Verselbständigung zurückgeführt. Da aber dasselbe auch für eine Reihe uncharakteristischer, vorwiegend kognitiver Basisphänomene gilt, könne die Konvention ,,schizophren" nicht aus der strukturellen Verselbständigung als solcher hergeleitet werden: Anscheinend entscheide der ,,*Grad* der Verselbständigung" darüber, ob die Aktualisierungen struktureller Bestände uncharakteristisch bleiben oder als schizophreniecharakteristisch erschei-

---

[1] Vom Referenten hervorgehoben.

nen. Dies würde bedeuten, daß die schizophreniecharakteristischen Symptome, z. B. die Erlebnisweisen 1. Ranges, nicht als identisch wiederkehrende Merkmale genommen werden dürfen, sondern geprüft werden muß, ob nicht generell die Phänomene der strukturellen Verselbständigung in Übergangsreihen entsprechenden Abwandlungen erscheinen. Janzarik verweist hier auf die nach seinen Untersuchungen zur Differentialtypologie der Wahnphänomene (1959) anzunehmenden Übergangsreihen bei Wahnwahrnehmungen und Personenverkennungen. Gross und Huber haben Übergangsreihen später gleichfalls bei den *Wahnwahrnehmungen* und *wahnhaften Personenverkennungen* im Verlauf einer psychotischen Phase beschrieben, dabei jedoch das im phänomenalen Bereich faßbare Basissymptom des „Subjekt-Zentrismus" mit „Regression auf die ptolemäisch-solipsistische Einstellung", die Beeinträchtigung der Fähigkeit zum Wechsel des Bezugssystems und zum „Übergang in die kopernikanische Einstellung", auf einen „partiellen Zusammenbruch der Gewohnheitshierarchien" mit Nivellierung der Reaktions- und Deutungswahrscheinlichkeiten, d. h. eine *kognitive* Basisstörung, zurückgeführt (s. Huber & Gross, 1977, S. 148 ff.), wobei auf die Berührungspunkte mit dem strukturdynamischen Konzept von Janzarik hingewiesen wurde.

Die Freisetzung und pathologische Persistenz der ptolemäisch-solipsistischen Einstellung, der im Menschen normalerweise angelegten, doch gewöhnlich überformten Tendenz zur *Eigenbeziehung,* ist auf jene Störung der – von gespeicherten Erfahrungen bestimmten – Reaktionshierarchien und die dadurch hervorgerufene *Nivellierung der Reaktions- und Deutungswahrscheinlichkeiten* zurückzuführen: Die Reizanalyse bei der Informationsaufnahme und -auswertung kann nicht mehr genügend von gespeicherten Erfahrungen bestimmt werden, offenbar weil deren Wiedergewinnung aus dem Langzeitgedächtnis beeinträchtigt ist. Die „normale" Deutung und Erkennung von Wahrnehmungen und Umweltmerkmalen beruht darauf, daß konkurrierende Reaktionstendenzen und Interpretationen zugunsten der richtigen und angemessenen unterdrückt werden; die Auswahl der richtigen und der Ausschluß der unangemessenen Deutungen gründet sich beim Gesunden auf eine aus der Erfahrung gebildete hierarchische Ordnung der Reaktionstendenzen, deren Auftretenswahrscheinlichkeit in einer bestimmten Situation ihrer Angemessenheit entspricht (auf die Parallelen zum Janzarikschen Konzept der „Desaktualisierungsschwäche" wurde bereits hingewiesen – s. S. 64). Die Basisstörung ist demnach in einer kognitiven Grundstörung zu suchen. Die Reizselektion nach der Bedeutung und die Bewahrung der (onto- und phytogenetisch jüngeren und anfälligeren) epikritischen Leistungsform der „kopernikanischen Einstellung" ist offenbar von der Intaktheit des für die Steuerung der cerebralen Filter- und Abschirmungsvorgänge maßgeblichen integrativen Systems abhängig, dessen Beeinträchtigung zu Störungen der Selektionsprozesse, der Informationsverarbeitung und der gezielten Aktualisierung der in einer bestimmten Situation angemessenen Information führt, während andererseits infolge der Desaktualisierungsschwäche, dem Unvermögen zur Niederhaltung konkurrierender Reaktions- und Deutungstendenzen, jene Nivellierung der Reaktions- und Deutungswahrscheinlichkeiten resultiert und das Feld vor einer Überflutung durch Aktualisierungen nicht mehr bewahrt, die „Ordnung des Feldes entgegen dem Aktualisierungsdruck des Dispositionellen" (Janzarik, 1983, S. 126) nicht mehr aufrechterhalten werden kann. Dabei ist die starke intraindividuelle Fluktuation (s. S. 56) der Symptome u. E. gut mit der Annahme einer – ihrerseits fluktuierenden – neurobiochemischen Störung (s. 2.2.1.3, S. 98) vereinbar.

Die *kognitiven Denk-, Wahrnehmungs- und Handlungsstörungen* sind in der „Bonner Skala für die Beurteilung von Basissymptomen" in der Hauptkategorie C zusammengefaßt. Während wir die Wahrnehmungsstörungen früher bei den zentral-vegetativen Symptomen als *„sensorische Störungen"* (Huber, 1957 a, S. 231) und erst 1972 (Gross & Huber) gesondert und ausführlich dargestellt hatten, wurden die kognitiven

Denkstörungen (BSABS C.1) 1966 und 1968 unter dem Titel „*Verlust der Leitbarkeit der Denkvorgänge*" beschrieben. Seine phänomenalen Aspekte, die in den prä- und postpsychotischen Basisstadien ziemlich regelmäßig nachweisbar sind, kommen im Unterschied zum Stufe-3-Symptom der typisch schizophrenen Denkzerfahrenheit nur in den Beschwerdeschilderungen der Kranken zum Ausdruck. Schon bei den Patienten der Heidelberg-Studie, bei denen sich größtenteils schon *vor* einer Behandlung und insbesondere vor einer Pharmakotherapie reine und gemischte Defektsyndrome entwickelt hatten, wurden die meisten der später im BSABS in der Kategorie C.1 als „kognitive Denkstörungen" definierten Phänomene beschrieben.

Die Patienten klagten u. a. über Konzentrationsschwäche (BSABS C.1.5), Ablenkbarkeit ohne oder mit Anknüpfung an Außeneindrücke (C.1.1), über „Vergeßlichkeit" mit besonders strukturierten Gedächtnisstörungen, die im BSABS als Störungen des unmittelbaren Behaltens (C.1.8), des Kurzzeit- und des Langzeitgedächtnisses (C.1.9, C.1.10) erfaßt sind, weiter über Erschwerung der Auffassung beim Lesen und Hören (C.1.6), über Gedankenleere und Blockierung des jeweiligen Gedankengangs (C.1.4), Gedankendrängen (C.1.3) und andere subjektiv erlebte und geschilderte Denkstörungen. Sie ließen sich unter dem gemeinsamen phänomenalen Gesichtspunkt einer Beeinträchtigung oder eines „Verlustes der Leitbarkeit der Denkvorgänge" beschreiben und, ebenso wie die Wahrnehmungsstörungen und die Coenästhesien, als Übereinschließungsphänomene (Gross & Huber, 1972) infolge eines defekten Filtermechanismus (Huber, 1957 a, 1966 b, 1968 c) erklären.

Erst später wurden unter dem Einfluß der Arbeiten von L. Süllwold motorische Störungen, die wir 1957 ebenso wie die sensorischen Störungen bei den zentral-vegetativen Symptomen beschrieben hatten, z. B. neben extrapyramidal aussehenden Hyperkinesen das sog. Automatosesyndrom und die Bannungszustände (Huber, 1957 a, S. 201 f.; 1957 b, S. 507), im BSABS als *kognitive Handlungs- und Bewegungsstörungen* (C.3) neben den kognitiven Denk- und Wahrnehmungsstörungen gesondert berücksichtigt.

2.1.7.1 Kognitive Denkstörungen

Die schon in den Selbstschilderungen der unbehandelten Heidelberger Kranken (s. S. 57) erkennbaren verschiedenartigen phänomenalen Aspekte der im BSABS definierten und mit typischen Statements veranschaulichten kognitiven Denkstörungen waren bereits von Beringer (1924), Gruhle (1932) und Mayer-Gross (1932) beobachtet und dargestellt worden.

Hierher gehören u. a. *Gedankenabbrechen* (Gedankenabreißen) *„Entgleiten"* und *„Verschwimmen"* des Gedankeninhaltes (C. Schneider, 1942) und die Blockierung mit plötzlichem Aussetzen von Denken und Reaktionsvermögen *(„Gedankenleere")*. Von hier aus ergeben sich vielfältige Beziehungen zu einer Reihe von Begriffen, die von der psychiatrischen und psychologischen Schizophrenieforschung entwickelt wurden, z. B. „Verlust der Zielvorstellung" (Kraepelin), „Beeinträchtigung der Denkinitiative" (Gruhle), „Entspannung des intentionalen Bogens" (Beringer), „Defekt der gedanklichen Intentionalität" (v. Baeyer), „overinclusion" (Cameron, 1944), „Response-Interferenz" und „Verlust der Gewohnheitshierarchien" (Broen, 1968; L. Süllwold, 1971, 1973, 1976, 1977).

Diese Begriffe zielen auf die geminderte Fähigkeit, einen sachbezogenen und aufgabengebundenen Denkablauf nach den Gesichtspunkten: wesentlich – unwesentlich, sachlich relevant – irrelevant, zu steuern, Gelesenes oder Gehörtes in die adäquaten, übergeordneten Zusammenhänge einzuordnen, verschiedene Gedankeninhalte miteinander in Beziehung zu setzen und dabei eine einmal gefaßte Einstellung zu verändern. Jeder dieser Begriffe läuft in der Bemühung, das Wesen der Störung auf einen gemeinsamen Nenner zu bringen, Gefahr, das ursprüngliche Phänomen aus den Augen zu verlieren oder doch der Vielfalt der hierher gehörenden, von den Patienten geschilderten Erlebnisweisen nicht zu genügen. Die Begriffe kennzeichnen oft nur einen Teilaspekt einer umfassenden Störung, wie ihn z. B. Goldstein (1948) in der Tendenz zum „Haften am Konkreten", der Einbuße an Abstraktionsfähigkeit herauszuheben versucht (der schizophrene Konkretismus wird neuerdings von Janzarik letztlich gleichfalls der dynamischen Insuffizienz zugerechnet – s. o., S. 77). Schon die von E. Bleuler (1930) als „primärstes Symptom direkt organischen Ursprungs" bezeichnete „elementare Schwäche in der Zusammenarbeit und Integration der Funktionen", die von ihm über das Denken hinaus erweiterte *Assoziationsstörung*, gehört in die Reihe dieser Begriffe, die phänomenal gerichtet sind, doch zugleich eine generalisierende und vereinfachende transphänomenale theoretische Substruktion darstellen. Schwierigkeiten ergeben sich daraus, daß der *phänomenal-transphänomenale Doppelaspekt* nicht klar erkannt, *phänomenaler, transphänomenaler* und *präphänomenal-somatischer Bereich* (s. 2.2.1, S. 90 ff.) nicht klar unterschieden werden und ein Teilaspekt in den Bezeichnungen verabsolutiert wird.

Vermutlich können Begriffe wie *„Verlust von Gewohnheitshierarchien"* und *„kognitive Primärstörung"* (L. Süllwold, 1973, 1976, 1977) zumindest einen Teil der Basissymptome, die in den prä-, intra- und postpsychotischen Basisstadien nachweisbar sind, besser erfassen als die früher von uns bevorzugten Begriffsprägungen der „Reduktion des psychischen energetischen Potentials" (Conrad) und „dynamischen Insuffizienz" (Janzarik) (s. o., S. 75).

Das Modell einer Störung der hierarchischen Ordnung der Reaktionstendenzen mit dem Unvermögen zur Unterdrückung konkurrierender Reaktionstendenzen kann u. E. eine Reihe der in den Basisstadien beschriebenen Phänomene eher einer Erklärung näherbringen als die Potentialreduktion. Auch kann, was zunächst als Ausdruck der Potentialreduktion erscheint, z. B. Antriebsminderung (A.4) oder erhöhte Erschöpfbarkeit (A.1), auf kognitiven Denk- und Handlungsstörungen oder sekundären Bewältigungs- und Vermeidungsreaktionen beruhen (s. o., S. 75 f.). In den früheren Untersuchungen stellten wir die engen Beziehungen von präpsychotischen Prodromen und postpsychotischen reinen Residuen heraus und zeigten, daß in den Selbstschilderungen der Patienten mit Prodromen oder endogenen juvenil-asthenischen Versagenssyndromen, die von uns als „formes frustes" schizophrener Erkrankungen aufgefaßt werden (s. Glatzel & Huber, 1968; s. 2.2.4, S. 107 ff.), die vielfältigen Äußerungsweisen eines „Verlustes der Leitbarkeit der Denkvorgänge" in gleicher Art und ähnlicher Häufigkeit angetroffen werden wie in den postpsychotischen Basisstadien schizophrener Erkrankungen (Huber, 1966 b, 1968 c, 1969; Gross, 1969).

Bei den Kranken des Hauptkollektivs der Bonn-Studie mit reinen und gemischten Residuen (285 von 502 Patienten = 56,8 %), d. h. bei den Patienten in postpsychotischen Basisstadien, die als wesentliche und schon querschnittsmäßig ohne weiteres anhand der Angaben der Patienten nachweisbare Komponente die „reine Defizienz" enthalten, fanden sich bei der Auswertung aller von den Patienten angegebenen Beschwerden und Störungen am häufigsten, nämlich in 75,4 %, eine *kognitive Denkstörung* im Sinne der *Beeinträchtigung der Leitbarkeit der Denkvorgänge* (Huber et al., 1979, S. 122 ff.).

Es waren, ähnlich wie bei den Heidelberger Kranken, prima vista mehr oder weniger uncharakteristische Phänomene, die von den Patienten in verschiedener Weise erlebt und als Störung der Denk- und Konzentrationsfähigkeit, als Beeinträchtigung von Denkenergie, Denkantrieb und Denkinteresse, als langsames, verzetteltes, weitschweifiges Denken, als Störung der Aufmerksamkeit („Zerstreutheit", „Ablenkbarkeit"), der Auffassung und Aufnahmefähigkeit, der Merkfähigkeit und des Gedächtnisses („Vergeßlichkeit"), als Gedankenjagen und Gedankendrängen, als „Vorstellungszwang" oder als „Gedankenleere" beschrieben oder umschrieben wurden.

Die von den Kranken geschilderten Beeinträchtigungen der Leitbarkeit der Denkvorgänge waren von Süllwold bei beginnenden Schizophrenien seit 1971 als *„kognitives Gleiten"* (ständig interferierende Nebenassoziationen), als *Störung der selektiven Aufmerksamkeit* (die von zufälligen Reizqualitäten der Umgebung bestimmt und nicht fokussiert werden kann), als Störung der rezeptiven und expressiven Sprache beschrieben worden, von anderen Autoren als „Unvermögen, irrelevante Merkmale unbeachtet zu lassen", als ein *„zu breites Spektrum der Aufmerksamkeit"*. Ein *zu enges Aufmerksamkeitsspektrum,* Umstellungsunfähigkeit und Rigidität können am ehesten als *sekundärer Schutz- und Bewältigungsversuch* gegenüber Reizüberflutung, der von den verstärkt ablenkbaren Patienten aktiv herbeigeführt wird, erklärt werden (Huber et al., 1979, S. 146). Die Entstehung solcher Abschirmungsreaktionen ist u. E. hier ähnlich wie beim sekundären Autismus, den wir in seiner autoprotektiven Funktion als Bewältigungsversuch gegenüber primären Basisdefizienzen beschrieben und vom – primären – Autismus E. Bleulers abgehoben hatten (Gross et al., 1971 a, S. 205; 1973, S. 102; Huber, 1971 b, S. 242; 1973 a, S. 189). Auch hier zeigt sich, daß möglicherweise einige im BSABS bei den dynamischen Defizienzen rubrizierten Symptome, so die eben genannte Aufmerksamkeitseinengung, die Unfähigkeit zur Umstellung und zur Spaltung der Aufmerksamkeit (BSABS A.8.4), als Bewältigunsversuch gegenüber einer primären „Übereinschließung" (overinclusion), die vom Patienten z. B. als Gedankeninterferenz oder Gedankendrängen erlebt wird (BSABS C.1.1, C.1.3), aufzufassen sind. Ähnliches läßt sich für die Störung der emotionalen Resonanzfähigkeit, der positiven Zustands- und Fremdwertgefühle (A.6.1, A.6.3), postulieren, wenn man eine enge Verbindung einer kognitiven Grundstörung der Informationsverarbeitung mit emotionalen Reaktionen annimmt (s. o., S. 76; s. Gross & Huber, 1985 b).

Im einzelnen gehören zu den im BSABS definierten *kognitiven Denkstörungen* (s. 2.3.4: Anhang, S. 140) u. a. *Gedankeninterferenz* (C.1.1), *zwangähnliches Perseverieren* von Bewußtseinsinhalten (C.1.2), *Gedankendrängen* und Gedankenjagen (C.1.3), verschiedenartige *Blockierungs*phänomene (C.1.4), *Störungen der rezeptiven* (C.1.6) *und expressiven* (C.1.7) *Sprache* (L. Süllwold, s. S. 10) mit der Unfähigkeit, beim Lesen oder Hören Worte und längere Sprachsequenzen in ihrer Bedeutung zu erkennen, bzw. Erschwerung der Sprache mit defizienter Aktualisierung passender Worte, Beeinträchtigung sprachlicher Präzision und Wortflüssigkeit einschließlich *Danebenreden,* sofern es vom Patienten selbst wahrgenommen und mitgeteilt wird. Auch *Störungen der Vorstellungsfähigkeit,* der Revisualisation (C.1.14) und der *Diskriminierung von Vorstellungen und Wahrnehmungen* bzw. Phantasie- und Erinnerungsvorstellungen (C.1.15) sind hier rubriziert.

Ein schon einigermaßen charakteristisches kognitives Basissymptom ist die *Freisetzung und Persistenz der Eigenbeziehungstendenz,* der Subjekt-Zentrismus (C.1.17), der annähernd bestimmten Vorbereitungsfeldern der Wahnwahrnehmung (Huber, 1955) und den aktuellen anmutungsbetonten Wahnwahrnehmungen der Stufe 2 entspricht (Huber & Gross, 1977; Janzarik, 1959; s. o., S. 78). Auch dieses Phänomen läßt sich u. E. auf den Verlust an Erfahrungshierarchien, eine Übereinschließung mit Nivellierung der Deutungswahrscheinlichkeiten und einen pathologischen Funktionswandel in Richtung einer protopathischen auf Kosten der epikritischen Leistungsform der „kopernikanischen Einstellung" beziehen (s. o., S. 78). Der Patient ist infolge der Übereinschließungstendenz, der Unfähigkeit zur Selektion bestimmter, der Situation adäquater Reaktions- und Deutungstendenzen, unfähig zum „Ausschluß des Zufalls" (Berner, 1965; Huber & Gross, 1977, S. 147 ff.).

Auch *Störungen des unmittelbaren Behaltens* (des Ultrakurzzeitgedächtnisses), *des Kurzzeit- und Langzeitgedächtnisses* (C.1.8 bis C.1.10) sind in der Bonn-Skala bei den kognitiven Denkstörungen als besonders strukturierte Gedächtnisstörungen kognitiver Provenienz subsumiert.

2.1.7.2 Kognitive Wahrnehmungsstörungen

Bei den hier rubrizierten Basissymptomen (s. a. S. 47, 78) handelt es sich um einfache Wahrnehmungsveränderungen, bei denen die reale Umwelt zwar richtig erkannt wird, jedoch durch Intensitäts- und Qualitätsverschiebungen verändert, entstellt und verzerrt erscheint. Die hier registrierten Wahrnehmungsveränderungen erfüllen mit zwei Ausnahmen – Photopsien (C.2.2) und Akoasmen (C.2.4) – nicht die Kriterien von Halluzinationen oder illusionären Verkennungen. Sie betreffen überwiegend das optische und akustische, seltener das olfaktorische, gustatorische und taktile Sinnesgebiet.

Als Einzeltypen (s. a. 2.3.4: Anhang, S. 141) sind in der Bonn-Skala definiert: paroxysmales und phasenhaftes *Verschwommen- und Trübsehen* (C.2.1); *Überempfindlichkeit gegenüber visuellen Reizen* (Lichtüberempfindlichkeit), Photopsien und „Geblendet-Sehen" (C.2.2); eine Reihe anderer optischer Wahrnehmungsstörungen: *Mikro- und Makropsie, Wahrnehmungsveränderungen an Gesicht und/oder Gestalt anderer Menschen* einschließlich von Veränderungen der Gesichts-, Augen- oder Haarfarbe, *Wahrnehmungsveränderungen am eigenen Gesicht* (sog. Spiegelphänomen), *Metamorphopsie* und *Metachromopsie, Porropsie* und *Nahsehen*, Störungen der Schätzung von Entfernungen und der Größe von Gegenständen, *Doppelt- und Dreifach-, Schräg- und Schiefsehen, partielles* (unvollständiges) *Sehen* und *Scheinbewegungen von Wahrnehmungsobjekten* (C.2.3); weiter Geräuschüberempfindlichkeit (C.2.4); *Veränderungen von Intensität und/oder Qualität von Gehörswahrnehmungen*, abnorm langes Haften akustischer Wahrnehmungen (C.2.5); *Wahrnehmungsveränderungen auf olfaktorischem, gustatorischem und sensiblem Gebiet* (C.2.6); *Störung der Erfassung der Bedeutung von Wahrnehmungen* (C.2.7); *sensorische Überwachheit* (C.2.8); *Fesselung (Bannung) durch Wahrnehmungsdetails*, die gleichsam vom übrigen Wahrnehmungsfeld isoliert und herausgehoben erlebt werden (C.2.9); *Störungen der Kontinuität der Wahrnehmung der eigenen Handlungen* (C.2.10) und *Derealisation* (C.2.11).

Neben dem Verschwommen- und Trübsehen findet man auch *Veränderungen des Farbensehens* (z. B. werden die Farben ganz schwach und blaß gesehen) und „Farbigsehen" (Metachromopsie): die reale Wahrnehmungswelt erhält durchgehend eine bestimmte Färbung („es war, als wenn man alles durch eine gelbe Brille sieht"). Qualitative Veränderungen des Farbensehens können mit Scheinbewegungen feststehender Wahrnehmungsobjekte verbunden sein: „die Landschaft erschien mir wie verklärt, intensiv farbig und bewegte sich stark". Bei diesen Phänomenen bleibt es oft offen, ob es sich schon mehr um eine Veränderung der „Gefühlscharaktere", des Stimmungsmomentes der Wahrnehmungsinhalte handelt.

Dies gilt auch für die *Wahrnehmungsveränderungen an Gesicht und Gestalt anderer Menschen und am eigenen Gesicht*. Bei diesem sog. *Spiegelphänomen* nehmen die Patienten Veränderungen am eigenen Gesicht wahr und neigen dazu, ihr Gesicht im Spiegel sehr häufig und intensiv zu betrachten. Bei der *Metamorphopsie* wird ein Gegenstand in der Form verändert oder verzerrt wahrgenommen, bei der *Porropsie* erscheint alles in die Ferne, beim *Nahsehen* in die Nähe gerückt. *Scheinbewegungen von Wahrnehmungsobjekten* erleben die Patienten bevorzugt bei eigenen Bewegungen; deswegen sind sie bestrebt, sich möglichst wenig zu bewegen. Weitere bei C.2.3 registrierte kognitive Wahrnehmungsdefizienzen sind die *Auflösung der Geradlinigkeit gegenständlicher Konturen* i. S. einer Knickung, Krümmung oder Schlängelung und die *Dysmegalopsie*, bei der Gegenstände auf der einen Seite größer, auf der anderen kleiner gesehen werden.

Wie die Photopsien werden auch die *Akoasmen* nur dann als kognitive Wahrnehmungsstörungen (bei C.2.2 bzw. C.2.4) rubriziert, wenn ein positives (pathologisches) Realitätsurteil (eine „Außenprojektion") fehlt und die Gesichts- oder Gehörtäuschungen vom Patienten als Beschwerden und Störungen erlebt und berichtet werden.

Bei der *Störung der Erfassung der Bedeutung von Wahrnehmungen* wird klar Gesehenes nicht oder verzögert erkannt (C.2.7). Die *sensorische Überwachheit* (C.2.8) kann als „overinclusion" auf perzeptivem Gebiet aufgefaßt werden analog den kognitiven Denkstörungen Gedankeninterferenz (C.1.1) und Gedankendrängen (C.1.3).

Bei der *Fesselung durch Wahrnehmungsdetails* (C.2.9) treten diese auffällig hervor und wecken und fesseln die Aufmerksamkeit des Patienten; er muß seinen Blick auf diesen Wahrnehmungsausschnitt richten, obschon er es nicht möchte. Dabei fehlt auch hier, wie bei allen Basissymptomen, die Außenprojektion: das Phänomen wird nicht von außen oder anderen gemacht erlebt, es ist (noch) nicht zu einer Auflösung der Ichkontur gekommen.

Bei der *Störung der Kontinuität der Wahrnehmung der eigenen Handlungen* (C.2.10) berichtet der Patient, daß er oft kurzfristig nicht mehr weiß, was er soeben tat. Es handelt sich gewissermaßen um einen Verlust des „Handlungsfadens", entsprechend dem Verlieren des „roten Fadens", das den jeweiligen Gedankengang betrifft (C.1.4). Solche Kontinuitätslücken der Wahrnehmung des eigenen Verhaltens können, wie L. Süllwold zeigte und wie wir selbst beobachteten, zu der Befürchtung führen, unbeabsichtigt Auffälliges, Unübliches oder Schädliches zu tun oder bereits getan zu haben, ohne sich an diese Handlung erinnern zu können.

Er habe sich bei Fahrten mit seinem PKW wiederholt an bestimmte Zeiten und Strecken der Fahrt überhaupt nicht mehr erinnern können. „Ich dachte dann, ich hätte einen anderen Wagen gestreift oder einen Fußgänger angefahren, ohne es zu bemerken."

Die Wahrnehmungsstörungen treten *paroxysmal* und *phasisch* in passageren, Sekunden bis Stunden, gelegentlich auch Tage bis Wochen anhaltenden Stadien auf (s. Gross & Huber, 1972; Gross, 1985 b, c).

2.1.7.3 Kognitive Handlungs- und Bewegungsstörungen

Man kann die kognitiven Handlungs- und Bewegungsstörungen, ebenso wie die kognitiven Denk- und Wahrnehmungsstörungen, unter dem gemeinsamen Gesichtspunkt eines Unvermögens zur Unterdrückung konkurrierender Reaktionstendenzen, eines „Verlustes an Gewohnheitshierarchien" sehen. Hier sind im BSABS die *motorische*

Interferenz in bezug auf Bewegungs- und Sprachabläufe (C.3.1), die *motorische Blokkierung* (C.3.2), der *Automatismenverlust* (C.3.3), *psychomotorische Verlangsamung* und Störungen der psychomotorischen Organisation der Sprache (C.3.4) und selbst wahrgenommene (unwillkürliche) Bewegungsstörungen im Sinne von *Hyperkinesen* (C.3.5) erfaßt (s. 2.3.4: Anhang, S. 141).

Motorische Interferenzsymptome sind unwillkürlich einschießende, nicht steuerbare Bewegungsimpulse bzw. Bewegungsabläufe („Parakinesen") bis hin zum *Automatosesyndrom,* bei dem normalerweise willkürlich ausgeführte motorische Akte ohne und gegen den Willen des Patienten auftreten, ohne daß er die an ihm ablaufenden Bewegungen als von außen oder anderen gemacht erlebt (Huber, 1957 b, S. 507). Im Rahmen des Automatosesyndroms kann es auch zu *Blickkrämpfen* oder – wenn komplexe Sprachabläufe betroffen sind – zu *sprachlichen Fehlreaktionen* kommen.

„Ich mußte bestimmte Handlungen, z.B. Kopfschütteln, Hochziehen der Schultern, Drehbewegungen der Arme oder Mundöffnen und -schließen immer wieder ausführen, ohne daß ich es wollte. Die Bewegung lief ganz ohne mein Dazutun ab, die Glieder bewegten sich wie von selbst." – „Manchmal muß ich 20 mal hintereinander ein und dasselbe sagen, ohne daß ich es möchte."

Bei der *motorischen Blockierung* (C.3.2) erlebt der Patient Handlungsvollzüge als erschwert oder vollständig blockiert: Im letzteren Fall sprechen wir von *Bannungszuständen* (Huber, 1957 a, S. 201). Die bei klarem Bewußtsein plötzlich einsetzende motorische Blockierung kann vollständig oder unvollständig und dann durch willensmäßige Anstrengung noch überwindbar sein. Die Bannungszustände, in denen der Patient sich nicht bewegen und nicht sprechen kann, können als intensitative Steigerung des Typs 2 der Coenästhesien: Sensationen motorischer Schwäche (BSABS D.2, s. o., S. 42), aufgefaßt werden. Sie sind das Gegenstück des Automatosesyndroms: Dort laufen die Bewegungen ohne und gegen den Willen des Patienten ab, während er hier die „Ohnmacht des Bewegungsimpulses" erlebt. Beide Phänomene treten gewöhnlich anfallsartig auf und gehen rasch vorüber.

„Manchmal, besonders morgens nach dem Aufwachen, bin ich regelrecht blockiert, so daß ich nicht sprechen und mich nicht bewegen, auch die Augen nicht richtig einstellen kann. Der Zustand dauert gewöhnlich einige Minuten."

Auch hier gibt es, wie bei anderen Basissymptomen, *Übergänge zu produktiv-psychotischen Erlebnisweisen* der Stufe 3, d. h. hier zu leiblichen Beeinflussungserlebnissen. Ein Patient, der zuvor längere Zeit über Sensationen motorischer Schwäche (D.2) und Elektrisierungssensationen (D.5) ohne das Kriterium des „Gemachten" klagte, berichtet später, er habe sich unter der Einwirkung von Strahlen für mehrere Minuten nicht mehr bewegen und nicht mehr sprechen können.

Beim *Automatismenverlust* (L. Süllwold; BSABS C.3.3) können alltägliche, dem Patienten vertraute Handlungsabläufe und Tätigkeiten, die früher automatisch oder halbautomatisch abliefen, z. B. Anziehen, Waschen, Rasieren, Radfahren oder Kochen, nicht mehr oder nur noch unter großer willensmäßiger Anstrengung und maximaler Aufmerksamkeitszuwendung und mit viel größerem Zeitaufwand ausgeführt werden. Die früher ohne weiteres verfügbaren, durch viele Wiederholungen gefestigten Programme gehen mehr oder weniger weitgehend verloren.

Nach Süllwold ist der Automatismenverlust möglicherweise eine komplexere Störung, an derem Zustandekommen mehrere Basissymptome, z. B. Störung des unmittelbaren Behaltens (C.1.8), des Kurzzeitgedächtnisses (C.1.9) und Ablenkbarkeit durch interne oder externe Störreize (C.1.1) beteiligt sind.

Bei der vom Patienten selbst wahrgenommenen und beschriebenen *Verlangsamung psychomotorischer Abläufe* (C.3.4) kann es sich auch schon um einen Bewältigungspsychismus handeln, mit dessen Hilfe der Patient versucht, andere Basissymptome zu kompensieren.

Auch für die bei C.3.5 erfaßten Pseudospontan- und Pseudoexpressivbewegungen, die zum Teil den Charakter von extrapyramidal aussehenden Hyperkinesen haben, gilt, daß sie vom Patienten selbst wahrgenommen und berichtet werden müssen.

„Ich habe jetzt manchmal eine nicht unterdrückbare Bewegungsunruhe, die ich vor der Erkrankung nicht kannte. Ich muß mir dann die Hände reiben und mir ständig mit den Händen im Gesicht herumfahren." – „Oft muß ich mir am Ohrläppchen herumzupfen oder ständig mit den Händen über die Oberarme streifen."

Von den kognitiven Handlungs- und Bewegungsstörungen gibt es alle *Übergänge zu Erstrangsymptomen,* z. B. vom Automatosesyndrom: „meine Glieder bewegen sich manchmal wie von alleine", und von anderen Symptomen motorischer Interferenz, z. B.: „meine Mimik gerät manchmal ganz anders, als ich es möchte", oder von Phänomenen des Verlustes automatisierter Fertigkeiten: „ich muß mitten in der Bewegung innehalten und überlegen, wie es weitergeht", zu Symptomen 1. Ranges im Sinne der schizophrenen Störung des Icherlebnisses mit dem Kriterium des von außen und anderen Gemachten.

2.1.8 Bewältigungs- und Abschirmungsversuche

In den Selbstschilderungen der Basissymptome durch die Patienten sind oft schon Bewältigungsversuche, die in der Zusatzkategorie F des BSABS in 6 Einzelitems (s. 2.3.4: Anhang, S. 143) registriert sind, enthalten und schwer von den primären Basisphänomenen zu trennen. Eine grundsätzliche Unterscheidung ist dennoch erforderlich, weil die Bewältigungs- und Abschirmungspsychismen nicht die ursprünglichen Basissymptome sind, sondern Versuche, mit ihnen fertig zu werden, z. B. durch Vermeidung von Situationen, die die Basissymptome nach den Erfahrungen, die die Patienten im Verlaufe ihrer Erkrankung gemacht haben, auslösen oder verstärken, oder Bemühungen, die Basissymptome durch bestimmte Verhaltensweisen zu kompensieren oder doch in ihren Auswirkungen zu mildern. Am häufigsten ist das Bestreben, aktuelle Situationen zu vermeiden, die nach der Erfahrung des Patienten unangenehme, negative Folgen haben und sich ungünstig auf seinen Zustand auswirken. Bei der Auswertung des BSABS gehen die in der Hauptkategorie F rubrizierten Bewältigungsversuche, eben weil sie nicht die primären Basisdefizienzen sind, nicht in den Summenwert für die Basissymptome ein.

Die Verhaltensweisen der Bewältigung und Vermeidung beziehen sich bei unseren Patienten am häufigsten auf *arbeitsmäßige und andere körperliche oder geistige Anforderungen,* auf affektiv primär neutrale *Alltagssituationen,* die anscheinend die Toleranzschwelle der Informationsverarbeitungskapazität des Patienten überschreiten (s. S. 65; s. BSABS A.8.2 und B.1.3), weiter auf Situationen, in denen z. B. Verhaltensweisen, Äußerungen, Gespräche und Informationen (B.2.2) oder „fremdes Leid" (B.2.3, s. S. 66) gegenüber früher erhöht beeindrucken und zu indirekten Minussymptomen führen und deswegen nach Möglichkeit gemieden werden. Hierher gehört auch, daß die Kranken sich wegen der nach ihrer Erfahrung damit verbundenen

Gefahr der Manifestation oder Verstärkung von Basissymptomen oder der Auslösung von psychotischen Rückfällen nicht mit der früheren Psychose befassen möchten. Sie versuchen, ganz allgemein die Aktualisierung (Reaktualisierung) von affektiv negativ besetzten Erinnerungen zu inhibieren, die sich ungünstig auf ihren Zustand auswirken können.

Auch bei Verhaltensweisen wie Verlangsamung des Arbeitstempos, Beschränkung auf bestimmte Tätigkeiten oder Teilaspekte eines Arbeitsvorganges, Neigung zu schematisieren und überdetaillieren, Einengung des Aufmerksamkeitsfeldes, Umstellungsunfähigkeit und ,,Rigidität" handelt es sich häufig um Bewältigungsstrategien gegenüber kognitiven oder dynamischen Basisdefizienzen (s. 2.1.7.1, S. 81). Wenn die Patienten bei erhöhter Erschöpfbarkeit (BSABS A.1) während der Arbeit Pausen machen, sich setzen oder legen oder auch vor sie anstrengenden Arbeiten sehr früh zu Bett gehen, kann man auch hier noch von Bewältigungsversuchen sprechen, sofern es dem Patienten auf diese Weise gelingt, bestimmten arbeitsmäßigen Anforderungen doch noch zu genügen. Hierher gehört auch die aufgrund früherer negativer Erfahrungen bei den Kranken sich entwickelnde Überzeugung, sich nicht anstrengen zu dürfen.

Versuchen die Patienten bei Auftreten von Coenästhesien (D), durch Verhaltensweisen wie Trommeln gegen die Brust, gymnastische Übungen oder – bei thermischen Sensationen – Auflegen feuchter Tücher ,,zur Kühlung" die Beschwerden zu bekämpfen, kann man solche Reaktionen auf die Basissymptome kaum noch als Bewältigungsversuche bezeichnen, sofern man unter Bewältigungsversuchen und ,,coping behavior" grundsätzlich erfolgversprechende und nützliche Verhaltensweisen versteht, solange diese nicht ihrerseits durch Fixierung und Stereotypisierung (s. S. 113) Störungscharakter gewinnen. Die mit dem Auftreten von Basisdefizienzen verbundene Angst als unmittelbare gefühlsmäßige Reaktion auf das Erleben einer kognitiven Denk- und Wahrnehmungsstörung ist noch kein Bewältigungsversuch.

Süllwold fand acht Vermeidungsreaktionen, die die Patienten auf die Frage ,,was mir hilft und meinen Zustand bessert" angeben (s. S. 35). Dabei versuchen die Patienten am häufigsten, Unruhe um sich herum zu vermeiden. Derartige Vermeidungsreaktionen sind bei unseren Patienten besonders gegenüber dem Basissymptom: Minderung der Belastungsfähigkeit gegenüber alltäglichen sozialen Situationen, die die individuelle Informationsverarbeitungskapazität des Patienten überfordern (BSABS A.8.2, B.1.3), häufig.

Die Vermeidungsreaktionen beziehen sich dann z. B. auf Unterhaltungen von oder mit Menschen, auf Gegenwart zu vieler Menschen, zu viele oder widersprüchliche Reize bei geselligen Veranstaltungen, in Kaufhäusern, öffentlichen Verkehrsmitteln, im Straßenverkehr und/oder auf optische und akustische Stimulation durch elektronische Medien (s. S. 57). Andere von den Frankfurter Patienten angegebene Bewältigungsversuche, wie Konzentration auf wenige Aktivitäten, langsames Arbeiten und Meiden von Gefühlserregung, die Bedeutung für die Selbststabilisierung gewinnen, können auf im BSABS definierte dynamische Basisdefizienzen wie erhöhte Erschöpfbarkeit (A.1), Minderung an Spannkraft und Energie (A.3), Beeinträchtigung der emotionalen Resonanzfähigkeit (A.6.1) und erhöhte Beeindruckbarkeit (B.2.1, B.2.2, B.2.3) bezogen sein oder auf kognitive Denk-, Wahrnehmungs- und Handlungsstörungen (C.1, C.2, C.3). So versuchten die Bonner Patienten, Störungen der visuellen Erfassung von Sprachlichem (der rezeptiven Sprache nach Süllwold, BSABS C.1.6), wenn sie z. B. Wortfolgen und Sätze beim Lesen in ihrer Bedeutung nicht oder nur mit Mühe und unvollständig auffassen, durch langsames oder lautes (Mitsprechen) oder mehrfaches Lesen auszugleichen, Störungen der expressiven Sprache (BSABS C.1.7) durch häufigen Gebrauch eingeschliffener Wendungen und allgemeiner Redensarten oder dadurch, daß sie sich selbst nicht aktiv am Gespräch beteiligen, soweit sie nicht Gesprächen überhaupt aus dem Wege gehen.

Die autoprotektive Funktion schizophrener Zurückgezogenheit i. S. des *„sekundären Autismus"* wurde mehrfach hervorgehoben (s. Gross et al., 1971 a; s. S. 64). Ähnliche Schutzfunktionen können Einengung des Aufmerksamkeitsspektrums, Minderung von Flexibilität und Umstellungsfähigkeit bis zur ausgesprochenen Rigidität haben (s. S. 81), die als (sekundärer) Bewältigungsversuch, als aktiv herbeigeführte Schutzmaßnahme gegenüber Reizüberflutung (s. u. a. BSABS A.8.2 und A.8.4; B.1.2 bis B.1.4) psychologisch verstehbar sind. Gerade bei langfristig persistierenden Basisstadien, den reinen Residualzuständen, wird deutlich, in welchem Umfang die Patienten die von ihnen als solche erlebten Defizienzen zu kompensieren versuchen (s. Huber et al., 1979, S. 129, S. 147). Damit hängt zusammen, daß die uncharakteristischen reinen Residuen eine weit höhere *soziale Heilungschance* haben als die charakteristischen Residualzustände und Defektpsychosen. In der Bonn-Studie waren von den Patienten mit charakteristischen Residuen i. w. S. (Typ 10 bis 15, s. Huber et al., 1979, S. 98) nur 25 %, dagegen von den Patienten mit uncharakteristischen Residuen annähernd 60 % sozial geheilt. Die Chancen der Rehabilitation werden durch die dynamischen und kognitiven Defizienzen der uncharakteristischen reinen Residuen zwar auch in nicht unerheblichem Maße, aber doch, weil hier, dank der intakten Selbstwahrnehmung und Einsicht, Bewältigungs- und Selbsthilfebemühungen der Kranken möglich und wirksam sind, weit weniger beeinträchtigt als durch die psychotischen Entäußerungen und Persönlichkeitswandlungen der charakteristisch schizophrenen Syndrome. Erfolg oder Mißerfolg von Therapie und Rehabilitation hängen in hohem Maße davon ab, ob und inwieweit am jeweiligen Zustandsbild eine oder beide *„Komponenten der Irreversibilität"*, die reine Potentialreduktion oder, wie wir heute sagen würden, die *reine Defizienz* mit dynamischen und kognitiven Basissymptomen, und eine fixierte persönlichkeitsabhängige *Strukturverformung* beteiligt sind (s. Huber et al., 1979, S. 94 ff., S. 165).

Auch für die *Behandlung mit Psychopharmaka* gilt, daß Strukturverformungen in aller Regel nicht beeinflußbar sind, während die dynamischen und kognitiven Basisdefizienzen in gewissem Umfange beeinflußt werden können (Huber, 1964 b, 1966 a, 1968 a, 1981 a; Huber et al., 1979, S. 165). In den postpsychotischen reversiblen oder nicht mehr rückbildungsfähigen Basisstadien und ebenso in den präpsychotischen Vorpostensyndromen und Prodromen mit psychopathologisch und testpsychologisch faßbaren Zeichen einer dynamischen und kognitiven Defizienz (s. 119) ist ein vorsichtiger Behandlungsversuch mit profilierten Thymoleptika vom Typ des Desipramin angezeigt, während sedierende Neuroleptika sich hier oft ungünstig auswirken. Eine Erhaltungsmedikation mit mehr aktivierend wirkenden Thymoleptika kann in vielen Fällen über eine stetige Anhebung des dynamischen Niveaus zu einer Besserung führen. Dabei wird man, zumal in den postpsychotischen Basisstadien nach Remission der produktiv-psychotischen Phase, um eine Provokation der Psychose i. e. S. zu inhibieren, Thymoleptika mit einer neuroleptischen Erhaltungsmedikation kombinieren. Bis heute fehlen immer noch echte Langzeitthymoleptika mit analogem Wirkungsprinzip wie die Langzeitneuroleptika vom Typ des Pimozid (Orap), d. h. Pharmaka, die durch eine in der Wirksubstanz selbst gelegene Effektivität eine lang anhaltende Beeinflussung der dynamischen und kognitiven Defizienzen herbeiführen und so den Zustand von Patienten mit reinen Defizienzsyndromen (reinen Residuen) verbessern können.

Bewältigungsversuche in dem hier gemeinten Sinne beschränken sich auf die Selbsthilfestrategien gegenüber den von Patienten als Störung wahrgenommenen Basisdefizienzen. Was sonst in der Literatur als Bewältigungs- oder Kompensationsversuche bei schizophrenen Erkrankungen bezeichnet wurde, bezieht sich auf die Psychose i. e. S. und umfaßt alles, was schon von der älteren Psychiatrie als *„Wahnarbeit"* beschrieben und von den primären psychotischen Phänomenen unterschieden wurde (s. Huber & Gross, 1977, S. 6, 17 f., 105 f., 112 f.). Hier handelt es sich im allgemeinen nicht um Bewältigungs- und Kompensationsbemühungen, die tatsächlich für die soziale Anpassung und Rehabilitation des Patienten günstig und nützlich sind und die z. B. bei den persistierenden Basisstadien maßgeblich an der hier – im Vergleich mit den charakteristischen Defektpsychosen – relativ günstigen sozialen Remission (s. S. 87) beteiligt sind.

Zur „Wahnarbeit" gehört z. B. die von Binswanger (1957) beschriebene *„kompensatorische Funktion des Wahns"* als Versuch der Erträglichmachung der unbestimmten und unheimlichen Wahnstimmung durch Konkretisierung, d. h. Entwicklung ausgeformter schizophrener End- und Überbauphänomene, die dem Patienten einen „Halt im Konkreten" verschaffen sollen (Huber & Gross, 1977, S. 112). Am Beispiel der Wahnwahrnehmungen der Stufe 3 ließ sich zeigen, daß auch hier sehr häufig hinsichtlich der konkreten, besonderen Bedeutung, d. h. des mehr oder weniger weitgehend psychogen-biographischen Anteils der Wahnwahrnehmung, keine definitive Konstanz und Transparenz für den Patienten resultiert. Auch nach Innewerden einer bestimmten Bedeutung bleibt für viele Kranke noch Unklarheit und Unsicherheit. Auch die ausgeformten Wahnwahrnehmungen der Stufe 3 können so nicht uneingeschränkt i. S. der von Binswanger intendierten „kompensatorischen Funktion des Wahns" als Umwandlung einer unbekannten Bedrohung in eine bekannte, als durch den „Halt im Konkreten" gewonnene Beruhigung verstanden werden.

2.1.9 Konsequenzen für Therapie und Rehabilitation

Für die Praxis der Therapie und Rehabilitation (s. a. o. S. 87) ist die Feststellung bedeutsam, daß fast alle Kranken in Basisstadien wissen, was für sie günstig und zuträglich und was ungünstig und schädlich ist (s. S. 65) und bewußt Bewältigungs- und Selbsthilfestrategien entwickeln (s. S. 85 ff.). Die Selbstwahrnehmung der Basissymptome ist die Voraussetzung für die vielfältigen Bemühungen der Patienten, mit den Basisdefizienzen fertig zu werden und zwar auch dann, wenn sie, wie die große Mehrzahl der Patienten der Bonn-Studie mit persistierenden Basisstadien (reinen Residuen), keine ärztliche Hilfe in Anspruch nehmen und weder medikamentös noch psycho- oder soziotherapeutisch behandelt werden. Solche Beobachtungen und Ansätze geben Einblicke in Interaktionen zwischen Basissymptomen und Verhaltensstrategien zur Verringerung der Auswirkung der Basisdefizienzen (s. S. 85 ff.; s. Süllwold, 1983 a; Gross & Huber, 1985 a) und ermöglichen Angehörigen und Therapeuten manche, zunächst nicht oder schwer verständliche Verhaltensweisen als sinnvolle autoprotektive Bewältigungs- und Abschirmungsversuche zu verstehen.

Für die *klinische Nutzbarmachung des Basisstörungskonzeptes* (Gross & Huber, 1985 a) muß man sich immer wieder vergegenwärtigen, daß die Basissymptome hinsichtlich Auftreten und Ausprägung ohne erkennbaren Anlaß, d. h. *endogen,* aber auch *in Abhängigkeit von Situationen und Beanspruchung* eine außerordentliche *Fluktuation* zeigen und die von ihnen konstituierten Basisstadien unterschiedliche Grade von *Prozeßaktivität* aufweisen können. Arbeitsmäßige Beanspruchung, emotionale Stimulation und soziale Alltagssituationen, die die individuelle Informationsverarbeitungskapazität überfordern, können die Basissymptome verstärken oder überhaupt erst in einem störenden Ausmaß provozieren. Diese *Störanfälligkeit unter bestimmten kritischen Bedingungen und typischerweise schon unter Alltagsanforderungen* bedeutet immer eine Minderung der Leistungsfähigkeit des Erkrankten und erklärt auch, daß die Basisdefizienzen in geschützter, z. B. klinischer Umgebung nicht oder weniger stark in Erscheinung treten. Hinsichtlich der emotionalen Stimulation können negative, z. B. abwertende oder auch allgemein verstärkte emotionale Reaktionen der Umwelt die Selektionsschwäche, die infolge des „partiellen Zusammenbruchs von Gewohnheitshierarchien" (s. 2.2.1.2, S. 96 f.) unzulängliche Selektion der jeweils passenden Reaktions- und Verhaltensweisen und die Auslösung konkurrierender unpassender Reaktionstendenzen erhöhen und fördern. Dies kann den ungünstigen Einfluß von Umgebungsvariablen i. S. der sog. „expressed emotions" naher Angehöriger und Bezugspersonen (deren Kommunikation mit den Patienten von häufigen und starken Gefühlsäußerungen begleitet wird) erklären.

Die Selbstschilderungen der Patienten in Vorpostensyndromen und Prodromen, im Vorfeld unmittelbar vor Ausbruch der Psychose, doch auch in den postpsychotischen reversiblen oder den persistierenden Defizienzsyndromen mittlerer und späterer Stadien, zeigen die *Auseinandersetzung der Patienten mit ihren Basissymptomen,* den von der Umgebung oft nicht bemerkten Kampf mit den Störungen. Die Kranken können oft sehr gut, distanziert und differenziert über ihre Bemühungen berichten, mit den Basissymptomen, z. B. den kognitiven Denk- und Wahrnehmungsstörungen, der Gedankeninterferenz, der Beeinträchtigung der Leitbarkeit der Denkvorgänge, den Behinderungen der passiven und aktiven Sprache beim Lesen oder Hören, im Gespräch oder bei Fernsehsendungen (s. 2.1.7.1, S. 79 ff.), oder der erhöhten Beeindruckbarkeit durch alltägliche Ereignisse und „fremdes Leid" (s. 2.1.4, S. 66 f.), fertig zu werden. Die Verlaufsbeobachtung zeigt, wie bei allmählicher Zunahme der Basisdefizienzen auch für die Umgebung, für Angehörige oder Arbeitskollegen erkennbare, dann schwer oder kaum mehr verständliche Äußerungen und Auffälligkeiten des Verhaltens resultieren, die Conrad (1958) als „Trema" beschrieb. Hier gibt es alle *Übergänge zur manifesten Psychose,* in der die Selbstwahrnehmung der Defizienzen als Defizienzen und damit auch die Fähigkeit zur Auseinandersetzung mit ihnen und zur kritischen Distanzierung unter Auflösung der Ichkontur und Durchlässigwerden der Ich-Umwelt-Schranke verlorengeht, oft nicht definitiv, sondern nur passager, wie wir bei Kranken mit paranoid-halluzinatorischen Psychosen und am Beispiel der Wahnwahrnehmung dargestellt haben (Huber & Gross, 1977, S. 117 ff.).

Aus dem Basisstörungskonzept läßt sich folgern, daß generell für an Schizophrenie Erkrankte Bedingungen zu schaffen sind, die das Risiko für eine Provokation oder Verstärkung kognitiver Störungen verringern. Hierzu gehören neben neuroleptischer, evtl. auch thymoleptischer Erhaltungsmedikation *strukturierte Behandlungs- und Rehabilitationsprogramme,* die die Basissymptome mit ihren unterschiedlichen Ausprägungsschwerpunkten berücksichtigen (s. a. S. 113 f.). Daß durch bestimmte Psychopharmaka die produktiv-psychotische Komponente und auch die dynamischen und kognitiven Defizienzsyndrome der Stufe 2 und im Übergang zu Stufe 3 in nicht unerheblichem Umfange günstig beeinflußt werden können, während die persönlichkeitsbezogene verfestigte Strukturverformung durch die Pharmakotherapie nicht erreicht wird (Huber, 1966 b, 1968 a, b, c; Janzarik, 1962, 1969; s. a. S. 87), weist darauf hin, daß es sich nicht um rein symptomatische Effekte handelt, die *Pharmakotherapie* vielmehr, wenn auch noch relativ ungezielt, in eine fundierende Störung der Informationsverarbeitung einzugreifen imstande ist. Im Rahmen seines strukturdynamischen Konzeptes hat Janzarik darauf hingewiesen, daß ein Teil der Basisphänomene, vor allem, aber nicht nur, die „Phänomene der Substrataktivität" sehr rasch auf Neuroleptika ansprechen, und diese Erfahrung als ein Argument anerkannt, das einer „strikten Insuffizienzhypothese" entgegensteht. Einige unserer Befunde sprechen dafür, daß die Langzeitprognose der Erkrankung um so günstiger und Vollremissionen um so häufiger sind, je früher, unter Einbeziehung auch der Prodrome, eine adäquate Psychopharmakotherapie begonnen wird. Wir konnten dies für die Verläufe mit perakuter und akuter psychotischer Erstmanifestation wahrscheinlich machen (Gross et al., 1983). Früherkennung und Frühbehandlung von Vorpostensyndromen können vermutlich nicht nur die Manifestation der Psychose, sondern auch die Entwicklung von persistierenden Basisstadien oder, wenn die Behandlung erst mit der beginnenden produktiven Psychose einsetzt, die Entstehung verfestigter Strukturverformungen inhibieren.

2.2 Bedeutung des Basisstörungskonzeptes für Klinik und Psychopathologie, Verlaufs- und Ursachenforschung bei den Schizophrenien

2.2.1 Phänomenaler, transphänomenaler und präphänomenaler Bereich des Basisstörungskonzeptes

Auf ein hypothetisches präphänomenal-somatisches Substrat, Transmitterchemie und Neurophysiologie und die Indizien, die für eine Somatosehypothese und hier für eine Limbopathie bei den Schizophrenien oder einer Teilgruppe der Schizophrenien sprechen, sind wir andernorts eingegangen (Huber, 1976 b, 1980, 1985 a). Dabei wurde ein Modell benutzt, das den Basissymptomen des phänomenalen Bereichs im transphänomenalen Bereich *eine* gemeinsame Basisstörung oder mehrere solcher Basisstörungen als arbeitshypothetischen Anschluß an die präphänomenalen, neurochemischen und neurophysiologischen Normabweichungen unterstellt.

Schizophreniekonzepte, zumal solche, die psycho- und somatopathologische Befunde in Beziehung zu setzen versuchen, können auf Substruktionen und Begriffe mit phänomenal-transphänomenalem Doppelaspekt vorerst nicht verzichten. Im Basisstörungskonzept wurden hierfür früher mehr dynamologische Begriffsprägungen verwendet, z. B. „Reduktion des psychischen energetischen Potentials" (Conrad, 1958) oder „dynamische Insuffizienz" (Janzarik, 1959; s. Huber, 1961, 1966 b), später Konstrukte wie „Verlust von Gewohnheitshierarchien" und „kognitive Primärstörungen" (Süllwold, 1971, 1973; Huber, 1973 a, 1976 a), die einen großen Teil der Basissymptome wahrscheinlich besser erfassen und auch die Ergebnisse der experimentellen Schizophrenieforschung berücksichtigen (Buss & Lang, 1965; Broen & Storms, 1966; Broen, 1968; L. Süllwold, 1971, 1977). Die Befunde der psychiatrischen und experimentellen Forschung können mit Hulls Prinzip einer „konditionierten Hierarchie zielgerichteter Reaktionstendenzen" als *Verlust an Gewohnheitshierarchien* erklärt werden.

Danach aktualisiert jede Information genau die Tendenz, die aufgrund vorausgelaufener Konditionierungsprozesse mit der höchsten Gewohnheitsstärke an den einlaufenden Reiz assoziiert ist. Diese „Bahnung durch Erfahrung" wirkt sich auf die Verbindungen geringerer Stärke gegenläufig als Hemmung aus. Weil der Rückkoppelungsprozeß zwischen Reizfilterung und Decodierung von Erfahrungen aus dem Langzeitspeicher normalerweise auf die jeweils dominante Reaktionstendenz eingeschränkt ist, braucht bei der Informationsverarbeitung nicht der gesamte Langzeitspeicher durchmustert zu werden. Verfällt die Hierarchie durch Nivellierung der Gewohnheitsstärken, d. h. der Deutungs- und Reaktionswahrscheinlichkeiten, sind störende Interferenzen durch irrelevante Reizaspekte und konkurrierende Reaktionstendenzen, die nicht unterdrückt werden können, die Folge (Broen & Storms, 1966).

Der Verlust von Gewohnheitshierarchien und damit des selektiven Einflusses der Erfahrungen konstituiert wesentlich die Grundstörung der Informationsverarbeitung, die wir im Basisstörungskonzept als transphänomenale Substruktion aufgenommen und im präphänomenalen Bereich als protopathischen Funktionswandel, der vermutlich an das limbische System gebunden ist, aufgefaßt haben. *Durch den transphänomenalen Charakter und neuropsychologischen Zwischenstatus ist die kognitive Grundstörung der Informationsverarbeitung geeignet, die aus ihr abgeleiteten, relativ „substratnahen Basissymptome" auf die genetisch-neurochemisch-neurophysiologischen Befunde zu beziehen* (Huber, 1976 b; Huber & Gross, 1977; Huber et al., 1979; Klosterkötter, 1982).

Wir unterscheiden also neben dem *somatisch-präphänomenalen* und *transphänomenalen* den *phänomenalen* Bereich, der hier vorrangig interessiert. Die ihm zuzurechnenden *Basissymptome* (Huber, 1983 b; Gross 1985 b, c) oder *Basisphänomene* (Janzarik, 1983) sind unter Nutzung der erhaltenen Selbstwahrnehmung anhand der Selbstschilderungen der Kranken als Basissymptome der Stufen 1 und 2 zu eruieren (s. u. S. 93). Die *Abb.1* (s. S. 92) gibt in Anlehnung an Klosterkötter eine grobschematische Darstellung des Basisstörungskonzeptes.

Basissymptome lassen Analogien zu Symptomen bei charakterisierbaren Hirnerkrankungen erkennen, die wir für die Coenästhesien (Huber, 1957 a, 1957 b; s. 2.1.1, S. 41 ff.) und die kognitiven Denk- und Wahrnehmungsstörungen (Huber, 1966 b; Gross & Huber, 1972; Huber et al., 1979; s. 2.1.7, S. 75 ff.) dargestellt haben. Die Mehrzahl der Basissymptome können durch – funktionelle und potentiell reversible – pathologische Vorgänge in Schlüsselstrukturen des *limbischen Systems* im weiteren Sinne (d. h. einschließlich der Verbindungen zu Hypothalamus und Thalamus) erklärt werden (s. Huber, 1973 a, 1976 a, 1982, 1985 a). So wurden die Coenästhesien mit einem „*Versagen des thalamischen Reizmilderungsapparates*" und später mit einer an bestimmte limbische Neuronensysteme gebundenen Störung der selektiven Filterung erklärt (Huber, 1957 a, 1976 b); der „Verlust an Leitbarkeit der Denkvorgänge" (Huber, 1964 d, 1966 b) und die Wahrnehmungsstörungen (Gross & Huber, 1972) als „*Störungen der Selektionsprozesse der Informationsverarbeitung* und damit des für die Steuerung der cerebralen Filter- und Abschirmungsvorgänge maßgeblichen integrativen Systems" als Übereinschließungsphänomene infolge eines defekten Filtermechanismus und eines Verlustes an Gewohnheitshierarchien. Die von den Kranken als Denk-, Konzentrations- und Gedächtnisstörungen geschilderten Beeinträchtigungen *der selektiven Aufmerksamkeit* wurden schon seit langem als Unvermögen, irrelevante Merkmale unbeachtet zu lassen, als ein „zu breites Spektrum der Aufmerksamkeit" angesehen (s. 2.1.7.1, S. 81). Ein *zu enges Aufmerksamkeitsspektrum, Umstellungsunfähigkeit* und *Rigidität* läßt sich als ein von den Patienten aktiv herbeigeführter sekundärer Schutz- und Bewältigungsmechanismus gegenüber Reizüberflutung und Reizschutzlosigkeit infolge der Filterstörung erklären (s. 2.1.8, S. 87). Die Entstehung

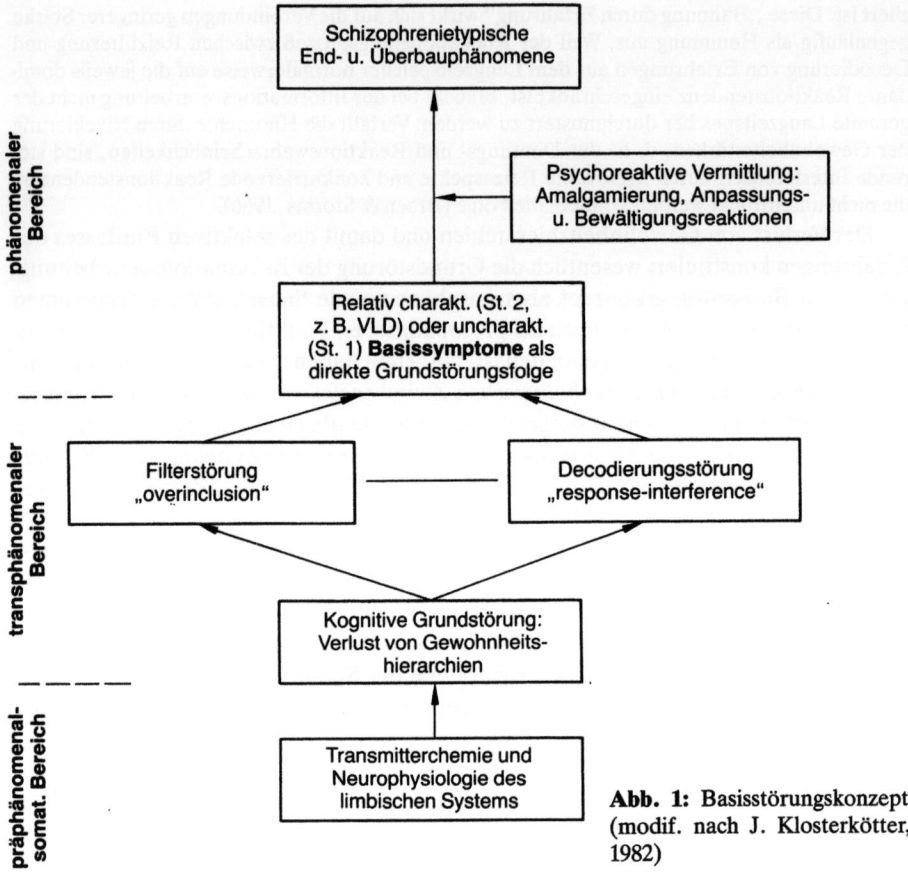

Abb. 1: Basisstörungskonzept (modif. nach J. Klosterkötter, 1982)

scheint bei der Aufmerksamkeitseinengung und „Rigidität" ähnlich zu sein wie beim *sekundären Autismus,* den wir in seiner autoprotektiven Funktion als Bewältigungsversuch gegenüber Basisdefizienzen beschrieben und vom primären Autismus der Bleulerschen Schule abgehoben hatten (Gross et al., 1971 a; s. o., S. 81).

Der Vergleich unseres Basisstörungskonzeptes mit der assoziationspsychologisch geprägten *Schizophrenietheorie von E. Bleuler* ergibt neben Gemeinsamkeiten Unterschiede in der Spezifitätsfrage und – zumal hinsichtlich des Schizophreniekonzeptes von M. Bleuler – in der Auffassung der postpsychotischen Residuen bzw. Basisstadien und Basissymptome. Während das Basisstörungskonzept für die schizophrenen Endphänomene, ähnlich wie E. Bleuler, eine „psychisch-reaktive Vermittlung", d. h. eine psychogene, personal-biographische Komponente annimmt und vermutet, daß die Endphänomene durch die Amalgamierung der Basissymptome mit der „anthropologischen Matrix" (s. o., S. 61) resultieren (auch nach E. Bleuler schafft der Prozeß nur die Disposition, auf der psychodynamische Momente die akzessorischen Symptome entwickeln), werden die Basissymptome selbst relativ substratnah und morbogen qualifiziert. So fassen wir die postpsychotischen Residuen, d. h. die reversiblen und persistierenden Basisstadien (die „reinen Residuen"), nicht vorrangig als psychologisch verständliche Folge der „Verarbeitung des unheimlichen und ungeheuerlichen Erlebens in der Psychose" (E. und M. Bleuler, 1979, S. 431), sondern als substratnahe, im Kern morbogene Stadien der Erkrankung und die sie konstituierenden Basisdefizienzen als Indikatoren für eine oder mehrere somatische Basisstörungen auf. Die Störungen der Wahrnehmung, des Gedächtnisses und der Aufmerksamkeit, im Basisstörungskonzept die kognitiven Denk-, Wahrnehmungs- und Handlungsstörungen (BSABS C.1 bis C.3), gelten als relativ substratnahe primäre Symptombildungen, als subjektive Aspekte des psychologischen Defizits und nicht als „sekundäre Störungen von Funktionen, die primär intakt bleiben" (E. & M. Bleuler, 1979, S. 403). Unsere langfristigen Verlaufsstudien belegen, daß die hierher gehörigen Basissymptome auch schon *vor* der Erstmanifestation der Psychose im engeren Sinne in den präpsychotischen Prodromen und Vorpostensyndromen vorkommen und hier wie in den postpsychotischen Basisstadien relativ substratnahe primäre Symptombildungen sind. Doch sind diese Basissymptome und Basisstadien phänomenologisch-psychopathologisch nicht *stets* spezifisch schizophren, vielmehr über weite Strecken erscheinungsbildlich mehr oder minder uncharakteristisch, während nach dem Bleulerschen und den meisten anderen Schizophreniekonzepten „das spezifisch Schizophrene *stets* mit dabei" (Wyrsch, 1960) ist. Daß die postpsychotischen Basisstadien nicht einfach die psychologisch verständliche Folge des Erlebnisses der Psychose sind, die von den Patienten nicht bewältigt und verarbeitet werden kann, dafür sprechen auch eine Reihe von Befunden der Bonn-Studie. So remittiert unser monophasischer Verlaufstyp I vollständig, obschon die durchschnittliche Verlaufsdauer der einzigen produktiv-psychotischen Phase mit 17 Monaten erheblich länger ist als beim Verlaufstyp IV, der gleichfalls nur eine einzige psychotische Exazerbation aufweist, aber nach einer durchschnittlichen Dauer von nur 10 Monaten regelmäßig in ein persistierendes Basisstadium nach Art des reinen Defektzustandes einmündet (Huber et al., 1979, S. 194).

Daß es bei drei Patienten des Verlaufstyps I noch nach einer Dauer der ersten und einzigen psychotischen Phase von 7, 9 und 20 Jahren zu einer Vollremission ohne residuale dynamische oder kognitive Basisdefizienzen oder Zeichen einer Strukturverformung kam, belegt wiederum, daß sich auch nach jahre- und selbst jahrzehntelanger kontinuierlicher Persistenz einer Psychose nicht notwendig ein reines Defizienzsyndrom und/oder eine Strukturverformung (als „2. Komponente der Irreversibilität" – s. S. 87) entwickelt.

Die 61 Patienten unseres polyphasischen Verlaufstyps II erlebten durchschnittlich 4,8 produktiv-psychotische Phasen, die alle und auch nach der letzten psychotischen Manifestation psychopathologisch wieder vollständig ohne Residuen remittierten (s. Huber et al., 1979, S. 189). *Auch dieser Befund zeigt, daß es nicht das Erlebnis der Psychose ist, sondern die kognitiven und dynamischen Basisdefizienzen, die von den Patienten nicht oder nicht zureichend verarbeitet bzw. bewältigt werden können.*

2.2.1.1 Phänomenaler Bereich: Basissymptome der Stufe 1 und 2, produktiv-psychotische Symptome und schizophrene Endphänomene

Wir hatten bei den Basissymptomen die uncharakteristischen Stufe-1- und die schon einigermaßen eigentümlichen Stufe-2-Symptome unterschieden, aus denen dann die Endphänomene der Stufe 3 hervorgehen (s. S. 64). Die Entwicklung geht von Stufe 1 über Stufe 2 zur Stufe 3 und umgekehrt; die Umkehr, z. B. Rückbildung von leiblichen Beeinflussungserlebnissen der Stufe 3 auf Coenästhesien der Stufe 2 (und auch blande

Hypochondrismen der Stufe 1), ist so lange möglich, als nicht auf Stufe 3 eine Fixierung und Automatisierung eintritt, die nach dem Janzarikschen Prinzip der Kohärenz von Dynamik und Struktur über eine verfestigte strukturelle Verformung auf der Grundlage eines disponierenden Persönlichkeitsfaktors, d. h. nicht primär morbogen, zustandekommen könnte (Janzarik, 1968, 1969).

Gegenüber E. Bleuler, der nicht nur eine Durchgängigkeit der schizophrenen Symptomatik von den akuten zu den chronischen Zuständen, sondern darüber hinaus auch ein Sichtbarwerden der schizophrenen „Spaltung" und Desintegration in besonders reiner, von allem Beiwerk befreiter Form im sog. Endzustand annahm, sah Berze (1914), der Prozeß- und Defektsymptome zu unterscheiden versuchte, nicht in der Spaltung, sondern in der „primären Insuffizienz der psychischen Eigenaktivität" das Wesentliche der schizophrenen Seelenstörung. Aus dieser, auch als „Hypotonie des Bewußtseins" umschriebenen Grundstörung versuchte Berze auch die produktive schizophrene Symptomatik abzuleiten und die Psychose, ähnlich wie später Ey und Conrad, als Ausdruck eines energetischen Defizits, eines Potentialabbaus zu begreifen (Huber, 1966 b, S. 410; s. o., S. 71). Doch wurde der durch die späteren Langzeitstudien ermittelte Tatbestand, daß die typisch schizophrene Psychose bei vielen Kranken im Verlauf in den Hintergrund tritt und die dann erkennbaren „reinen Defektsyndrome" eher bestimmten organischen Schwächezuständen als einem schizophrenen Zerfall entsprechen, von Berze und von der späteren Schizophrenieforschung jahrzehntelang kaum gewürdigt. Hinsichtlich des „reinen Defektes" (Huber, 1961) meinten wir später (1966 b), daß die *Insuffizienzhypothese* (s. S. 71) gerade bei reinen Defizienzsyndromen mit der hier häufigen Inklination zu Coenästhesien und phasenhaften dysthym-subdepressiven Verstimmungen doch geeignet erscheine, die defektuösen und zumindest einen Teil der psychotischen Aspekte, nämlich der Basissymptome der Stufe 2 im Übergang zu Stufe 3, aus dem „Hypo" zu interpretieren und so der Empirie der Verläufe gerecht zu werden. Wir hatten hier seinerzeit vor allem auf die enge Koppelung von Asthenie, Coenästhesie und Dysthymie als „phänomenale Vorzugsaspekte reiner Defektsyndrome und Basisstadien" hingewiesen (Huber, 1966 b, S. 420). Damit waren aber noch nicht die eigentlichen psychotischen, für die Schizophrenie beweisenden, zumal wahnhaften und halluzinatorischen Phänomene aus der „Hypophase" der dynamischen Insuffizienz, der Potentialreduktion erklärt. Wenn also auch die statistische Auswertung die Häufung und enge Koppelung von Coenästhesien und dysthymen Verstimmungen auf dem Hintergrund post- und präpsychotischer Basisstadien bestätigte und sich hier eine enge und letztlich biologisch verankerte Verbindung dieser Symptomgruppen zeigte, Coenästhesien und depressive Phasen hier eine passagere oder persistierende Defizienz vorauszusetzen schienen, bleibt die Frage nach der Entstehung zumal der komplexen, diagnostisch relevanten, typisch schizophrenen Endphänomene unbeantwortet. Hierfür nahmen wir, ähnlich wie E. Bleuler, eine psychogene, in Persönlichkeit und Lebensgeschichte und/oder in der mehr kollektiven „anthropologischen Matrix" begründete Komponente in Anspruch und meinten, daß in den voll ausgeformten, chronischen schizophrenen Psychosen die mehr allgemeinmenschliche, kollektive oder individuelle „anthropologische Matrix" (Weitbrecht), die dem Menschen als Menschen zur Verfügung stehenden Möglichkeiten des Erlebens und Reagierens, in der Verklammerung mit den elementaren, ich- und persönlichkeitsfernen Funktionsstörungen, die diagnostisch relevanten, typisch schizophrenen End- und Überbauphänomene als „Überbau der menschlichen Psyche" über vergleichsweise elementaren Basissymptomen (im Sinne von Clerambault), erst konstituiere (Huber, 1967 a; Weitbrecht, 1971; Huber, 1968 c, S. 353).

Für die Weiterentwicklung des Basisstörungskonzeptes war von Bedeutung, daß bei den erlebnismäßig-phänomenalen Äußerungsweisen des reinen Defektes neben den direkten auch die *indirekten Minussymptome* berücksichtigt wurden (s. 2.1.4, S. 63 ff.). In einer späteren Erörterung der Bemühungen, inaktive und aktive, uncharakteristische und mehr oder minder charakteristische Aspekte der Symptomatologie schizophrener Erkrankungen aus der aktuellen oder persistierenden Defizienz zu interpretieren, wurde dargelegt, daß sich aus ihr, aus dem „Hypo" der Funktionsminderung, kurzfristig transitorisch faßbare aktive Basissymptome, dabei neben coenästhetischen und zentral-vegetativen Symptomgruppen auch kognitive Störungen im Sinne des aktuellen Verlustes an Leitbarkeit der Denkvorgänge und Stimmungsverschiebungen nicht nur dysthymer, sondern auch paranoider Färbung mit ,,Regression in die ptolemäische Einstellung" und damit schon produktiv-psychotische Phänomene, die der Grundkonstellation der ,,dynamischen Unstetigkeit" von Janzarik entsprechen, entwickeln können. Ausdrücklich wird hervorgehoben, daß solche *prozeßaktiven Stadien* in der Regel nur in rasch vorübergehenden kurzen Episoden beobachtet werden und daß die Basisstadien, die Prodrome sowohl wie die postpsychotischen reversiblen Basissyndrome und die reinen Defektsyndrome, die noch am ehesten als Ausdruck einer Funktionsminderung, eines Hypo aufzufassen seien, die meiste Zeit einem – klinisch und im EGG – relativ *inaktiven* Stadium entsprechen und, wie die ausgeformten typisch schizophrenen Psychosen, noch nicht bzw. nicht mehr genügend ,,Prozeßaktivität" erreichen (s. Huber & Penin, 1968, S. 645 ff.).

In der Darstellung der phänomenalen Aspekte der reinen Defizienz bei den Patienten der Bonn-Studie wurde dieser Gesichtspunkt wiederum betont (s. Huber et al., 1979, S. 128 f.). Bei der Mehrzahl der Patienten mit reinen und gemischten Defektsyndromen, d. h. von Zustandsbildern, die ausschließlich oder vorwiegend durch Zeichen der ,,reinen Potentialreduktion" bestimmt sind, fanden sich *indirekte Minussymptome:* erhöhte Beeindruckbarkeit, Verwundbarkeit und Kränkbarkeit, Unvermögen zur Extinktion, Haften und Nicht-mehr-loskommen-Können, zwangähnliche Perseveration von alltäglichen Erlebnissen und Eindrücken, innere Unruhe und Erregung, Schlafstörungen, ,,Grübelzwang", wenn der Patient ein bestimmtes Maß an Arbeit überschreitet, er sich ,,überanstrengt" hat, oder in bestimmten sozialen Alltagssituationen (s. 2.1.4, S. 63). Wir meinten seinerzeit, daß auch diese Aspekte der Potentialreduktion als Ausdruck der ,,Schwäche" anzusehen seien; die dynamische Insuffizienz, die Senkung des Energieniveaus führe zur Freisetzung dynamischer Bereitschaften, etwa in Form erhöhter Erregbarkeit und Beeindruckbarkeit (BSABS B.2), der Mangel an Ausrichtung und Zentrierung zu Erregung und Enthemmung (und schließlich zum Verlust der Selbstverfügbarkeit, der ,,Auflösung der Ichkontur" – s. Huber et al., 1979, S. 108); man könne von der ,,Pluskomponente der veränderten Antriebshaftigkeit" sprechen und diesen Aspekt als ,,indirektes Minussymptom" auffassen. Als *Abschirm-, Vermeidungs- und Bewältigungsmechanismen* verstehbare Verhaltensweisen resultierten oft sekundär als Reaktion auf die erhöhte Beeindruckbarkeit und Unfähigkeit zur Extinktion, die erhöhte Empfindlichkeit gegen affektive Stimulation und Alltagsstreß und in diesen Rahmen gehöre der *,,sekundäre Autismus"* (s. Huber et al., 1979, S. 129; s. Gross et al., 1973). Die Patienten lernen, inwieweit sie sich im Leistungsbereich und in den sozialen Beziehungen belasten dürfen, vermeiden Situationen mit potentieller Stimulation, die für sie gefährlich werden und die Basissymptome verschlimmern und – in noch nicht genügend stabilen Basisstadien – auch zu psychotischen Rezidiven führen könnten. Die als Reaktion auf negative Erfahrungen resultierenden Abschirmungsstrategien könnten die Arbeit des Patienten, aber auch den Umgang mit Menschen, die Lektüre von Büchern und Zeitungen, Fernsehen oder Filmbesuche, die Beschäftigung mit abgelaufenen Krankheitsattacken oder auch ungewöhnliche und neue (BSABS B.1.2; A.8.1) oder unübersichtliche (BSABS B.1.3; A.8.2) Situationen betreffen (Huber et al., 1979, S. 130). Die Schilderungen der Erfahrung, sich nicht anstrengen, überfordern zu dürfen, ohne es hinterher, z. B. mit

Aufgewühltheit, Schlafstörungen und „Grübelzwang", „bitter büßen" zu müssen (s. BSABS B.1.1), kehrt immer wieder.

Wir hatten anhand der Heidelberger und Bonner Verlaufsuntersuchungen gezeigt, daß sich die *postpsychotischen Basisstadien im Verlauf und in wesensmäßigem Zusammenhang mit der schizophrenen Erkrankung* entwickeln und daß sämtliche Basissymptome oft schon viele Jahre vor der psychotischen Erstmanifestation in Prodromen und Vorpostensyndromen nachweisbar sind (s. 2.2.6.1, S. 121; 2.2.6.2, S. 122). Der Befund von Eggers (1973) bei kindlichen Schizophrenien, daß Coenästhesien der Stufe 2, die wir zu den aktiven, einigermaßen charakteristischen Basissymptomen rechnen, am frühesten auftreten und erst später mehr konkretisierte und ausgeformte leibhalluzinatorische und andere halluzinatorische wahnhafte Phänomene, ist gut vereinbar mit der Annahme, daß Basissymptome, die nach den konventionellen Schizophrenielehren uncharakteristisch oder doch noch nicht für Schizophrenie typisch sind, vor der Manifestation der Psychose und nach ihrer Remission die eigentlichen primären Symptombildungen sind, während das typisch Schizophrene, zumal die hochkomplexen End- und Überbauphänomene erst aus der Interferenz der basalen Defizienzen mit dem „Überbau der menschlichen Psyche" resultieren. Dafür sprechen weiter die Beobachtungen im Einzelfallverlauf (s. o., S. 94), wo sich z. B. aus uncharakteristischen Leibgefühlstörungen der Stufe 1 in Tagen, Wochen oder Monaten qualitativ eigenartige Leibsensationen (Coenästhesien im engeren Sinne – Stufe 2) und schließlich Leibhalluzinationen (Stufe 3) entwickeln oder aus uncharakteristischen Denk- und Konzentrationsstörungen (Stufe 1) über schon einigermaßen eigentümliche Phänomene des „Verlustes der Leitbarkeit der Denkvorgänge" (Stufe 2) eine ausgesprochene Denkzerfahrenheit (Stufe 3), wobei auch eine Zurücknahme der Außenprojektion möglich ist, wie allgemein eine Rückbildung der Stufe-3-Endphänomene, soweit sie noch nicht durch eine strukturelle Verformung fixiert sind, auf die Basissymptome der Stufen 2 und 1 häufig beobachtet werden kann.

2.2.1.2 Transphänomenaler Bereich: Informationsverarbeitungsstörung (kognitive Primärstörung)

Während wir ursprünglich im Basisstörungskonzept als transphänomenal-phänomenales Substrukt die Reduktion des psychischen energetischen Potentials in Anspruch nahmen, erhielt später eine Störung der Informationsverarbeitung mit Nivellierung der Erfahrungshierarchien und einer oder einigen Basisstörungen, die – als gemeinsame Zwischenglieder und vermutlich mit unterschiedlichen Anteilen – in den vielfältigen, von den Patienten erlebten und geschilderten Basissymptomen des phänomenalen Bereichs enthalten sind, besonderes Gewicht (s. S. 75 f.). Aus der Störung der Informationsverarbeitung, oder genauer: einer Störung an bestimmten Stellen dieses sehr komplexen Prozesses, wurden vor allem die kognitiven Denk-, Wahrnehmungs- und Handlungsstörungen, aber auch die Coenästhesien abgeleitet (Gross & Huber, 1972; Huber, 1976 b; Huber et al., 1979). Bei den kognitiven Störungen i. e. S. (kognitive Primärstörung – L. Süllwold, 1973), den kognitiven Denkstörungen (BSABS C.1.1 bis C.1.17), die eine lernpsychologische Interpretation als „kognitives Gleiten" (Huber & Penin, 1968), als Störung von selektiver Aufmerksamkeit, rezeptiver und expressiver Sprache zulassen, war die Erklärung durch eine Informationsverarbeitungsstörung und hier einen „*Verlust an Gewohnheitshierarchien*" besonders plausibel.

Zwar hatten wir schon 1961 und 1966 beachtet, daß die Potentialreduktion des „reinen Defektes" bei schizophrenen Psychosen Besonderheiten gegenüber ähnlichen Störungen bei charakterisierbaren, bekannten Hirnkrankheiten aufweisen kann und einige, besonders bei stärkerer Ausprägung nachweisbare, mehr oder weniger charakteristische Züge beschrieben, die bei an Schizophrenie Erkrankten häufiger als bei organischen Psychosyndromen sind (s. Huber, 1966 b, S. 417; s. S. 104). Doch hatten wir nach Integration des lernpsychologischen Substruktes und des „Verlustes an Erfahrungshierarchien" noch mehr als zuvor versucht, das „*Charakteristische im Uncharakteristischen*" *der Basissymptomatik* herauszuarbeiten (Gross et al., 1971 a; Huber, 1973 a) und dafür klinisch-psychopathologische wie experimentalpsychologische Befunde herangezogen und auch die Frage ventiliert, ob nicht ein Teil der zunächst als unmittelbare oder mittelbare dynamische Defizienzen angesehenen Basissymptome vielleicht schon Bewältigungsversuche darstellen und/oder auf kognitive Primärstörungen zurückzuführen seien (s. 2.1.6, S. 80). Bei den Basissymptomen der Stufe 2 und im Übergang zu Stufe 3, so wie schon früher bei den Coenästhesien, zunehmend auch bei der Mehrzahl kognitiver Denk-, Wahrnehmungs- und Handlungsstörungen, ließ sich eine phänomenologisch qualitativ eigenartige Gegebenheitsweise aufzeigen, die zum Teil gut mit den Befunden vereinbar ist, die mittels besonderer experimenteller Anordnungen erhoben wurden. Hierher gehört u. a. die Unfähigkeit, Daten von mehr als einer Sinnesmodalität zu integrieren, das „modality-shift"-Defizit (Zubin & Spring, 1977; Rey & Oldigs, 1982).

Das Modell einer „*Störung der hierarchischen Ordnung der Gewohnheitshierarchien*" mit dem Auftreten nicht unterdrückbarer konkurrierender Deutungen und Reaktionen kann einen Teil der Basissymptome in prä- und postpsychotischen Basisstadien einer Erklärung näherbringen. Dabei kann auch, wie angedeutet, was zunächst als dynamische Defizienz, z. B. als Antriebsminderung (BSABS A.4) oder erhöhte Erschöpfbarkeit (A.1.1), imponiert, auf einer kognitiven Störung, etwa auf Gedankeninterferenz (C.1.1) oder motorischer Interferenz (C.3.1) oder Automatismenverlust (C.3.3), beruhen. Die enge Verbindung von Informationsverarbeitungsprozessen mit emotionalen Reaktionen (s. S. 76) erlaubt auch die Annahme, daß auch emotionale Veränderungen, Minderung der emotionalen Resonanzfähigkeit und Beeinträchtigung bejahender Fremdwert- und Sympathiegefühle, die *Anhedonie* (BSABS A.6.1, A.6.3), Ausdruck kognitiver Primärstörungen sind (s. hierzu auch S. 75 f.).

Gefühlsmäßige Reaktionen sind eng mit kognitiven Akten und damit auch mit Gedächtnisprozessen verzahnt. Informationen aus der Umwelt unterliegen normalerweise einer Selektion entsprechend ihrer Bedeutung für das Individuum, wobei langfristig gespeicherte Erfahrungen für die Reizanalyse herangezogen werden. Ein fehlender oder unangemessener Affekt bei an Schizophrenie Erkrankten kann auf einer (primären) Störung dieser Analyse der Informationen beruhen. Das Wesentliche bei der menschlichen Informationsverarbeitung sind die Interaktionen zwischen sensorischen Signalen und der Wiedererkennung von Mustern anhand des gespeicherten Gedächtnismaterials. Weil die Basisstörungen anscheinend diese Funktionen betreffen, sind Wahrnehmungen, Denken, Gedächtnis und emotionale Reaktionen gleichermaßen involviert (s. a. S. 76).

Mit dem zunächst noch sehr globalen Konzept einer *Beeinträchtigung der Aufnahme und Verarbeitung von Informationen* scheint es zu gelingen, eine Reihe von Basissymptomen zu erklären, so den „Verlust an Leitbarkeit der Denkvorgänge", d. h. die kognitiven Denkstörungen, weiter die Coenästhesien, die sensorischen Störungen und auch die erlebnismäßig-phänomenalen und testpsychologischen Befunde über Veränderungen von psychomotorischem Tempo und einfachen Lernleistungen (L. Süllwold, 1971, 1973, 1977; Huber, 1966 a, 1966 b; Gross & Huber, 1972; Plaum, 1975). Schon von der traditionellen Psychiatrie wurden die Coenästhesien Schizophrener mit einer Störung der selektiven Filterung (,,Versagen des thalamischen Reizmilderungsapparates" – Huber, 1957 a) erklärt. In ähnlicher Weise wurden später Denkstörungen als ,,Übereinschließungsphänomene" auf einen defekten Filtermechanismus und Verlust an Gewohnheitshierarchien zurückgeführt. Die Basissymptome wurden so allgemein als Folgeerscheinung einer dem transphänomenalen Bereich zuzurechnenden Störung der selektiven Filterung, der Informationsverarbeitung und der gezielten Wiederverfügbarmachung von Erfahrungen aus dem Langzeitspeicher (vermutlich des limbischen Systems) erklärt. Das bedeutet auch, daß ,,soziale und motivationale Beeinträchtigungen als Folge der – die prima causa darstellenden – Störung der Aufnahme und Verarbeitung von Informationen – und nicht umgekehrt! – anzusehen sind" (Huber et al., 1979, S. 146, 160).

2.2.1.3 Präphänomenal-somatischer Bereich. Pathophysiologie schizophrener Symptomatik

Die Struktur reiner Defektsyndrome und Basisstadien und die in ihnen sich manifestierende, aktuelle oder persistierende Störung seelischer Dynamik können, ebenso wie einzelne substratnahe Basissymptome, z. B. die Coenästhesien in ihrer phänomenologischen Verwandtschaft zu thalamischen Sensationen, auf eine, so meinten wir früher (Huber, 1961, 1966 b, 1968 c), *Hirnstammgenese* schizophrener Erkrankungen hinweisen. Hierfür hatten wir auch die Ergebnisse neuroradiologischer (Huber, 1953, 1957 a, 1961) und elektroencephalographischer (Huber & Penin, 1968) Untersuchungen in Anspruch genommen und in ihnen Indizien für Ort und Art eines pathologischen cerebralen Funktionswandels gesehen. Auch andere endogen-organische, psychopathologisch-neurologische Übergangssymptome, neben Coenästhesien und zentral-vegetativen Störungen extrapyramidal aussehende Hyperkinesen, sensorische und bestimmte motorische Störungen, wurden hierfür herangezogen. Am Beispiel der Coenästhesien wurde zuerst aufzuzeigen versucht, daß die *Pathophysiologie schizophrener Symptomatik* eine andere ist als die der beim Gros bekannter organischer Hirnprozesse geläufigen psychopathologischen und neurologischen Ausfallserscheinungen. Daß Schmerzen und Mißempfindungen bei Thalamuserkrankungen *erst bei einem bestimmten Grad der Restitution* thalamischer Funktionen beobachtet werden, schien uns für die Pathophysiologie der Basissymptome überhaupt bedeutsam zu sein (Huber, 1957 a, S. 182 f., 218). Allgemein, so folgerten wir, können *symptomatische Schizophrenien*, d. h. schizophren aussehende Syndrome bei bekannten Hirnerkrankungen, nur dann zustandekommen, wenn bestimmte Teilsysteme nicht vollständig ausfallen, sondern ein nur diskreter pathologischer Funktionswandel innerhalb eines neurokybernetischen Systems (Diencephalon – Huber, 1957 a; limbisches System im weiteren Sinne – Gross et al., 1973) vorliegt, der eher zu Enthemmungssymptomen führt. Dies bedeutet auch, daß symptomatische Schizophrenien bei Fehlen einer schizophrenogenen Erbdisposition nur unter besonderen und selten realisierten Bedingungen hinsichtlich Art und Topik der Störungen auftreten. Daß die Pathophysiologie schizophrener Symptomatik eine andere und besondere ist, gilt für die *einzelnen Basisphänomene,* die dennoch gelegentlich, wenn auch sehr selten, alle einmal auch bei definierbaren Hirnerkrankungen vorkommen (s. u.), und für die die Basissymptomatik kennzeichnende *intraindividuelle Fluktuation,* die Labilität, Diskontinuität und Unstetigkeit, das oft nur transitorische, paroxysmale oder phasenhafte Auftreten, z. B. von Coenästhesien oder kognitiven Denk-, Wahrnehmungs- und Bewegungsstörungen. Diese Eigentümlichkeit spricht nicht gegen einen pathologischen cerebralen Funktionswandel, sofern man sich von der traditionellen Prozeßhypothese im Sinne einer groben Destruktion von Neuronen freimacht zugunsten der *Annahme einer ihrerseits fluktuierenden neurochemischen Störung* (Huber, 1976 b, 1980).

In späteren Arbeiten wurde gezeigt, daß es kein schizophrenes Symptom gibt, das nicht gelegentlich auch bei körperlich begründbaren Psychosen beobachtet wird. Dies gilt auch für alle *Symptome 1. Ranges* und ihrer Häufung und Verbindung in akuten Zuständen ohne Bewußtseinstrübung. Auch das schizophrene Syndrom ist hinsichtlich der produktiv-psychotischen, floriden Stadien, doch auch der dynamischen und kognitiven Basisdefizienzen und der durch sie konstituierten Basissyndrome als organisches Psychosyndrom aufzufassen, das auf einen pathologischen cerebralen Funktionswandel hinweist und auch bei bekannten, hirnbeteiligenden oder hirneigenen Krankheiten vorkommen kann (Huber, 1972; Huber & Gross, 1974; Weitbrecht, 1973).

Bei sporadischen, atypischen, vermutlich virusbedingten *Encephalitiden* und besonders bei psychomotorischen *Epilepsien* beobachtet man schizophren aussehende, produktiv-psychotische Durchgangssyndrome und dabei alle geläufigen psychopathologischen Phänomene schizophrener Psychosen. Manche Auren psychomotorischer Anfälle kann man geradezu als kurze, paroxysmale schizophrene Psychosen mit Coenästhesien und Wahrnehmungsstörungen ansehen (Huber, 1973 b). In psychomotorischen Anfällen, die von mesobasalen, zum limbischen System gehörenden Schläfenlappenteilen ausgehen, sieht man gelegentlich die ganze Vielfalt von Coenästhesien, zentral-vegetativen und affektiven Störungen, wie man sie bei den – coenästhetischen – Schizophrenien beobachtet und neben Déjà-vue- und Déjà-vecu-Erlebnissen auch Glücks- und Angstgefühl (s. BSABS D.15) und Geruchs- und Geschmackssensationen, wie sie in der Bonn-Skala bei den kognitiven Wahrnehmungsstörungen (C.2.6) beschrieben sind.

Mit Hilfe der *stereoelektroencephalographischen Tiefenableitungen* ist es neuerdings gelungen, eine Reihe psychopathologischer Einzelphänomene lokalisatorisch auf epileptische Entladungen bestimmter Hirnstrukturen zu beziehen. Wieser konnte nachweisen, daß in zunehmender Phänomenkomplexität eine Beteiligung der mesobasalen, dem *limbischen System* zugehörigen Temporallappenabschnitte zum Ausdruck kommt. Das gilt für eine Reihe von Basisphänomenen, die wir bei den kognitiven Wahrnehmungsstörungen (BSABS C.2) registriert haben, während andere, z. B. Mikro- und Makropsie und Photopsien, mehr der temporalen Übergangsregion zum Occipitallappen zuzurechnen seien. Eine Reihe weiterer Phänomene, die wir analog bei Schizophrenien finden, zeigen Entladungsschwerpunkte im Bereich amygdaler und hippocampaler Schaltstellen. Die Liste der Auraphänomene, die Wieser in epileptologischer Terminologie seinen lokalisatorischen Bemühungen zugrundegelegt hat, läßt sich „wie ein umfänglicher Katalog schizophrener Basissymptome mit ihren Übergängen in Zweit- und Erstrang-Halluzinationen" lesen (Klosterkötter, 1984). Nach den Befunden von Wieser (1979, 1980, 1981, 1982) scheint der pathogenetische Gewinn, den die Schizophrenieforschung aus dem Modellcharakter von Epilepsiepsychosen ziehen kann, noch größer zu sein, als Huber früher angenommen hatte (s. Huber & Penin, 1972; Huber, 1973 b).

Bei der noch sehr pauschalen Annahme einer Störung der Informationsverarbeitung bei den Schizophrenien kommt es darauf an, wie beim 6. „Weißenauer" Schizophrenie-Symposion diskutiert wurde, an welcher Stelle dieses sehr komplexen Prozesses eine supponierte Basisstörung zu suchen ist (s. Huber, 1985 a). Neuere *EEG-Untersuchungen mit quantitativen, mathematisch-statistischen Methoden der Auswertung* beschäftigten sich mit der längerdauernden zentralen Komponente der *Orientierungsreaktion,* d. h. mit der elektrischen Reaktivität des Gehirns auf Stimuli, die als Veränderungen der EEG-Grundaktivität nach Stimulus-Darbietung im Vergleich mit dem EEG vor dem Stimulus gemessen wurde. Auf diese Weise konnte Koukkou informationsgebundene kurze EEG-Strecken analysieren und als EEG-Reaktivität darstellen, während frühere Studien hypothetisierter Abweichungen der Informationsverarbeitungsprozesse bei Schizophrenen sich mit peripheren Elementen der Orientierungsreaktion (z. B. Hautwiderstand, Atmung oder EKG) oder, in den Untersuchungen evozierter Potentiale und des Bereitschaftspotentials (Kornhuber, 1985), mit den Veränderungen der elektrischen Aktivität des Gehirns in den ersten 100 msec nach Darbietung der Information befaßten. Die Befunde von Koukkou (1982) können u. E. das Vorliegen einer Informationsverarbeitungsstörung bei Schizophrenien, wie sie u. a. von Chapman (1966) und McGhie (1966), von Buss & Lang (1965), L. Süllwold (1977), Huber (1976 b), Huber et al. (1979) im Rahmen des Basisstörungskonzeptes angenommen wurde, stützen. In den akuten schizophrenen Psychosen fehlen Veränderungen der elektrischen Hirnaktivität während der Phase der kognitiven Verarbeitung der Information weitgehend, im signifikanten Unterschied zu Gesunden, zu Patienten mit Neurosen und zu Schizophrenen mit einer guten klinischen Remission. Die fehlende oder stark reduzierte Veränderung der elektrischen Hirnaktivität nach Informationsdarbietung, gemessen mit dem *Zentroid der Alpha-Wellen,* scheint so ein EEG-Korrelat produktiv-psychotischer schizophrener Manifestationen zu sein, das in einer guten klinischen Remission sich normalisiert. Dagegen ist die reduzierte EEG-Reaktivität auf Informationen, die mit der Amplitude des Alpha-Bandes (α-Wellen-Power) sowohl bei akuten wie bei remittierten Schizophrenen gemessen wurde, nach Koukkou als ein EEG-Korrelat der Prädisposition zur psychotischen Symptomatik aufzufassen (Koukkou – s. Huber, 1986).

Die Befunde von Koukkou sprechen für die Annahme einer Basisstörung in jenen (späteren) Phasen der komplizierten Vergleichs- und Organisationsprozeduren bei der Informationsverarbeitung, die nach der Decodierung der physikalischen Eigenschaften der Information in die Sprache des ZNS ablaufen. Die Basisstörung würde damit jene Funktionen betreffen, durch die im Sinne der Annahmen von Süllwold, Gross, Huber und Schüttler die *gezielte Wiederverfügbarmachung von Erfahrungen aus dem Langzeitspeicher gewährleistet wird,* und die *Reaktionen des Individuums auf externe und interne Informationen an die momentane Realität angepaßt werden können.* Dabei wird ein Hirnfunktionsmodell zugrundegelegt, das auch chemische Modifikationen der Lern- und Erinnerungsprozesse berücksichtigt, um die intraindividuelle *Fluktuation* (Huber, 1966 b, 1968 c; Huber et al., 1979), die „dynamische Unstetigkeit" (Janzarik) der psychopathologischen Syndrome während der produktiven Psychose und auch während der gewöhnlich relativ inaktiven Basisstadien, in denen gleichwohl Episoden stärkerer Prozeßaktivitäten und auch psychotische Rezidive beobachtet werden, zu erklären (s. Huber, 1986).

2.2.2 Persönlichkeitsabhängigkeit, Psychogenese oder Pharmakogenese der Basissymptome und Basisstadien?

Basissymptome und Basisstadien gehen nicht aus erlebnisabhängigen Prägungen hervor und können nicht als notwendige seelische Folge des vorangegangenen psychotischen Erlebniswandels verstanden werden: Nicht die Psychose, sondern die „Defizienz" kann von den Kranken nicht bewältigt werden (s. Huber, 1966 b, S. 418; 1969). Ohne die Basisdefizienzen würden die Patienten, wie wir 1966 schrieben, wieder mit sich selbst zurechtkommen, nicht anders als depressiv Zyklothyme, die nach langjährigem psychotischen Erlebniswandel [Phasen bis zu 17 Jahren Dauer wurden u. a. von Bürger-Prinz (1961) belegt] vollständig, ohne eine Spur von bleibender Veränderung remittieren. Daß die im Sinne der konventionellen Konzepte nicht schizophrenietypischen Basisstadien nicht einfach die psychologisch verständliche Folge des Erlebnisses der Psychose sind, das von den Patienten nicht verarbeitet werden kann, dafür sprechen auch die schon erwähnten Befunde der Bonn-Studie (s. 2.2.1, S. 93).

Die Auffassung, daß die Basissymptome oder zumindest ein Teil von ihnen nicht der schizophrenen Erkrankung zugehören, sondern eher mit Persönlichkeit und Lebensgeschichte des Patienten zusammenhängen, wurde von Janzarik (Übersicht: 1983) und zuletzt von Mundt (1983) vertreten. Nach einer Hypothese von Janzarik sind reine Defektsyndrome und Basisstadien möglicherweise Ausdruck eines „*vorauslaufenden Defektes*", einer schon prämorbid vorhandenen, doch noch kompensierbaren Defizienz der vitalen Affektdynamik, die durch die schizophrene Psychose lediglich aufgedeckt wurde (Janzarik, 1959, 1976: s.a.S. 70). Nach Mundt, der bei schizophrenen Patienten des Psychiatrischen Landeskrankenhauses Weinsberg hochsignifikante Beziehungen zwischen Apathie-Syndrom und Hospitalismus fand, ist das „residuale Apathie-Syndrom" der Schizophrenen eher persönlichkeits- als krankheitsspezifisch. Den weitaus stärksten Einfluß auf die residuale Verarmung an Intentionalität hatte in der Studie von Mundt die Primärpersönlichkeit und dabei neben dem komplexen Faktor der Sozialanpassung – und prämorbidem und höchstem erreichten Berufsstatus – die vitale Affektdynamik der Ausgangspersönlichkeit, die für Verlauf und Ausgang der Erkrankung von Bedeutung zu sein scheint.

Mundt konnte die Hypothese von Janzarik von der „*vorauslaufenden Defizienz*", die sich, wie die Untersuchungen von Mundt, gleichfalls auf chronische Langzeitkranke eines Psychiatrischen Landeskrankenhauses stützt, insofern bestätigen, daß prämorbid avitale, adyname Menschen eine ungünstige Prognose ihrer schizophrenen Erkrankung haben. Danach würde „eine biologisch fundierte Trieb- und Affektdisposition im Sinne einer vorauslaufenden Defizienz" eine Vorbedingung für den nicht befriedigend gelingenden Aufbau seelischer Struktur beim später Schizophrenen sein. Die Ergebnisse von Mundt belegen nach dem Autor auch die Bedeutung der prämorbiden Sozialanpassung. Hier ist die von Weitbrecht und uns diskutierte Möglichkeit zu berücksichtigen, daß die langen Prodrome vor dem Ausbruch der manifesten Psychose zum Zustandekommen von Störungen der sozialen Anpassung und zu konflikthaften situativen Konstellationen zumindest wesentlich beitragen können (Weitbrecht, 1971). Was die Bedeutung der Ausgangspersönlichkeit anbelangt, stimmen die Befunde der Bonn-Studie mit denen von Mundt dann überein, wenn man mit dem Autor davon ausgeht, daß die adynamen Primärpersönlichkeiten den schizoid-gehemmten nahestehen; denn die Patienten mit schizoider Ausgangspersönlichkeit und mit prämorbid ausgeprägt abnormer Persönlichkeitsstruktur überhaupt haben auch in der Bonn-Studie eine hochsignifikant ungünstigere Langzeitprognose als die prämorbid nicht kommunikationsgestörten, syntonen Patienten (s. Huber et al., 1979, S. 234 ff.).

Wir selbst hatten früher diskutiert, ob möglicherweise in ihrer leib-seelischen Konstitution schwächlich angelegte, dysplastische und/oder psychopathische oder unterbegabte Individuen nicht mehr imstande sind, ihre Psychose zu verarbeiten und sich wieder einzugliedern, ohne daß krankheitsbedingte Defizienzen vorzuliegen brauchen (Huber, 1957 a. S. 152 f., S. 168; 1961). Auch frühkindliche Hirnschäden und pseudopsychopathische Syndrome oder Minderbegabungen auf ihrer Grundlage könnten als „vorauslaufender Defekt" im Sinne von Janzarik bedeutsam sein.

Wir untersuchten, ob eine vorauslaufende Defizienz, sei es im Sinne einer Minderbegabung oder aber vor allem einer – angelegten oder durch lebensgeschichtliche Prägungen bedingten – abnormen Primärpersönlichkeit, für die spätere Entwicklung von persistierenden Basisstadien (reine Defizienzsyndrome) verantwortlich gemacht werden kann. Wir fanden bei 202 Kranken der Bonn-Studie mit reinen Residuen hinsichtlich des prämorbiden Intelligenzniveaus und der Primärpersönlichkeit keine signifikanten Differenzen gegenüber dem Gesamtkollektiv; nur 9 % des Teilkollektivs mit reinen Residuen waren prämorbid minderbegabt und 11 % in ihrer Ausgangspersönlichkeit abnorm strukturiert. *Ein „vorauslaufender Defekt" in Form einer Minderbegabung oder einer abnormen – schizoiden, kommunikationsgestörten – Primärpersönlichkeit kann demnach bei der großen Mehrzahl der reinen Defizienzsyndrome nicht das Ausbleiben einer Vollremission und die Entwicklung persistierender Basisstadien erklären* (s. Huber et al., 1979, S. 155 ff.). Diese und die sie konstituierenden dynamischen und kognitiven Basisdefizienzen sind u. E. Symptome der schizophrenen Erkrankung und zwar, wie wir zeigten, relativ substratnahe Symptome, die durchaus Hinweise auf Krankheitsvorgänge darstellen können (s.S. 98 f.) und die zwar lange Zeit der psychotischen Erstmanifestation „vorauslaufen" können, nämlich in den Prodromen und Vorpostensyndromen, die aber auch dann, zeitlich abgesetzt, zu einem bestimmten Zeitpunkt des Lebens erstmals in Erscheinung treten, während vorher, d.h. prämorbid, bei diesen Patienten keine Hinweise auf eine avitale, adyname Persönlichkeitsstruktur nach den eigenen Angaben und denen ihrer Angehörigen erkennbar waren. Die Hypothese, daß sie doch schon bestanden, aber noch kompensiert werden und durch die schizophrene Psychose aufgedeckt wurden, hat u.E. keine Möglichkeit einer Verifizierung oder Falsifizierung. Die Annahme, daß die prä- und postpsychotischen Basisstadien mit den dynamischen und kognitiven Defizienzen Ausdruck der schizophrenen Erkrankung sind, in deren Verlauf sie sich ohne Beziehung zur Dauer oder zum Ausprägungsgrad der produktiv-psychotischen Manifestationen und bei der Mehrzahl der Patienten schon in den ersten 3 Krankheitsjahren entwickeln (Huber et al., 1979, S. 155 ff.), ist durch die angeführten Daten und Beobachtungen gut gestützt. Hierher gehört auch die besondere phänomenologische Qualität der Stufe-2-Basissymptome, die so u.E. als Ausdruck einer bloßen Variation, einer Abnormität der Anlage- und/oder Entwicklungspersönlichkeit nicht vorkommen.

Ein „vorauslaufender Defekt", der dann durch die Psychose aufgedeckt und nach ihrer Remission dekompensiert würde, könnte allenfalls bei einer kleinen Zahl von schizophrenen Erkrankungen für die postpsychotisch überdauernden Basisdefizienzen verantwortlich gemacht werden. Aber auch bei den Patienten mit abnormer Primärpersönlichkeit oder Minderbegabung entsprechen die Basissymptome mit ihrer zum Teil und auf der Stufe 2 besonderen phänomenologischen Qualität und die durch sie konstituierten Basisstadien nicht Syndromen, die man bei psychopathischen Persönlichkeitsstörungen, prämorbider Kommunikationsschwäche oder bei einer Unterbegabung erwarten würde.

Dagegen fanden sich in der Bonn-Studie Hinweise dafür, daß schizophrene Persönlichkeitswandlungen mit der Komponente der *Strukturverformung* („2. Komponente der Irreversibilität" – s. 2.1.6, S. 68 ff.) sich auf der Grundlage einer vorauslaufenden Defizienz, nämlich einer prädisponierenden abnormen, in erster Linie *schizoiden Persönlichkeitsstruktur* als Folge der Psychose entwickeln und fixieren. Prämorbid abnorme, psychopathische, kommunikationsgestörte Persönlichkeiten waren im Teilkollektiv mit Strukturverformungen signifikant häufiger als im Bonner Gesamtkollektiv, andererseits unauffällige, syntone Primärpersönlichkeiten seltener als dort. Der Befund, daß ausgeprägte schizoide Abnormitäten der Ausgangspersönlichkeit bei schizophrenen Persönlichkeitswandlungen mit Strukturverformung häufiger beobachtet werden als in der Gesamtpopulation schizophrener Kranker, kann für die durch Strukturverformung gekennzeichneten chronischen schizophrenen Zustände (Strukturverformungen ohne und mit Psychose, Typ 9 und 15 der psychopathologischen Ausgänge schizophrener Erkrankungen – s. Huber et al., 1979, S. 110, 116) die Hypothese einer vorauslaufenden Defizienz in Form einer prädisponierenden Persönlichkeitsstruktur stützen.

Hierfür kann auch sprechen, daß bei einem Krankengut (155 Fälle) von über 5 Jahren kontinuierlich hospitalisierten und neuroleptisch behandelten chronisch Schizophrenen in der kleinen Gruppe (12 %) der trotz jahrelanger Therapie völlig ungebesserten Fälle abnorme Persönlichkeitsstrukturen und dysplastische Konstitutionsabweichungen häufiger vorkamen als in den 3 anderen Gruppen mit Besserungen bis zur Entlassungsfähigkeit oder doch einer guten oder mäßigen Anstaltssozialisierung (Huber, 1968 a, S. 40).

Schließlich wurde auch die *neuroleptische Erhaltungs- und Langzeitbehandlung* als pathogenetischer Faktor für die Entwicklung reiner Defektsyndrome und Basisstadien diskutiert (Helmchen & Hippius, 1964). Wir konnten aber früher zeigen, daß reine Defekttypen und Basisstadien und dabei auch endogen-depressive Rezidive in unbehandelten schizophrenen Verläufen und schon *vor* der pharmakotherapeutischen Ära beobachtet wurden (s. Huber, 1961, 1964 c, 1966 b, 1967 a, 1968 c). So fanden wir unter 109 schizophrenen Kranken 74 Fälle, bei denen sich reine Defektsyndrome schon vor Einleitung einer Pharmakotherapie entwickelt hatten (Huber, 1966 b). Katamnesen bei 181 in der vor-psychopharmakologischen Ära in der Heidelberger Klinik stationär aufgenommenen schizophrenen Kranken ergaben in 1/3 reine, nur vom Verlauf her als schizophren diagnostizierbare, überwiegend asthenische oder coenästhetisch-dysthyme Residualsyndrome (persistierende Basisstadien), für deren Zustandekommen pharmakogene Einflüsse gleichfalls ausgeschlossen werden konnten.

Doch wurde die morbogene Inklination zur Entwicklung symptomarmer, nicht mehr psychotischer reiner Defektsyndrome und Basisstadien durch die neuroleptische Langzeitbehandlung sicher begünstigt und im Einzelfallverlauf beschleunigt (s. Glatzel, 1967). Die Neurolepsie führte so vermutlich zu einer Änderung der Häufigkeitsverteilung der Erscheinungsbilder, einer Syndromverschiebung in der Richtung mehr oder minder uncharakteristischer Basis- und Residualsyndrome (s. Huber, 1967 a, 1969).

Wir konnten 1967 den klinischen Eindruck eines sicher nicht ausschließlich, aber doch partiell *pharmakogenen Erscheinungswandels* (s.a. 2.1.3.1, S. 58 f.) der schizophrenen Sichtpsychose anhand eines Vergleichskrankengutes von 530 Patienten belegen (Huber, 1967 a, 1967 b). So fanden sich schizophrene Symptome 1. Ranges bei Patienten der vor-psychopharmakologischen Ära in 72 %, dagegen bei den Kranken der Jahre 1960 bis 1964 nur in 42 %. Sicher schien uns, daß die Langzeitbehandlung die Bereitschaft zur Ausbildung derartiger reiner Defektsyndrome und Basisstadien und dabei auch die Ablösung initial schizophrener Psychosen durch rein depressive und dabei auch stilreine zyklothym-depressive Rezidive förderte und ,,solche Bilder heute, analog den extrapyramidalen Hyperkinesen, ungleich häufiger beobachtet werden als vor Einführung der Psychopharmaka" (Huber, 1968 c). Wir erinnerten in diesem Zusammenhang an die von Weitbrecht (1949) bei krampfbehandelten Psychosen beschriebenen „farblos-affektiv-antriebsmäßigen Rückfallsymptome", Symptomwandlungen vom schizophrenen zu oft rein vital-depressiven Bildern, die auch zu einlinig auf die Somatotherapie (damals die Elektrokrampfbehandlung) unter Vernachlässigung krankheitsimmanenter Verlaufstendenzen bezogen wurden.

2.2.3 Die Spezifitätsfrage

Wir hatten bereits bei der ersten Beschreibung der „reinen Defektsyndrome und Basisstadien" (Huber, 1961, 1966 b) bemerkt, daß auch der „reine Defekt" bei stärkerer Ausprägung einige leidlich charakteristische, bei Schizophrenen häufiger als bei organischen Hirnerkrankungen vorkommende Züge zeigen kann (s.S. 97). Nach der Integration des transphänomenalen Substruktes der Informationsverarbeitungsstörung in das Basisstörungskonzept wurde noch mehr als zuvor versucht, das *„Charakteristische im Uncharakteristischen"* der einzelnen Basissymptome und eine Differenzierung von Basissymptomen, die, zumindest in bestimmten Stadien und auf Stufe 2, erlebnismäßig und phänomenologisch mehr oder weniger charakteristisch sein können und eine besondere, qualitativ eigenartige Gegebenheitsweise zeigen, von anderen Basissymptomen, bei denen es nicht oder kaum möglich ist, für Schizophrenie charakteristische Merkmale zu erkennen, vorzunehmen (Gross et al., 1971 a; Huber, 1973 a). Nicht nur bei den stärker ausgeprägten reinen Defektsyndromen, auch in den leichten reversiblen prä- und postpsychotischen Basisstadien ließ sich bei Basissymptomen der Stufe 2 und ihren Übergängen zu Stufe 3, z.B. bei den kognitiven Denk-, Wahrnehmungs- und Handlungsstörungen und den Coenästhesien, eine psychopathologisch besondere, qualitativ eigenartige Erlebnis- und Erscheinungsweise erkennen, die so bei Gesunden und auch bei psychisch-reaktiven und sog. neurotischen Störungen in der Regel nicht beobachtet wird. Dies gilt mit der generellen Einschränkung, daß es einen *phänomenologischen Überschneidungsbereich zwischen psychogener und encephalogener Symptomatik, zwischen Psychosen einerseits, neurotisch-psychopathischen Persönlichkeitsstörungen andererseits, also Übergänge im psychopathologischen Erscheinungsbild gibt,* wie schon K. Schneider hervorhob. Man kann von einer *partiellen „Ausdrucksgemeinschaft"* (v. Weizsäcker, 1946) psychogener und encephalogener Störungen sprechen. Daher ist die Differenzierung der Basissymptome gegenüber nicht-psychotischen Störungen oft schwierig und auf Stufe 1 der Basissymptomatik nicht möglich. Hier kann nur die langfristige und engmaschige Beobachtung des Verlaufs, der früher oder später einen Übergang der diagnostisch neutralen Stufe-1-Basissymptome zu schon mehr oder weniger kennzeichnenden Basisphänomenen der Stufe 2 und schließlich auch zu für eine Schizophrenie beweisenden Symptomen, z.B. solchen 1. Ranges, erkennen läßt, in Verbindung mit der Analyse der Genese, d.h. der sog. methodologischen Diagnostik mit Hilfe des genetischen Verstehens (K. Jaspers), dabei die Berücksichtigung der gesamten Lebensgeschichte und Persönlichkeitsentwicklung weiterführen. Wird die partielle Ausdrucksgemeinschaft psychogener und encephalogener Symptomatik ignoriert und nicht berücksichtigt, daß es Überschneidungen im psychopathologischen Querschnittsbild gibt und daß im konkreten Fall die Basissymptome auf Stufe 1 für „unseren klinischen Blick" nicht von ähnlichen Störungen neurotischer und psychopathischer Provenienz unterscheidbar sind, weil unsere psychopathologische Spezifizierungs- und Differenzierungsfähigkeit hier nicht ausreicht, und wird die Verlaufsdynamik anhand sorgfältiger und langdauernder Beobachtungen der Patienten nicht beachtet, kann die Meinung resultieren, die von Süllwold und uns beschriebenen Basissymptome seien ,,gemeinsame Merkmale psychisch gestörter Menschen", d.h. sie würden in gleicher Gegebenheitsweise und Häufigkeit bei neurotischen und psychopathischen Persönlichkeitsstörungen wie bei Schizophrenen auftreten und auch Selbst- oder Fremdbeurteilungsverfahren könnten hier eine Trennung nicht ermöglichen (s. Teusch, 1985; Rösler et al., 1985). Daß einige Untersucher keine signifikanten Unterschiede finden, liegt sicher auch daran, daß ein nicht weiter differenzierter und präzisierter, für wissenschaftliche Untersuchungen nicht brauchbarer *Neurosebegriff* verwendet wird und daß ein Teil der als ,,Neurose" aufgefaßten Fälle in Wirklichkeit prä- und postpsychotische uncharakteristische Basisstadien bzw. *Formes frustes der Schizophrenien* sind (s. Klosterkötter, 1985). Die aktuellen Fragen des Borderline, der pseudoneurotischen und abortiven Schizophrenien und ihrer Beziehungen zu den Basisstadien endogener Psychosen wurden beim 6. ,,Weißenauer" Schizophrenie-Symposion behandelt (s. Huber, 1985 a; s.a. 2.2.4, S. 107 ff.).

Manche Patienten mit neurotisch-psychopathischen Persönlichkeitsstörungen können im *Frankfurter Beschwerde-Fragebogen* (s. a. 2.3.3, S. 133) höhere und ähnlich hohe Summenwerte erreichen wie Schizophrene, ohne daß damit das Gleiche ausgedrückt ist wie bei an Schizophrenie Erkrankten. Der Frankfurter Beschwerde-Fragebogen (FBF) ist, wie Süllwold betont, kein differentialdiagnostisches Instrument für die Trennung von psychotischen und nicht-psychotischen, zumal sog. neurotischen Patienten, von denen die Basissymptome anders interpretiert würden. Basissymptome, z.B. nach Art der kognitiven Denk-, Wahrnehmungs- und Handlungsstörungen, treten unabhängig von aktuellen emotionalen Problemen auf. Zwar können einige Basissymptome, z.B. Coenästhesien, affektiv – durch einen sinnblinden Affektschlag (Kurt Schneider) – ausgelöst werden (s. 2.1.5, S. 67; s. S. 43); die gleichen Basisdefizienzen treten aber auch als plötzliche, unvermittelte Einbrüche ohne jeden erkennbaren Anlaß auf. Beschwerden, die den Basissymptomen ähnlich sind, können unter besonderen Bedingungen, z. B. Ermüdung, Intoxikation oder aktuelle emotionale Belastung, auch von Gesunden geäußert werden. Die Basissymptome der an Schizophrenie Erkrankten treten aber sehr häufig unabhängig von solchen besonderen Bedingungen auf und unterscheiden sich, wie Süllwold zeigte (s. S. 37 f.), auch im Schweregrad, in der chronischen Persistenz der Störung und im Versagen zentraler, die Fehler minimalisierender Kontrollen von äußerlich ähnlichen Störungen Nicht-Psychotischer. Z. B. kann der Gesunde eine durch Außeneindrücke bedingte Ablenkbarkeit oder abgelenkte fehlerhafte Reaktionen, etwa unpassende Antworten infolge von Nebenassoziationen, die in den Vorstellungsablauf eindringen, aufgrund der Fehlerrückmeldung korrigieren, während der Kranke die interferierenden Gedanken unter Umständen, d. h. bei stärkerer Prozeßaktivität, auch ausspricht. Soweit auch bei an Schizophrenie Erkrankten in den Basisstadien die Basisdefizienzen sehr häufig im Subjektiven bleiben und nicht nach außen hin für den Untersucher und/oder die Umgebung erkennbar in Erscheinung treten, wie es für die Mehrzahl unserer Patienten mit leichten reinen Residuen zutrifft, gelingt dies nur durch verstärkte konzentrative Anspannung. So können interferierende Gedanken und fehlerhafte Reaktionen auch schon in einem einfachen Gespräch nicht gleichsam automatisch, sondern nur durch verstärkte bewußte konzentrative Anspannung korrigiert werden.

Vergleiche mit heterogenen und hinsichtlich der Zusammensetzung unklaren *Kontrollgruppen von sog. Neurosen* ergaben keinen signifikanten Unterschied (Rösler et al., 1985; Teusch, 1985). Andere Untersucher, die als Vergleichsgruppe nicht unklare Grenzfälle, z. B. nicht erkannte Prodrome und Vorpostensyndrome, sondern homogene kleine Stichproben wählten, fanden im FBF signifikante Unterschiede zwischen dem Antwortverhalten Schizophrener und den Kontrollgruppen (s. Süllwold, 1971, 1973, 1986 b). Doch ist, wie Süllwold zu bedenken gibt, die Frage der Spezifität und Validität *nicht nur formal-statistisch* zu beantworten. Weitere wesentliche Aspekte der Validität sind inhaltliche Beziehungen der im FBF erfaßten Störungen zu *klinischen Explorationsdaten;* Süllwold verweist in diesem Zusammenhang auf die Arbeiten von Chapmann (1966) und Freedman (1974) und Gross, Huber und Schüttler, die zeigen, daß die Basissymptome durch die psychopathologische Exploration von verschiedenen Klinikern erfaßt und inhaltlich übereinstimmend beschrieben wurden. Darüber hinaus fanden wir Korrelationen zwischen *testpsychologisch objektivierbaren Leistungsbeeinträchtigungen* und Ausmaß der Basissymptome im FBF (Hasse-Sander et al., 1971, 1982; s. 2.2.7, S. 125). Schließlich sind die Basissymptome im Kontext der *experimentellen Schizophrenieforschung* zu sehen. Die Frage der *Validität der Basissymptome* läßt sich nur beantworten, wenn man alle heute vorhandenen Kenntnisse und Erfahrungen über die Behinderungen heranzieht, die bei der Mehrzahl der prä- und postpsychotischen Basisstadien überwiegend im Subjektiven bleiben, für den Untersucher in Ausdruck und Verhalten nicht erkennbar und im Gesamtverlauf der meisten an Schizophrenie Erkrankten nachweisbar sind.

Mittels der *Günzburger Selbstbeurteilungsskala für Basissymptome* (selbst wahrgenommene Potentialreduktion und kognitive Störungen) fanden Schüttler et al. (1985) signifikante Unterschiede zwischen schizophrenen Erkrankungen in postpsychotischen Basisstadien und organischen Psychosyndromen (leichte organische Wesensänderungen und pseudoneurasthenische Syndrome – s. Huber, 1972, 1981 a, S. 39 ff.) einerseits, neurotischen Symptombildungen auf der anderen Seite. Die Gruppe der Patienten mit organischen Psychosyndromen trennte sich statistisch nicht von der der schizophrenen Patienten. Dagegen unterscheiden sich sowohl Kranke mit organischen Psychosyndromen als auch schizophrene Patienten in postpsychotischen Basisstadien statistisch hochsignifikant von Patienten mit neurotischen Symptombildungen. Dieser Befund ist gut vereinbar mit unserer Ansicht, Residualsyndrome und Basisstadien bei Schizophrenien seien nicht *stets* psychopathologisch qualitativ heterogen und scharf abgrenzbar gegenüber denjenigen bei geläufigen, definierbaren Hirnerkrankungen (Huber, 1961, 1966 b). Er stützt auch ein wesentliches Ergebnis der langfristigen Verlaufsuntersuchungen und der Studien zum Basisstörungskonzept, daß nämlich die von Süllwold und von Gross, Huber und Schüttler beschriebenen Basissymptome nicht durchgehend – dies gilt insbesondere für die Stufe-2-Basissymptome – in gleicher Gegebenheitsweise und Häufigkeit bei neurotischen Patienten wie bei an Schizophrenie Erkrankten auftreten. Der Befund widerlegt die These, Basissymptome seien „gemeinsame Merkmale psychisch gestörter Menschen" (Teusch, 1985; Rösler et al., 1985 und auch Selbst- oder Fremdbeurteilungsverfahren könnten hier eine Trennung nicht ermöglichen (Schüttler et al., 1985; s. a. S. 105).

Aufs Ganze gesehen können die neueren Untersuchungen die aufgrund unserer älteren Befunde (s. u. a. Huber, 1961, 1966 b) vertretenen Auffassungen bestätigen: Zwar sind die „reinen Defektsyndrome und Basisstadien endogener Psychosen" querschnittsmäßig gegenüber nichtpsychotischen Störungen schwer abgrenzbar und, abgesehen von den stärkeren Ausprägungsgraden, nicht ohne weiteres als schizophren erkennbar, bieten vielmehr über weite Strecken diagnostisch mehr oder weniger neutrale, neurastheniëähnliche Syndrome, wie wir sie vor der psychopharmakologischen Ära als „asthenischen und leibhypochondrisch-asthenischen Typus" schizophrener

Defektsyndrome beschrieben hatten. Doch zeigt die Verlaufsbeobachtung und der Überblick über längere Verlaufsabschnitte, daß es sich „bei der elementaren Impuls-, Vital- und Integrationsschwäche reiner Defektsyndrome, die den Mangel an emotionaler und intentionaler Steuerung, an Zielgerichtetheit und Zentrierung, die Einbuße an mitmenschlicher Beziehungsfähigkeit mit umfaßt, um etwas anderes handelt als bei der psychischen Kraftlosigkeit, apathischen Resignation und Gewöhnung mancher neurotischer Residuen (M. Bleuler, 1964; K. Ernst, 1962) und der psychopathischen Asthenie" (Huber, 1968 c, S. 349). Je länger und je mehr Kranke außerklinisch nach Jahren und Jahrzehnten katamnestisch untersucht werden, „um so fragwürdiger wird die Lehre vom ausnahmslos gegenüber dem organischen psychopathologisch heterogenen schizophrenen Defekt" und „um so weniger wird man sich davon überzeugen, daß die elementare Vital- und Integrationsschwäche des reinen Defektes (d. h. die dynamischen und kognitiven Defizienzen und die durch sie konstituierten Basisstadien), wie M. Bleuler (1964) glaubte, dasselbe ist wie die apathische Resignation und Gewöhnung neurotischer Residualzustände, die „Gewohnheitsversimpelung des Spießbürgers" oder die „psychopathische Asthenie" (Huber, 1966 b, S. 416; K. Ernst, 1962, S. 61; M. Bleuler, 1964, S. 1865).

Die Erfassung der Basissymptome war bisher (s. S. 41) noch keinesfalls integrierender Bestandteil der psychopathologischen Exploration und der klinischen psychiatrischen Diagnostik. Mit den im FBF vorgegebenen Deskriptionen schuf Süllwold Ausdrucksmöglichkeiten für jene Patienten, die nicht imstande sind, spontan zu beschreiben, was sie erleben (s. S. 4). *Doch läßt sich eine valide Information aus dem FBF nur gewinnen, wenn er „in den gesamten Kontext der Diagnostik und Therapie einbezogen wird".* Ob hier ein Fremdbeurteilungsverfahren, wie wir es im BSABS entwickelt haben (Gross, 1985 b, c), für diagnostische Zwecke weiterführt (s. S. 16 f.), bleibt abzuwarten. Der Summenwert des FBF ist für sich genommen kein zureichendes Ergebnis. Doch können mit den im FBF (und vermutlich auch im BSABS) erfaßten Störungen z. B. sonst unerklärliche Verhaltensänderungen erklärt werden. Werden etwa soziale Situationen gemieden, weil Störungen des Sprachverständnisses vorhanden sind, oder läßt sich berufliches Versagen auf im Subjektiven bleibende, mit dem FBF erfaßbare Denk-, Wahrnehmungs- und Handlungsstörungen zurückführen, sind dies valide und auch diagnostisch verwertbare Informationen.

2.2.4 Formes frustes der Schizophrenien und Borderline. Coenästhetische Schizophrenie. Endogene juvenil-asthenische Versagenssyndrome

In Analogie zu anderen, vorwiegend genetisch bedingten Krankheiten, ist auch bei den Schizophrenien mit einem wesentlichen Anteil von *Formes frustes* in familiärer Nachbarschaft der voll ausgeprägten Formen zu rechnen. Die gleichen Syndrome wie in solchen abortiven Formen der *„schizophrenia sine schizophrenia"* findet man in den langfristigen Verlaufsuntersuchungen aber auch bei zeitweilig manifest psychotischen Schizophrenen (mit schubförmiger Verlaufsweise) in jenen Stadien, die nach den Kriterien der klassischen Schizophrenielehren nicht schizophreniecharakteristisch sind und die wir 1957 im Rahmen der „coenästhetischen Schizophrenie", 1961 und 1966 als „reine Defektsyndrome und Basisstadien endogener Psychosen", 1968 zusammen mit Glatzel als „endogene juvenil-asthenische Versagenssyndrome" und 1982 mit Gross und Schüttler als „larvierte Schizophrenie" beschrieben hatten.

Der coenästhetische Typ und vermutlich auch die autochthonen juvenil-asthenischen Versagenssyndrome haben wesentlichen Anteil an den Formes frustes der Schizophrenien. Hierher gehören auch zeitlebens uncharakteristische chronische einförmige „Hypochondrien". Wahrscheinlich kann der „reine Defekt" auch für die Dauer ganz ohne beweisende schizophrene Symptomatik vorkommen. Wir dachten hier an das blande Versagen und Erlahmen ursprünglich vielversprechender junger Menschen, bei denen nie psychotisches Geschehen und auch keine hebephrenen Ausdruckssymptome beobachtet werden, an den Kretschmerschen „Tonusverlust auf freier Strecke" und einige verwandte Syndrome, z. B. das Syndrom vorzeitiger vitaler Erschöpfung (Huber, 1957 a, 1964 a, 1966 b, 1968 c).

Hier stoßen wir auf das *Borderline-Problem,* wie es umfassend von Stone 1980 und in seinen Beziehungen zu den endogenen Psychosen vom gleichen Autor beim 6. „Weißenauer" Schizophrenie-Symposion (1985) dargestellt wurde, auf die Frage der Grenzfälle von der latenten Schizophrenie Eugen Bleulers, dem Schizoid Ernst Kretschmers, der pseudoneurotischen Form der Schizophrenie von Hoch & Polatin (1949), den neurotoiden Formen der Schizophrenie (Häfner & Wieser, 1953) über das Schizophreniespektrum von Kety bis zu den sogenannten Borderline-Schizophrenien, die nach definierten Kriterien von Khouri et al. (1980) sowie von Saß & Koehler (1982) gegenüber Neurosen und Persönlichkeitsstörungen abgegrenzt werden konnten (s. a. Huber, 1985 a). Die Bedeutung dieses Borderline-Bereichs der Schizophrenien wird nach wie vor nicht angemessen gewürdigt. So wird ein Ergebnis der Langzeitstudien, insbesondere der Bonn-Studie, daß nämlich diejenige Symptomatik, auf die sich nach den klassischen und modernen Schizophreniekonzepten die Diagnose stützt, bei der Mehrzahl der Kranken nur episodisch in Erscheinung tritt, und *die meisten Kranken die meiste Zeit diese für die Diagnose relevante, schizophrenietypische Symptomatik vermissen lassen* und mehr oder minder uncharakteristische, prima vista nicht schizophren aussehende Zustandsbilder zeigen (s. S. 60), von der Schizophrenieforschung kaum ernsthaft vergegenwärtigt. Macht man im Interesse von Vereinheitlichung und Verständigung die Diagnose nur an einigen prägnanten, eben jenen nach den bisherigen Konventionen als typisch schizophren geltenden Symptomen fest, wird ein praktisch und wissenschaftlich wesentlicher Aspekt der Symptomatologie der Erkrankung ausgeklammert. Die von den Kranken mit abortiven Schizophrenien oder in prä- und postpsychotischen Basisstadien als dynamische und kognitive Defizienzen wahrgenommenen und geschilderten Basissymptome unterscheiden sich auf weite Strecken als Stufe-1-Symptome nur graduell oder gar nicht vom Bereich des Nicht-Psychotischen und sogenannten Neurotischen. Daher ist es sehr viel schwieriger, sie reliabel zu diagnostizieren als z. B. Symptome 1. Ranges mit ohne weiteres erkennbarer, qualitativ eigen- und neuartiger Gegebenheitsweise.

Ein Teil der als „Neurose" diagnostizierten Patienten sind u. E. prä- und postpsychotische Basisstadien bzw. Formes frustes der Schizophrenien. Die Frage der *pseudoneurotischen Schizophrenie* und des *Borderline* wurde beim 4. und besonders beim 5. und 6. „Weißenauer" Schizophrenie-Symposion behandelt (Huber, 1981 b, 1982, 1985 a; s. Klosterkötter, 1985). In seinem Referat über die Grenzgebiete der Schizophrenie kam Strömgren (1981) zu der Empfehlung, Begriffe wie „borderline states" aufzugeben, weil diese „scheinbar einfachen und aus irgendeinem Grund anziehenden Bezeichnungen in der Regel zu gänzlich mißverstandenen Anwendungen" führten und nicht gesagt werde, „wie die Grenzen gezogen werden und um welche Grenzen es sich

z. B. bei den Borderline-States handelt". Die Situation ist u. E. ähnlich wie beim Begriff der sogenannten „larvierten Depression", der vielerorts wie ein diagnostisches Placebo gebraucht wurde und „auf eine breite Straße des Irrtums führen kann", wenn alle möglichen, vom Untersucher nicht einzuordnenden Fälle, und hier z. B. sowohl psychogene wie endogene und hirnorganisch bedingte Depressionszustände, unter diesem ebenso handlichen und einprägsamen wie verführerischen diagnostischen Begriff subsumiert werden (s. Huber, 1981 a, S. 125; 1973 c). Der Begriff verleitet dazu, ihn auf alle möglichen und wesensverschiedenen Zustände ohne ernsthafte Bemühung um eine diagnostische Differenzierung anzuwenden. Die Situation hinsichtlich des „Borderline" ist durchaus vergleichbar: Die sogenannten larvierten Depressionen unterscheiden sich, grundsätzlich kaum anders als die als „Borderline" etikettierten Basisstadien endogener Psychosen, von den jeweils typischen Krankheitsbildern nur durch die *variable Schwerpunktsetzung*, das Zurücktreten der geläufigen psychopathologischen zugunsten anderer, weniger bekannter und diagnostisch nicht relevanter, z. T. mehr somatischer und/oder somatopsychischer Phänomene.

In den prä- und postpsychotischen Basisstadien und bei den sogenannten Formes frustes ist die Differenzierung gegenüber nichtpsychotischen Störungen oft schwierig und auf der Stufe 1 der Basissymptomatik kaum möglich. Hier kann, wie schon erwähnt, nur die Verlaufsdynamik und die Analyse der Genese weiterhelfen: Eine genügend lang fortgesetzte Beobachtung des Verlaufs und die feinere Phänomenologie der Basissymptome ermöglicht trotz der partiellen Ausdrucksgemeinschaft psychotischer und nicht-psychotischer, encephalogener und psychogener Symptomatik (s. S. 104) eine Unterscheidung. So z. B., wenn im Verlauf bestimmte, schon einigermaßen charakteristische Basissymptome der Stufe 2 auftreten, etwa kognitive Wahrnehmungs- und Handlungsstörungen, Coenästhesien im engeren Sinne, motorische Interferenz, motorische Blockierung oder kognitive Denkstörungen, z. B. Störungen des aktiven Sprechens (BSABS C.1.7) und des Sprachverständnisses (C.1.6 - s. 2.1.7.1, S. 79 ff.), oder Blockierungen (C.1.4), die als plötzliches Aussetzen des Denkens und/oder des Reaktionsvermögens bereits von den Patienten mitgeteilt werden, noch ehe Gedankenabreißen nach außen hin in Erscheinung tritt.

Auch andere Basissymptome lassen schon das „Charakteristische im Uncharakteristischen" erkennen und an eine schizophrene Erkrankung denken, z. B. die - wie stets im intraindividuellen Vergleich - erhöhte emotionale Beeindruckbarkeit durch „fremdes Leid" (BSABS B.2.3) und Verhaltensweisen und Äußerungen anderer (B.2.2), die Herabsetzung der Toleranzschwelle gegenüber ungewöhnlichen, neuen Anforderungen (A.8.1) oder solchen, die eine Spaltung der Aufmerksamkeit erfordern (verminderte Distraktibilität A.8.4), gegenüber Zeitdruck (A.8.3) oder bestimmten alltäglichen sozialen Situationen (A.8.2), die die Informationsverarbeitungskapazität des Patienten überfordern.

Auslösende, ubiquitäre und primär affektiv neutrale Alltagssituationen sind hier z. B. die Gegenwart zu vieler Menschen, Unterhaltung von oder mit Menschen, „Besuche und Besucher", „Trubel und Rummel" in Kaufhäusern, Bussen oder Zügen, Straßenverkehr, optische und/oder akustische Stimulation durch elektronische Medien (BSABS A.8.2; s. S. 57).

Hier zeigt sich, daß sozusagen „normaler" *Alltagsstreß* für an Schizophrenie Erkrankte „spezifische", d. h. zu sehr stimulierende, jedenfalls ungünstige, die Basisdefizienzen verstärkende oder provozierende Bedeutung gewinnen kann. Das Basisstörungskonzept berücksichtigt demnach, daß *Umwelteinflüsse* zusätzliche pathogenetische Faktoren sein können, ohne die die Psychose, einzelne psychotische Phänomene oder Basissymptome sich nicht manifestieren oder doch nicht in störendem Maße auftreten würden (2.1.5, S. 66 ff.). Hier sind es aber nicht, wie es der Auffassung der traditionellen und auch der modernen Psychiatrie überwiegend entspricht, im wesentlichen Konflikte der mitmenschlich-kommunikativen Sphäre, die eine bestimmte individuelle seelische Struktur voraussetzen und sie überfordern und so für eine „komplementäre Situagenie" (v. Baeyer, 1966) der Erkrankung und/oder ihrer Verlaufsdynamik in Anspruch genommen werden können, z. B. mißglückte mitmenschliche Begegnungen, erotische Intimkonflikte (E. Kretschmer) oder prägende und belastende, hintergründig gespannte und ambivalente Dauersituationen, auch nicht Zurücksetzungserlebnisse, soziale Isolierung, Verlust kommunikativer Verbundenheit, Gefährdungen der Geborgenheit, der Rang- und Wohnordnung (Kulenkampff, 1962; Zutt, 1952; v. Baeyer, 1955) oder Entwurzelungs- und Selbstwertkonflikte, die – über das Inhaltliche hinaus – die Dynamik des Ablaufs, der Manifestation, Entfaltung, Symptomgestaltung und Remanifestation der Erkrankung und ihrer Symptome und insbesondere der Basissymptome bestimmen (s. in Huber 1968 b). Doch ist gerade hier der pathogenetische Kontext und die „relative Spezifität" der Basissymptomatik nur zu erfassen, wenn man die Situation berücksichtigt, in der das jeweilige Basisphänomen auftritt, d. h. vom Patienten als Beschwerde, Störung, Defizienz erlebt wird, wenn man also auch hier die „Verschränkung der eigenweltlich-mitweltlichen Bezüge" (v. Baeyer, 1955) vergegenwärtigt. Nur sind die in Frage kommenden Umweltfaktoren eben nicht subjektiv gewichtige zwischenmenschliche Konflikte, die eine bestimmte Persönlichkeit mit einer bestimmten Lebensgeschichte voraussetzen und diese überfordern (s. hierzu Mundt, 1983), sondern, wie wir meinen, „mehr oder weniger normaler Streß", der die krankheitsbedingte, insbesondere im intraindividuellen Vergleich verminderte Informationsverarbeitungskapazität des an Schizophrenie Erkrankten überfordert. Die Toleranzschwelle gegenüber solchen Arten der Beanspruchung ist herabgesetzt, das „ceiling" wird früher erreicht als beim Gesunden und beim Patienten selbst vor der Erkrankung (s. 2.2.1, S. 90 ff.). Mit dieser Auffassung hängt auch zusammen, daß wir im Basisstörungskonzept soziale und motivationale Beeinträchtigungen als Folge der – die prima causa darstellenden – Störung der Aufnahme und Verarbeitung von Informationen – und nicht umgekehrt! – ansehen (s. S. 98), eine Position, die auch durch Befunde der psychologischen Schizophrenieforschung untermauert wird (s. S. 90; s. Huber et al., 1979, S. 145 ff.). Die unbestreitbare Bedeutung emotionaler Faktoren für die Basisdefizienzen geht u. E. nicht über die allgemeine Feststellung einer gegenüber affektiven Reizen, die letztlich nicht individuum- und persönlichkeitsspezifisch, sondern eher in gewissem Sinne „krankheitsspezifisch" sind, vorhandenen Störanfälligkeit im kognitiven Bereich hinaus. Für diese Annahme spricht auch, daß auch nicht affektiv besetzte Stimuli Leistungsstörungen bedingen und Basisdefizienzen auslösen und verstärken können (wie z. B. bei den im BSABS definierten Basissymptomen A.8.1 bis A.8.4 und/oder B.1.1 bis B.1.5) und daß alle Basissymptome auch *ohne* erkennbaren Anlaß, d. h. endogen auftreten können (s. 2.1.5, S. 68).

Die im folgenden beschriebenen Typen endogener Psychosen haben wesentlichen Anteil an den *Formes frustes* der Schizophrenien, wie sie in der Blutsverwandtschaft der voll ausgeprägten Formen zu beobachten sind.

2.2.4.1 Coenästhetische Schizophrenie

Der in erster Linie außerklinische *coenästhetische Verlaufstyp* beginnt typischerweise und in ¾ der Fälle mit uncharakteristischen langjährigen *Prodromen*. Das durchschnittliche Erkrankungsalter ist 31,4 Jahre, das durchschnittliche Lebensalter zur Zeit der erstmaligen Schizophreniediagnose 38,4 Jahre (Huber, 1957 a). Prodrome sind demnach häufiger (75 %) und länger (7 Jahre) als in der Gesamtgruppe der Schizophrenien (38 % bzw. 3,2 Jahre – s. Huber et al., 1979).

Doch kann die Erkrankung – in knapp ¼ – auch perakut oder akut mit ängstlich-depressiven Verstimmungen und „*dysästhetischen Krisen*" (Huber, 1957 b) beginnen, die phänomenologisch dem „Syndrom der Herzphobie" (Kulenkampff & Bauer, 1960) ähneln können und die wir als Basissymptome im BSABS in der Hauptkategorie der Coenästhesien aufgenommen haben (BSABS D.14; s. a. S. 50). Derartige, durch Leibgefühlstörungen und vegetative Symptome mit der nicht mehr diskussionsfähigen Überzeugung, durch plötzliches Herzversagen sterben zu müssen, gekennzeichneten Paroxysmen entwickeln sich auch auf dem Boden einer oft Jahre vorauslaufenden, noch nicht als psychotisch imponierenden ängstlich gefärbten Verstimmung und ähnlich auch im Beginn und im Verlauf bestimmter Typen endogener Depressionszustände (Huber, 1964 d; Lungershausen, 1964/65).

Der coenästhetische Typ ist charakterisiert durch bildbeherrschende, innigst mit affektiven Wandlungen verbundene *Leibgefühlstörungen* (s. 2.1.1, S. 41 ff.); hinzu kommen *vegetative, sensorische* und *motorische* Symptome, wie sie im BSABS in den Hauptkategorien E.1 (s. 2.1.2, S. 47 ff.) C.2 und C.3 (s. 2.1.7.2, S. 82 f.; 2.1.7.3, S. 83 f.) beschrieben sind. Schizophrene Erlebnis- und Ausdruckssymptome treten nur in passageren Episoden auf und fehlen über weite Strecken. Daher sind die Kranken die meiste Zeit (s. o., S. 108) querschnittsmäßig nicht als schizophren erkennbar. Die Diagnose ist nur während der kurzen psychotischen Exazerbationen möglich. Uncharakteristische Verlaufsstrecken überwiegen bei langjähriger Verlaufsbeobachtung gegenüber den typisch schizophrenen Stadien noch mehr als beim Gros der schubförmig verlaufenden Schizophrenien (s. o., 2.1.6, S. 68 ff.). Deswegen sieht man coenästhetische Typen der Schizophrenie, ähnlich wie die nicht mehr mit produktiv-psychotischen Symptomen verbundenen, mehr oder minder uncharakteristischen persistierenden Basisstadien (reine Defizienzsyndrome), selten in psychiatrischen Krankenhäusern (2,8 %; reine Defektsyndrome: 8,9 % – s. Huber, 1961, S. 39 und S. 22).

Weil beim coenästhetischen Typ die paranoid-halluzinatorischen, katatonen und/oder hebephrenen Verlaufsstrecken weitgehend zurücktreten, kann man ihn als eine in den Anfängen steckengebliebene oder eine unmittelbar in ein reines Defizienzsyndrom einmündende Schizophrenie bezeichnen (Huber, 1968 c, S. 359). Es kann aber auch noch nach vieljährigem uncharakteristisch-leibhypochondrischen Initialverlauf zum Übergang in eine chronisch persistierende, paranoid-leibhalluzinatorische Psychose kommen. So sahen wir ein über 16 Jahre sich erstreckendes, als hypochondrische Neurose aufgefaßtes Prodrom bei einem Kranken, bei dem sich dann erst im 17. Krankheitsjahr (36. Lebensjahr) eine paranoid-leibhalluzinatorische, kontinuierlich fortbestehende Psychose entwickelte. Viel häufiger aber sind mildere Verläufe, bei denen es zwar relativ selten zu einer *vollständigen Remission* (15 %), doch auch selten zu einer Progredienz in Richtung chronischer, typisch schizophrener *Defektpsychosen* kommt (20 % – Huber, 1971 c).

Im Beobachtungsgut von Langzeitkranken des Landeskrankenhauses Wiesloch fanden wir in 18 % (38 von 212 Fällen) gemischte, coenästhetisch-halluzinatorische Formen, dabei größtenteils Patienten, die nach meist langjährigem, rein coenästhetischen, Initialverlauf in persistierende halluzinatorische Psychosen übergingen (Huber, 1961, S. 23).

Bei den Spätkatamnesen (1971) sahen wir im Heidelberger Krankengut am häufigsten, nämlich in 65 %, einen einmaligen vitalen Knick mit persistierenden leichten, reinen Residuen (Huber, 1971 c, S. 355). Die Prognose ist also weniger ungünstig, als ich 1957 annahm: Das Gewöhnliche ist ein *einmaliger vitaler Knick mit einem nicht sehr ausgeprägten reinen Defizienzsyndrom,* ohne prozeßhaftes Fortschreiten und weitere Verschlimmerung in den folgenden Jahren und Jahrzehnten, ein Verlauf, wie er auch bei vielen symptomatologisch andersartigen Schizophrenien beobachtet wird, wenn auch wesentlich seltener, in der Bonn-Studie in 34 % des Hauptkollektivs von 502 Patienten (Huber et al., 1979, S. 97 ff.; s. S. 70).

Doch ist coenästhetisches Syndrom nicht gleichbedeutend mit Ausgang in ein – geringgradig ausgeprägtes – reines Defizienzsyndrom: Vieljährige coenästhetische Verläufe mit vollständiger Remission ohne zurückbleibende dynamische und/oder kognitive Defizienzen, ohne Zeichen eines „reinen Defektes" oder einer Strukturverformung kommen vor. Wir sahen, wie erwähnt, bei den Heidelberger coenästhetischen Schizophrenien eine psychopathologische Vollremission in 15 % und auch noch nach vieljährigem coenästhetischen Verlauf (Huber, 1971 c, S. 356). Auch bei endogenen Psychosen ohne beweisende schizophrene Symptome, die nach den Kriterien von K. Schneider als endogene zyklothyme Depressionen aufgefaßt wurden, sahen wir in 30 % (von 157 Patienten mit der Diagnose zyklothyme Depression) Phasen mit coenästhetischer Färbung, d. h. *„coenästhetische endogene Depressionen"* (Huber, 1968 c, S. 360), und in dieser Teilgruppe nicht selten über Jahre sich erstreckende und dennoch voll rückbildungsfähige Verläufe (s. a. 2.1.1, S. 42). Doch sind bei den coenästhetischen Depressionen protrahierte Verläufe und Ausgänge in leichte reine asthenische Residuen häufiger als in der Vergleichsgruppe von stilreinen, nach K. Schneider typischen zyklothymen Depressionen. Während bei den coenästhetischen Depressionen und im Gesamtkollektiv der Schizophrenen der Bonn-Studie die Frauen überwiegen (s. Huber et al., 1979, S. 40, S. 351), fanden wir bei den coenästhetischen Schizophrenien eine *Geschlechtsdisposition* zugunsten der Männer (Huber, 1957 a, b, 1971 c, S. 359).

Der coenästhetische Typ hat enge Beziehungen zu den *Formes frustes,* den abortiven Schizophrenien, bei denen nie beweisende schizophrene Symptome beobachtet werden (s. 2.2.4, S. 107 ff.). Hierher gehört auch der größere Teil der endogenen juvenil-asthenischen Versagenssyndrome, bei denen neben Coenästhesien Depersonalisationserlebnisse (BSABS B.3.4, D.2.11, C.1.1) und vielfältige Phänomene eines Verlustes der Leitbarkeit der Denkvorgänge (BSABS C.1) im Vordergrund stehen (s. u. 2.2.4.2). Die endogenen juvenil-asthenischen Versagenssyndrome zeigen, ebenso wie der coenästhetische Typ, eine Geschlechtsdisposition zugunsten der Männer.

2.2.4.2 Endogene juvenil-asthenische Versagenssyndrome

Die eben erwähnten „autochthonen juvenilen Asthenien" sind, wie auch unsere Spätkatamnesen bestätigen, zum größeren Teil als Formes frustes der Schizophrenien aufzufassen, als protrahierte abortive Initialstadien, die phänomenologisch den uncharakteristischen hypergen, prä- und postpsychotischen Basisstadien im Verlauf schizophrener Erkrankungen entsprechen. Die Erkrankung beginnt in der Regel mit *Leibgefühlstörungen* der Stufe 1, die allmählich in eigenartige Leibsensationen im Sinne von Coenästhesien der Stufe 2 übergehen. Nach unterschiedlich langem Verlauf treten *Depersonalisations- und Derealisationserlebnisse* hinzu, die dauernd oder paroxysmal auftreten und dann nicht selten zur Fehldiagnose einer psychomotorischen Epilepsie Anlaß gaben. Schließlich stellen sich *kognitive Denkstörungen* ein, die als Schwächung der gedanklichen Intentionalität, Zentrierung und Zielgerichtetheit (BSABS C.1.13) oder als Gedankeninterferenz (C.1.1) erscheinen und weitgehend den kognitiven Denkstörungen in Prodromen, reversiblen Basisstadien und reinen Defizienzsyndromen schizophrener Erkrankungen entsprechen (Glatzel & Huber, 1968).

2.2.4.3 Endogene Zwangskrankheit

Schwere und relativ seltene anankastische Zustände, die oft schon in der Präpubertät beginnen und, das ganze Leben andauernd und es sozial zerstörend, progressiven Charakter haben, sind, wie Gross zeigte, wahrscheinlich als *endogene Zwangskrankheit* und nicht als Neurosen aufzufassen (s. Gross, 1978). Neuroradiologisch findet man hier nicht selten eine innere Hirnatrophie (Huber, 1964 a). Es gibt aber auch anankastische Prodrome schizophrener Erkrankungen, die nach einem langen anankastischen oder anankastisch-depressiv-coenästhetischen Initialverlauf in eine dann chronisch persistierende schizophrene Psychose übergehen (s. 2.2.6.2, S. 123; s. Huber & Gross, 1982).

Die progressiven endogenen Zwangskrankheiten müssen gegen echte Zwangsneurosen, gegen Zwangssyndrome bei selbstunsicheren Persönlichkeiten, Konfliktreaktionen mit Zwangssymptomatik, reaktive anankastische Zustände nach Unfällen, Schreck- und Angsterlebnissen und gegen anankastische endogene Depressionen (s. Huber, 1981, S. 128) abgegrenzt werden. Süllwold (1977, 1982) und Gross (1978) konnten eine der coenästhetischen Schizophrenie vergleichbare Verlaufsvariante herausheben, bei der nach jahrelang persistierender Zwangssymptomatik passager psychotisch-schizophrene Manifestationen und danach wieder Zwangssymptomatik zu beobachten waren. Zwangssymptome sind hier als sekundäre Bewältigungsreaktionen auf kognitive Basisdefizienzen, vor allem auf kognitive Denkstörungen und Automatismenverlust, verstehbar. Infolge der kognitiven Basissymptome, vor allem in Sinne des „Verlustes der Leitbarkeit der Denkvorgänge" (Gedankeninterferenz – C.1.1 – und Gedankendrängen – C.1.3 – BSABS) wird das Vertrauen des Patienten in seine Funktionstüchtigkeit beeinträchtigt. Er versucht durch zwanghafte Kontrollen, die dann oft durch zunehmende Stereotypie selbst Störungscharakter gewinnen, die kognitiven basalen Defizienzen zu bewältigen. Im FBF unterscheiden sich Zwangskranke und Schizophrene in den Dimensionen Gedankeninterferenz und Automatismenverlust am geringsten (s. Süllwold, 1977).

Die beschriebenen Typen der coenästhetischen Schizophrenie, der endogenen juvenil-asthenischen Versagenssyndrome und endogenen Zwangskrankheit faßten wir als dauernd oder lange Zeit abortive Formen (Formes frustes) schizophrener Erkrankungen auf. Der Begriff einer *abortiven, latenten oder larvierten Schizophrenie* ist aber nur insoweit berechtigt und sinnvoll, als er den praktisch oder wissenschaftlich tätigen Psychiater daran erinnern kann, daß bei den Schizophrenien, ähnlich wie bei anderen vorwiegend erbbedingten Erkrankungen auch, die vereinbarungsgemäß beweisenden oder typischen Symptome und Syndrome über weite Strecken und in manchen Fällen vielleicht dauernd fehlen können. Dies ist für Ursachenforschung und Theorie der Schizophrenien, doch auch für die Praxis und *Therapie* bedeutsam (s. a. 2.1.9, S. 88 f.). Denn die hier gemeinten Stadien und Typen erfordern und ermöglichen, wenn ihre Zugehörigkeit zur Schizophreniegruppe erkannt ist, eine zielgerichtete adäquate Therapie, die in der Regel durchaus erfolgversprechend ist und zumindest zu deutlichen und nachhaltigen Besserungen führen kann. Während analytische Psychotherapie bei solchen „Grenzzuständen", die vielfach als *Borderline* aufgefaßt werden, nicht hilft oder sogar schadet, ist medikamentöse Behandlung mit bestimmten Neuro- und/oder Thymoleptika in Verbindung mit supportiver und Kontaktpsychotherapie und auf lerntheoretischen Konzepten basierender Verhaltenstherapie indiziert. Syndrome reversibler oder irreversibler reiner Defizienz, also postpsychotische hyperge Basisstadien und reine Residuen, können mit *Thymoleptika* vom Desipramin-Typ behandelt werden (s. a. 2.1.9, S. 89 f.). Nach unseren bis Anfang der 60er Jahre zurückreichenden Erfahrungen ist bei sachgerechter thymoleptischer, u. U. mit Neuroleptika kombinierter medikamentöser Behandlung eine Symptomprovokation im Sinne von Heinrich (1967) nicht zu befürchten, sofern Stadien und Typen mit stärkerer Prozeßaktivität, wie sie häufig noch unmittelbar nach der Remission einer produktiv-psychotischen Manifestation vorliegt, und beginnende psychotische Remanifestationen durch Anamnese und die klinisch-psychopathologische Untersuchung sorgfältig ausgeschlossen werden (Gross, 1983; Huber et al., 1982; Huber, 1968 c).

2.2.5 Gemeinsame Merkmale der Basissymptome

Gemeinsame Merkmale der Basissymptome sind, wie wir sahen, daß sie überwiegend nicht der Verhaltensbeobachtung zugänglich sind und durch die psychopathologische Exploration unter Nutzung der erhaltenen Fähigkeit zur Selbstwahrnehmung eruiert werden müssen, daß sie hinsichtlich Manifestation und Schweregrad endogen und situagen in Abhängigkeit von Beanspruchung und Belastung fluktuieren (2.1.5, S. 66) und daß sie als Stufe-2-Symptome oft nur transitorisch in kurzdauernden, prozeßaktiven Episoden und dann häufig in schon einigermaßen charakteristischer Gegebenheitsweise erlebt und geschildert werden. Was die intraindividuelle Fluktuation anbelangt, hatten wir die Situationen, die die Basissymptome verstärken oder überhaupt erst provozieren, genannt: arbeitsmäßige Beanspruchung und unterschiedliche soziale Alltagssituationen, deren gemeinsamer Nenner zu sein scheint, daß sie die individuelle Informationsverarbeitungskapazität überfordern; ferner emotional stimulierende Situationen. Die Störanfälligkeit unter bestimmten kritischen Bedingungen, typischerweise schon unter Alltagsanforderungen, bedeutet stets eine Minderung der Leistungsfähigkeit des Erkrankten und erklärt, daß die Basissymptome in geschützter Umgebung nicht oder weniger stark in Erscheinung treten (s. 2.1.9, S. 88 f.). Die Anfälligkeit gegenüber Beanspruchung, sei es durch Arbeit, bestimmte Alltagssituationen oder Emotionen, ermöglicht ein Verständnis von Reaktions- und Verhaltensweisen, die zunächst für die Umgebung nicht verständlich sind.

Für die *klinische Nutzbarmachung des Basisstörungskonzeptes* (s. a. S. 88) muß man sich immer wieder vergegenwärtigen, daß die Basissymptome in Abhängigkeit von Situationen und Beanspruchungen, doch auch ohne erkennbaren Anlaß eine außerordentliche *Fluktuation* zeigen und die von ihnen konstituierten Basisstadien sehr verschiedene Grade von *Prozeßaktivität* mit allen Übergängen von völlig uncharakteristischen zu mehr oder weniger charakteristischen Phänomenen aufweisen können (s. a. 2.1.6, S. 68 ff.). Auch in den relativ stabilen *reinen Residualzuständen* ist eine endogene oder situagene Fluktuation zu erkennen, wobei ubiquitäre Alltagsstressoren symptomprovozierende oder -verstärkende Bedingungen sein können. Je länger allerdings die persistierenden Basisstadien im Sinne reiner Residuen stabil sind und je mehr es sich um praktisch inaktive Zustandsbilder handelt, um so mehr sind die Sichtbilder durch Vorgänge sekundärer Verarbeitung, durch Kompensations- und Bewältigungsstrategien mitbestimmt, um so unprofilierter und uncharakteristischer sind die dann ohne Kenntnis des Verlaufs nicht mehr als schizophren erkennbaren Zustandsbilder, um so seltener sind Schwankungen des Bildes und um so besser ist auch die Güte der sozialen Remission (Huber et al., 1979, S. 138 ff.).

Die *endogene, z. T. aber auch situagene intraindividuelle Fluktuation* bedingt den paroxysmalen Charakter des Auftretens vieler Basissymptome, so der Coenästhesien und zentral-vegetativen Störungen, doch auch der kognitiven Denk-, Wahrnehmungs- und Bewegungsstörungen. Zumal bei endogenem Auftreten werden die Basissymptome, z. B. Coenästhesien, Blockierungen oder fehlerhafte Reaktionen infolge gedanklicher oder motorischer Interferenz, subjektiv als Einbrüche erlebt. Bei situagener Auslösung oder Verstärkung durch emotionale Stimulation können negative, z. B. abwertende oder überhaupt verstärkte emotionale Reaktionen der Umwelt die Manifestation fehlerhafter konkurrierender Reaktions- und Deutungstendenzen erhöhen und fördern. Dies würde den ungünstigen Einfluß sogenannter ,,expressed emotions" naher Angehöriger erklären (s. o., S. 89).

Die Dimension der Intensität, die weitgehend der der *Prozeßaktivität* (Akuität) entspricht, kann in aktiven Stadien nicht objektiv wie die mit Hilfe von Leistungstests in den mehr oder weniger inaktiven, postpsychotischen persistierenden Basisstadien faßbare Funktionsminderung (s. Hasse-Sander et al., 1982; s. 2.2.7, S. 125) gemessen, sondern trotz aller Bemühungen um Aufstellung operationalisierbarer Kriterien nur subjektiv geschätzt werden (s. o., S. 73). Dabei werden die Kriterien für Prozeßaktivität aus dem psychopathologischen Syndrom und seiner Verlaufsdynamik gewonnen, ohne daß die Rang- und Relationsbestimmungen der Prozeßaktivität der Komplexität des aktuellen Syndroms gerecht werden können (s. o. 2.1.6, S. 72).

Die eigentliche, schizophrenen Erkrankungen zugrundeliegende, von den individuellen Ausgestaltungen zu unterscheidende *Funktionsminderung bzw. Funktionsstörung* ist heute, wie wir 1982 meinten, noch nicht faßbar. Doch sehen wir in den dynamischen und kognitiven Basissymptomen, ebenso wie in den Befunden der experimentellen Psychologie und in den testpsychologisch nachweisbaren Leistungsminderungen, *Indikatoren für jene Funktionsminderung bzw. Basisstörung* (s. hierzu Süllwold, S. 4). Sicher scheint uns, daß man nicht bei den persönlichkeitsabhängigen Deformierungen der personalen Struktur (,,Strukturverformung", s. S. 54, 93) und den typischen schizophrenen End- und Überbauphänomenen (s. S. 73), sondern im Bereich der Basisdefizienzen und Basisstadien ansetzen muß.

In den Basisstadien können sich aus den dynamischen und kognitiven Defizienzsyndromen transitorisch kurzfristige, *stärker prozeßaktive* Basisstadien entwickeln, die dann auch mit somatischen Befunden, die mit funktional-dynamischen, z. B. elektroencephalographischen oder neurobiochemischen Methoden erhoben werden, korreliert werden können. Nur in diesen sehr flüchtigen prozeßaktiven Stadien lassen an Schizophrenie Erkrankte bestimmte EEG-Modifikationen und vermutlich auch bestimmte biochemische Normabweichungen, die nicht als Traits, sondern als *zustandsabhängige Variablen* aufzufassen sind, beobachten. Bei jedem Quantifizierungsversuch sind aktive und inaktive Aspekte gesondert und mit verschiedenen Verfahren zu erfassen. Dabei kann die Dimension der Prozeßaktivität bisher in aktiven Stadien nicht gemessen, sondern nur anhand von Kriterien, die aus dem psychopathologischen Syndrom bzw. bestimmten ephemeren Basissyndromen der Stufe 2 und im Übergang zu Stufe 3 gewonnen werden, geschätzt werden.

Substratnahe und prozeßaktive Störungen sind vorwiegend noch nicht sicher psychotische oder noch nicht ausgeformte, doch für die Erkrankung schon einigermaßen charakteristische Basissymptome und Basissyndrome, z. B. Coenästhesien der Stufe 2 oder bestimmte kognitive Denkstörungen (s. o., S. 79 ff.). Wir gingen seinerzeit aus von der Hypothese, daß für das Wesen der Erkrankung kennzeichnende Phänomene in reiner Form, noch nicht eingegliedert in den psychotischen Gesamtkomplex, nicht modifiziert durch sekundäre psychisch-reaktive oder mehr rational-logisierende Verarbeitung und Umformung, in solchen Basisstadien eher erfaßt werden können als in der voll ausgebildeten und durch Umstrukturierung des seelischen Gefüges fixierten Psychose (s. o., S. 73). In der *Arbeitshypothese der Amalgamierung der Basissymptome mit der anthropologischen Matrix* kamen wir der Auffassung von de Clerambault, wonach die geläufigen typisch schizophrenen Phänomene als intellektueller und affektiver Überbau der menschlichen Psyche über Veränderungen verschiedener primärer Grundfunktionen, als Reaktion der Persönlichkeit auf ein basales, hirnorganisch determiniertes Syndrom verstanden werden können, nahe. Wir sahen dabei in dem nur transitorischen Charakter der aktiven Basissymptomatik ein Kriterium, das allen bei der Schizophrenie bekannten somatischen Vorgängen bzw. ihren klinischen Indikatoren (neurologisch-psychopathologische Übergangssymptomatik, substratnahe Basissymptome – s. o., S. 41) zukomme, weshalb diese nur durch sehr engmaschige Verlaufsbeobachtungen erfaßbar sind (s. K. F. Scheid, 1937; Huber, 1957 a; Huber & Penin, 1968). Wir zeigten, daß alle Typen von Basisstadien, also auch „reine Defektsyndrome", die am ehesten als Ausdruck einer Funktionsminderung, einer „Hypophase" aufzufassen seien, die meiste Zeit einem klinisch und im EEG relativ *inaktiven* Stadium entsprechen und, ebenso wie Verlaufsabschnitte mit ausgeformten typisch schizophrenen Syndromen, noch nicht bzw. nicht mehr genügend *Prozeßaktivität* erreichen und klinisch prozeßaktive und mit EEG-Veränderungen korrelierbare Stadien nur in sehr passageren Phasen der Entwicklung „von mehr oder minder undifferenzierten, unprofilierten Vorformen zu typisch schizophrenen Endsymptomen durchlaufen werden" (Huber & Penin, 1968). Wir beschrieben acht klinische Syndrome, die auf Prozeßaktivität schließen lassen, u. a. Syndrome mit Coenästhesien der Stufe 2, Syndrome erlebter Wahnbereitschaft mit den aus ihnen entspringenden aktuellen Wahnwahrnehmungen (Subjekt-Zentrismus der ptolemäischen Einstellung – Stufe 2 nach Conrad und nach Huber & Gross) und andere, innerhalb kurzer Zeiträume unstet wechselnde paranoide Verstimmungen, die der Grundkonstellation der „dynamischen Unstetigkeit" (Janzarik) entsprechen (s. Penin et al., 1982).

In der Reversibilität, in der Remissionsfähigkeit, ebenso wie in der Neigung zu Rezidiven, im Wellen- und Schubförmigen der Ablaufformen schizophrener Erkrankungen, die man mit Biorhythmen bei Epilepsien in Parallele setzen kann, zeigt sich einmal die *Endogenität*. Andererseits kennen wir bei den psychotischen wie bei den Basissymptomen die *Situationsabhängigkeit* hinsichtlich der Remissionen wie der Rezidive, der Erst- wie der Remanifestationen, für deren Auslösung situative Einflüsse gewöhnlich noch von größerer Bedeutung sind als für die ersten Manifestationen der Erkrankungen (s. a. 2.1.5, S. 66 ff.). Teilremittierte Schizophrenien in noch nicht sehr stabilen und noch nicht kontinuierlich inaktiven Stadien reagieren auf Schwankungen des sozialen Umfeldes sehr empfindlich (s. S. 68) (Huber, 1966 b, 1968 c). Alternieren schlechter und relativ freier Zeiten, längerdauernde Remissionen und Symptomwandlungen, sind Vorkommnisse, die schon lange, sei es spontan oder unter Behandlung (Krampf- oder Pharmakotherapie) oder psychisch-reaktiv beobachtet wurden (s. a. S. 66). Die situative Wandelbarkeit und Situationsabhängigkeit psychopathologischer

Phänomene besagen, wie wir sahen, nichts gegen ihren organischen Ursprung (s. Huber, 1957 a, S. 185, S. 198 ff.; Huber, 1964 c). Doch hat sich die Erwartung, hinsichtlich der Remissionen fördernden oder Rezidive provozierenden, der günstigen oder gefährdenden situativen Konstellationen bestimmte, auch für die Praxis der Therapie und Rehabilitation brauchbare Regeln zu finden, nicht erfüllt (s. Huber, 1968 b). Zwar wurde von der klassischen Psychiatrie die Meinung vertreten, daß kollektive Traumata der Vitalsphäre, Lebensgefahr, materielle Not, Entbehrung, Strapazen weniger bedeutsam sind als subjektiv gewichtige, besonders erotische und religiöse Intimkonflikte (E. Kretschmer) und hintergründig gespannte und ambivalente Dauersituationen (s. o., S. 110). Doch gibt es, wie die Verlaufsbeobachtung zeigte, eine Situagenie der Basissymptome und Basisstadien, bei der es sichtlich nicht auf den Bedeutungsbezug für das je einmalige Individuum mit seiner persönlichen Lebensgeschichte und Lebenssituation ankommt, sondern auf eine krankheitsbedingte Herabsetzung der Toleranzschwelle gegenüber „normalem" Streß, eine Minderung der Fähigkeit zur Verarbeitung von Informationen, die nicht in einer gleichsam „individuumspezifischen" Lebensgeschichte und Persönlichkeitsstruktur wurzelt, sondern in einer (oder einigen) durch einen pathologischen cerebralen Funktionswandel bedingten kognitiven oder dynamischen Basisstörung. D. h. die Situagenie wäre nicht individuumspezifisch, sondern eher krankheitsspezifisch oder, weil es etwas Krankheitsspezifisches genaugenommen nicht gibt (s. S. 118), krankheitscharakteristisch (s. hierzu Bronisch, 1954; Weitbrecht, 1957; Heimann, 1981). Dies würde bedeuten, daß psychische und andere Umweltfaktoren nicht deswegen die Verlaufsdynamik beeinflussen und Symptome auslösen oder verstärken, weil sie „eine bestimmte individuelle seelische Struktur voraussetzende und sie überfordernde Konflikte" darstellen (Huber, 1967 a), sondern weil es durch die Erkrankung zu einer Herabsetzung der Toleranzschwelle *gegenüber normaler Beanspruchung*, z. B. durch Arbeit und andere Tätigkeiten, durch Gespräche, durch zu viele oder widersprüchliche Stimulation gekommen ist. Insofern läßt sich mit Süllwold sagen, daß das *„Spezifische im Unspezifischen"* oder doch das *„Charakteristische im Uncharakteristischen"* solcher Basisdefizite im *Ausmaß* und der *zeitlichen Ausdehnung* der Störbarkeit und Instabilität und nicht in der Art bzw. Qualität der Abweichungen vom Bereich des Gesunden liegt (s. Süllwold, 1981).

Sicher gibt es auch eine Situagenie, eine situative Auslösung von Basissymptomen und produktiv-psychotischen schizophrenen Phänomenen, bei der es auf das subjektive Gewicht, auf den durch Lebensgeschichte und Persönlichkeitsstruktur bestimmten *Bedeutungsbezug für das je einmalige Individuum* ankommt. Doch kann hier die Hypothese von K. Schneider vom „sinnblinden Affektschlag" (s. a. 2.1.5, S. 67) insofern zutreffen, als der „Affektstoß ins Vitale", die Auswirkung auf die supponierten biologischen Substrate der Erkrankung, um so stärker ist, je größer das subjektive Gewicht des Erlebnisses (der „psychotraumatischen Situation") ist. Z. B. können schizophrene Kranke, die über weite Strecken völlig normal reagieren, denken und sprechen, dann, wenn die Situation bestimmte Inhalte und lebensgeschichtliche Komplexe „anschlägt", plötzlich eine Denkstörung im Sinne einer Denkzerfahrenheit zeigen (K. Schneider, 1980, S. 127). Dynamische und besonders kognitive substratnahe Basissymptome, dabei auch die von U. H. Peters (1981) beschriebenen Wortfeld-Störungen und Satzfeld-Störungen sind situativ auslösbar, können insofern „vom Sinn her generiert sein", als sie durch stimulierende Themen, deren affektives Gewicht (und damit auch ihre „körperlich-vegetative Auswirkung" – E. Bleuler, s. S. 48) natürlich vom Sinngehalt, vom subjektiven Bedeutungsbezug für das betreffende Individuum abhängt, ausgelöst oder verstärkt werden. Die in ihrem Ausmaß von der inhaltlichen Bedeutsamkeit bestimmte affektive Stimulation stellt dann für den betreffenden Patienten eine „Überstimulation" dar, die die (morbogen herabgesetzte) Schwelle der Informationsverarbeitungskapazität erreicht bzw. überschreitet. Der an Schizophrenie Erkrankte bewegt sich in bestimmten Stadien „auf einem schmalen Grat zwischen Unter- und Überstimulation"; deswegen muß in Therapie und Rehabilitation, und allgemein im Umgang mit ihm, diese seine spezielle Situation berücksichtigt und versucht werden, beides zu vermeiden, und Aktivierung, Stimulation, emotionale Zuwendung, Kommunikation und Distanz angemessen zu dosieren und zu handhaben (Huber, 1976 a, S. 42, 60 f., 200, 285, 287, 305).

Eine Diskussion des Aspektes, ob und inwieweit die Basissymptome uncharakteristisch oder für Schizophrenie charakteristisch oder typisch sind, kam zu dem Schluß, daß es gerade darauf ankomme, hinter der prima vista uncharakteristischen Erlebnis- und Erscheinungsweise zwar nicht das Spezifische, aber doch das *Charakteristische mittels psychopathologischer Methodik* (der deskriptiv-analytischen Methode im Sinne von K. Schneider) *und/oder experimentalpsychologischen Methoden herauszufinden* (Huber, 1973 a, S. 115, 209 ff.). Die Basissymptome oder doch ein großer Teil der Basissymptome sind tatsächlich nicht uncharakteristisch, vielmehr kommen die Phänomene auf der Stufe 2 ihrer Entwicklung bevorzugt bei an Schizophrenie Erkrankten vor; sie können aber, wenn auch selten, auch bei bekannten charakterisierbaren Hirnerkrankungen beobachtet werden (s. S. 106). Sie sind *kennzeichnend für Schizophrenie, aber nicht in dem Sinne, daß sie ausschließlich dort vorkommen*. Für eine bestimmte psychiatrische Erkrankung oder Störung *spezifische psychopathologische Symptome* in diesem Sinne gibt es nicht, wie Weitbrecht (1957) und Bronisch (1954) (dieser auch für körperliche Symptome) zeigten. Die Lehre einer radikalen Heterogenität und Wesensverschiedenheit der Phänomenologie schizophrener Erkrankungen gegenüber definierbaren Hirnerkrankungen läßt sich nicht aufrechterhalten. Dem widerspricht nicht, daß man sich bezüglich des vermuteten somatischen Substrates von der alten Prozeßhypothese im Sinne eines mit grober Destruktion von Neuronen einhergehenden Hirnprozesses zugunsten einer (genetisch determinierten) neurobiochemischen Störung lösen muß. Dazu paßt auch die intraindividuelle Fluktuation der substratnahen Basissymptome (einschließlich der von U. H. Peters beschriebenen „schizophrenen Sprachstörungen"), eine Fluktuation, die nach unseren Befunden situagen, aber auch ohne jeden erkennbaren Anlaß und inhaltlich-biographischen Bezug, d. h., wie wir meinen, endogen-encephalogen zustandekommen kann. Basisdefizienzen sind, wie wir 1981 zusammenfaßten, einerseits prima vista im Sinne der traditionellen Schizophreniekonzepte uncharakteristisch; sieht man aber genauer hin und berücksichtigt man die Verlaufsdynamik, zeigen sie als Stufe-2-Symptome doch etwas für schizophrene Krankheiten besonders Kennzeichnendes, Charakteristisches, aber nicht Spezifisches in dem Sinne, daß sie ausschließlich dort vorkommen (s. Huber, 1981 a, S. 16).

2.2.6 Typen von Basisstadien

Bei den 78 % der Patienten der Bonn-Studie, die langfristig keine psychopathologische Vollremission zeigten, kam es in gut der Hälfte (202 von 391 Fällen = 51,7 %), das sind ca. 40 % (202 von 502 Fällen) des gesamten Kollektivs, zu Ausgängen, die keine schizophrene *Persönlichkeitsveränderung* im engeren, eigentlichen Sinne darstellen, sondern eine von den Patienten selbst wahrgenommene, durch vielfältige dynamische und kognitive Basissymptome bestimmte *Leistungsdefizienz*. Infolge der dynamischen und kognitiven Einbußen sind bei diesen reinen Defizienzsyndromen (Typ 2 bis Typ 8 der psychopathologischen Ausgänge schizophrener Erkrankungen – Huber et al., 1979, S. 98), die die Substanz der Persönlichkeit weitgehend intakt lassen, Leistungs- und Arbeitsfähigkeit und mittelbar auch die soziale Kontaktfähigkeit (autoprotektives Vermeidungsverhalten als Folge der primären Basisdefizienzen: sekundärer Autismus, s. S. 81) beeinträchtigt, während die Selbstwahrnehmung der Mangelerscheinungen und die Fähigkeit zur kritischen, objektivierenden Distanzierung und grundsätzlich auch die Verantwortungsfähigkeit, in rechtlichem Sinne die Geschäftsfähigkeit und potentiell auch die Schuldfähigkeit, erhalten sind (Huber, 1983 a). Man kann bei diesen Patienten mit reinen Residualzuständen, d. h. mit seit zumindest 5 Jahren einigermaßen stabilen persistierenden Basisstadien, nicht von einer „totalen Umwandlung des Daseins" sprechen: Sie haben weit mehr Freiheit, Selbstverfügbarkeit und kritische Einsicht, als die klassischen Schizophrenielehren annahmen, und die in ihrer Essenz nicht zerstörte Persönlichkeit ermöglicht ihnen ein Sich-zu-sich-selbst-Verhalten. Diese Erkenntnis, zu der die Schizophrenieforschung erst anhand der neueren Untersuchungen der langen Verläufe gelangte, ist ein für die Therapie, dabei auch die Psycho- und Soziotherapie und für die soziale Wertung des Phänomens Schizophrenie überhaupt, sehr bedeutsamer Gesichtspunkt, der noch viel zu wenig beachtet wird. Die These „Geisteskrankheiten sind Krankheiten der Persönlichkeit" trifft im Grunde, sieht man von den floriden, grundsätzlich reversiblen Psychosen im engeren Sinne ab, nur für einen 35 % der Gesamtpopulation schizophrener Kranker umfassenden Teil der Ausgänge zu, der etwa unsere Prägnanztypen 10 bis 15, dabei vor allem die typisch schizophrenen Defektpsychosen (Typ 13 und 14) und die psychotischen Strukturverformungen (Typ 15) und nur bedingt auch die (leichten und mäßigen) gemischten Residuen (Typ 10 und 11) und die chronischen reinen Psychosen (Typ 12) umfaßt (Huber et al., 1979, S. 97 ff.). Die Unterscheidung von mehr oder minder uncharakteristischen reinen Residuen und charakteristischen Defektsyndromen und Persönlichkeitswandlungen ist auch für die *soziale Prognose* von Bedeutung. So sind von den uncharakteristischen Residuen annähernd 60 %, von den charakteristischen nur 25 % sozial geheilt (Huber et al., 1979, S. 172 f.). Zur Behandlung und Rehabilitation ergaben sich wichtige Ansatzpunkte aus der Beobachtung, daß die Patienten ihre basalen Defizienzen selbst wahrnehmen und auch in mittleren und späteren Stadien der Erkrankung die Fähigkeit hierzu und zur kritischen Distanzierung nicht einbüßen bzw. – nach dem 2., positiven Knick (s. S. 74) – wiedergewinnen und lernen, sich mit den Basissymptomen einzurichten und Verhaltensweisen in der Bewältigung und Abschirmung zu entwickeln. Das „coping behavior" kann uns Hinweise geben, in welchem Umfang und in welcher Weise wir bei der Konzeption lernpsychologisch begründeter rehabilitativer und therapeutischer Verfahren für die Kranken in prodromalen und postpsychotischen Basisstadien die von den Patienten erlebten und berichteten Basissymptome berücksichtigen und in unsere Konzepte einbeziehen müssen (Süllwold, 1983 a; Gross & Huber, 1985 a). Für diese Patienten ist die Bezeichnung „Defizienz" bzw. „reversibles oder persistierendes Basisstadium mit Basisdefizienzen" treffender als die Bezeichnung „schizophrene Persönlichkeitsveränderung" oder „schizophrene Wesensänderung": Es fehlt etwas, was vor der Erkrankung verfügbar war, die zentrale Substanz des Charakters ist, anders als bei den typisch schizophrenen Persönlichkeitswandlungen in den charakteristischen Residuen und chronischen Psychosen, nicht verformt oder destruiert.

Basissymptome werden bereits präpsychotisch in Vorpostensyndromen und Prodromen (Gross, 1969) und postpsychotisch in reversiblen Basisstadien und reinen Defektsyndromen (Huber, 1961, 1966 b) beobachtet. Als *Basisstadien im engeren Sinne* beschrieben wir 1966 reversible depressive und/oder asthenisch-hyperge Syndrome, die nach Remission einer akuten produktiven schizophrenen Psychose in Erscheinung treten und sich innerhalb von Wochen bis Monaten zurückbilden. Nach den Befunden der Bonn-Studie können sie auch längere Zeit andauern. Bei den 111 Patienten der Bonn-Studie mit psychopathologischer Vollremission sind 65 mit postpsychotischen reversiblen Basisstadien und dabei 21, bei denen derartige Stadien nach zwei psychotischen Phasen beobachtet wurden. Die durchschnittliche Dauer dieser insgesamt 86 Basisstadien betrug 14,2 Monate; sie lag bei 68 Patienten unter und bei 18 Kranken über 2 Jahre.

Unter diesen 18 Patienten fanden sich 8, bei denen die psychopathologisch von reinen Residuen nicht unterscheidbaren Syndrome nach mehr als 3 und bis zu maximal 9 Jahren vollständig remittierten. Auch für die Praxis und Individualprognostik ist es wichtig zu wissen, daß solche *protrahierten postpsychotischen Basisstadien* 2 bis 9 Jahre bestehen und sich dann doch noch vollständig zurückbilden können. Dies war bei gut 1/5 (21 %) der bei der Spätkatamnese voll remittierten Bonner Patienten mit postpsychotischen Basisstadien der Fall. Bilden sich die postpsychotischen Basisstadien nicht innerhalb von maximal 3 Jahren zurück, bleiben diese Syndrome mit den sie konstituierenden dynamischen und kognitiven Basisdefizienzen, die wir früher „reiner Defekt" (1961) bzw. „reines Residuum" (1966 b) nannten, in der Regel dauernd bestehen. Die Rate der Ausnahmen von dieser Regel beträgt im Bonner Hauptkollektiv (502 Fälle) 1,6 %: nur 8 Patienten, bei denen postpsychotische Basisstadien mehr als 3 Jahre kontinuierlich bestanden, erlebten gleichwohl im weiteren Verlauf noch eine Restitutio ad integrum.

Weil die phänomenalen Aspekte der postpsychotischen reversiblen und persistierenden Basisstadien sich weitgehend mit denen der präpsychotischen Vorpostensyndrome und Prodrome überschneiden (Gross et al., 1971 a; Huber et al., 1979, S. 161 ff.), kann man jene 4 noch nicht oder nicht mehr psychotischen Manifestationen schizophrener Erkrankungen, also Vorpostensyndrome, Prodrome, postpsychotische reversible Basisstadien und langfristig persistierende Basisstadien (reiner Defekt, reines Residuum), als *Basisstadien im weiteren Sinne* zusammenfassen (Huber, 1983 b). Hinzu kommen noch die *intrapsychotischen Basisstadien*. Während gewöhnlich Basissymptome nur in den prä- und postpsychotischen Basisstadien vor dem Ausbruch der Psychose und dann wieder nach ihrer Remission von den Patienten wahrgenommen und mitgeteilt werden, können sie gelegentlich auch als Stufe-2-Basissymptome während und besonders im Beginn der psychotischen Phase von den Patienten wahrgenommen und berichtet werden. In 4,2 % des Hauptkollektivs der Bonn-Studie (21 Fälle) waren während psychotischer Phasen (kurz nach oder vor dem Auftreten produktivpsychotischer Symptome) in kurzen, oft nur Stunden dauernden Episoden ohne

Außenprojektion und ohne Auflösung der Ich-Umwelt-Kontur von den Patienten dynamische oder kognitive Basissymptome zu eruieren. Die Basisdefizienzen postpsychotischer Basisstadien können sich also gelegentlich auch schon intrapsychotisch zu erkennen geben (Huber et al., 1979, S. 164).

2.2.6.1 Vorpostensyndrome

Vorpostensyndrome sind phasenhaft abgegrenzte, durch Basissymptome bestimmte Syndrome depressiver, asthenischer und coenästhetisch-vegetativer Färbung, die der psychotischen Erstmanifestation bzw. dem Prodrom der schizophrenen Erkrankung durchschnittlich 10,2 Jahre vorauseilen; sie wurden bei 15 % der Schizophrenen der Bonn-Studie beobachtet. Die Dauer der Vorpostensyndrome reicht von wenigen Tagen bis zu 4 Jahren und beträgt im Mittel 5 Monate. Bei 20 von unseren 76 Bonner Patienten ließen sich mehrere Vorpostenepisoden vor der psychotischen Erstmanifestation feststellen. Das kürzeste Intervall zwischen Vorpostensyndrom und Prodrom war 1 Jahr, das längste betrug 31 Jahre; zwischen Vorpostensyndrom und psychotischer Erstmanifestation liegen zumindest 1 Jahr und maximal 37 Jahre. Für die richtige Einschätzung der Verlaufsdynamik ist es wichtig zu wissen, daß es auch vor psychotischen *Re*manifestationen Vorpostensyndrome gibt, d. h. phasenhafte uncharakteristische Zustände mit Basissymptomen der Stufe 1 und/oder 2, die *nicht,* wie die Prodrome, kontinuierlich in eine psychotische Remanifestation übergehen, vielmehr nach Wochen bis Monaten wieder vollständig remittieren.

Eine Patientin erlebte die erste psychotische Manifestation im 10. Lebensjahr. Im 16. und 18. Lebensjahr kam es zu phasenhaft abgegrenzten dysthymen Verstimmungen, die jeweils wieder vollständig abklangen. Im Alter von 21 Jahren entwickelte sich dann ein Prodrom, das nach mehreren Monaten kontinuierlich in die 2. produktiv-psychotische schizophrene Manifestation überging.

Die Vorpostensyndrome werden auch vor psychotischen Erstmanifestationen *ohne* Prodrom beobachtet. Solche ,,isolierten" Vorpostensyndrome ohne Prodrome fanden sich in der Bonn-Studie bei 10,2 %, Vorpostensyndrome mit Prodromen bei 5 %. Vorpostensyndrome sind bei Frauen, Prodrome bei Männern signifikant häufiger. Die Phänomenologie der Vorpostensyndrome überschneidet sich, wie schon erwähnt, weitgehend mit der der Prodrome und der postpsychotischen Basisstadien. Doch ist bei den Vorpostensyndromen eine phänomenale Differenzierung schwieriger als bei den Prodromen, weil die oft nur kurzdauernden Vorpostenepisoden zur Zeit der Exploration des Patienten in der Regel viele Jahre zurückliegen. Soweit die Angaben ausreichen, ergab sich in der Bonn-Studie eine gegenüber den Prodromen insofern unterschiedliche *Häufigkeitsreihenfolge der Prägnanztypen,* als der *depressive Typ* mit 51 % bei weitem am häufigsten und fast 4 mal häufiger als bei den Prodromen (14 %), dagegen der coenästhetische Typ mit 18 % seltener als dort (40 %) beobachtet wurde, während pseudoneurasthenische Typen mit je 30 % bei Vorpostensyndromen und Prodromen annähernd gleich häufig vorkommen.

Hinsichtlich der Häufigkeitsrangreihe der einzelnen Basissymptome, wie wir sie für die Prodrome, postpsychotischen reversiblen und persistierenden Basisstadien aufgestellt haben (s. Tabelle 8, S. 122), werden genaue Angaben erst möglich sein, wenn in unseren prospektiven Studien bei Patienten mit der Verdachtsdiagnose eines Vorpostensyndroms in der weiteren Verlaufsbeobachtung bei einer ausreichenden Zahl von Probanden beweisende schizophrene Symptome aufgetreten sind.

Tabelle 8. Häufigkeit der Basissymptome in reinen Residuen (postpsychotische irreversible Basisstadien), postpsychotischen reversiblen Basisstadien und (präpsychotischen) Prodromen

BSABS-Kategorie		Postpsychotische Reine Residuen n = 202	Reversible Basisstadien n = 64	Prodrome n = 184
A.8/ B.1:	Minderung der Belastungsfähigkeit geg. bestimmten Stressoren (ohne oder mit IMS)	75 %	21 %	5 %
C.1:	Kognitive Denkstörungen	69 %	45 %	40 %
A.6:	Affektive Veränderungen	68 %	30 %	36 %
D:	Coenästhesien	66 %	37 %	61 %
E.1:	Zentral-vegetative Störungen	57 %	17 %	46 %
A.1:	Erhöhte Erschöpfbarkeit	55 %	78 %	51 %
B.2:	Erhöhte Beeindruckbarkeit	42 %	44 %	25 %
A.3:	Minderung an Spannkraft, Energie, Ausdauer, „Geduld"	40 %	45 %	27 %
C.2:	Kognitive Wahrnehmungsstörungen	29 %	6 %	8 %
E.2:	Schlafstörungen	24 %	36 %	34 %
E.3:	Intoleranz geg. Alkohol, Nikotin und andere Substanzen	20 %	2 %	1 %
A.4:	Minderung an Antrieb, Aktivität, Schwung, Elan, Initiative	13 %	22 %	20 %

2.2.6.2 Prodrome

Prodrome, die in der Bonn-Studie in 37 % nachweisbar waren, gehen nach durchschnittlich 3,2 Jahren kontinuierlich in eine psychotische Phase (oder Schub) über und unterscheiden sich dadurch von den Vorpostensyndromen. Sie sind, umgekehrt wie die Vorpostensyndrome, bei den *Männern* mit 42 % signifikant häufiger als bei den Frauen mit 25 %. Auch lange Prodrome mit einer Dauer von mehr als 2 Jahren finden sich bevorzugt bei den männlichen Kranken (18 % gegenüber nur 9 % bei den Frauen). Phänomenologisch sind von den Basissymptomen, wie die *Tabelle 8* zeigt, *Coenästhesien* (BSABS D.1 bis D.12) mit 61 % vor erhöhter *Erschöpfbarkeit* (A.1) mit 51 %, *zentral-vegetativen Störungen* (E.1) mit 46 %, *kognitiven Denkstörungen* (C.1) mit 40 %, *affektiven Veränderungen* (A.6) mit 36 % und *Schlafstörungen* (E.2) mit 34 % am häufigsten; weitere Beschwerden sind Minderung an Spannkraft und Energie (BSABS A.3), erhöhte Beeindruckbarkeit (B.2), Antriebsminderung (A.4) und Wahrnehmungsstörungen (C.2). Typologisch zeigen 2/3 der Prodrome *coenästhetische* (40 %) oder *asthenische* und *pseudoneurasthenische* (zusammen 27 %) Syndrome. Der depressive Typ kommt in 14 % vor, während rein vegetative (2,7 %) und anankastische Typen (1,1 %) und ein Typus mit Wechsel von Hypo- und Hyperphasen (2,2 %) selten sind. Doch findet man beim coenästhetischen und asthenischen Typ relativ häufig (ca. 30 %) eine deutliche vegetative Komponente und beim depressiven Typus nicht selten anankastische Züge.

Unter den Schizophrenen der Bonn-Studie fanden sich 1,4 % (7 von 502 Fällen) mit 3 bis maximal 12 Jahren kontinuierlich andauernden *anankastischen Prodromen,* bei denen erst nach dieser Zeit beweisende schizophrene Symptome auftraten. Dieser Typus ist im Hinblick auf die Frage der Formes frustes der Schizophrenien und des Borderline und der endogenen Zwangskrankheit (s. o., 2.2.4.3, S. 113) besonders deswegen von Interesse, weil er durch Basisdefizienzen, vor allem durch kognitive Denkstörungen, z. B. Gedankeninterferenz (BSABS C.1.1) und Beeinträchtigung der Diskriminierung von Vorstellungen und Wahrnehmungen bzw. von Erinnerungs- und Phantasievorstellungen gekennzeichnet ist. Bei unseren 7 Patienten mit anankastischen Prodromen ist die Auffassung gut begründet, daß es sich von Anfang an um eine schizophrene Erkrankung handelte, die in jahrelangen Prodromen sich vordergründig auch in Form anankastischer Erlebnisweisen unter dem Bilde einer „Zwangsneurose" äußern kann. In erster Linie handelte es sich dabei neben Assoziations- und Grübelzwängen um Kontrollzwänge, die als Bewältigungsversuche gegenüber den primären kognitiven Basisdefizienzen aufgefaßt werden können (s. 2.2.4.3, S. 113; s. Huber & Gross, 1982).

Einer unserer Patienten mit anankastischem Prodrom berichtet: „Ein einmal gedachter Gedanke kommt dauernd wieder. Ganz gleichgültige Dinge setzen sich im Gehirn fest (BSABS C.1.2!). Die Konzentration wird durch Zwischenschießen solcher Gedanken (C.1.1) gestört, ohne daß man sich dagegen wehren kann. Abends im Bett fliegt ein Gedanke zu, der kleben bleibt, den ich nicht mehr wegbekomme. Das Gehirn arbeitet gleichsam von selbst. Ich muß mir immer wieder Ereignisse des vorausgehenden Tages, z. B. alle Vorgänge beim Einsetzen eines Fensters, genau vorstellen, ohne daß ich das steuern kann." – Die Beschwerden des Patienten entsprechen den Items C.1.1: *Gedankeninterferenz,* und C.1.2: *zwangähnliches Perseverieren bestimmter Bewußtseinsinhalte,* des BSABS (s. 2.1.7.1, S. 79 ff.; 2.2.4.3, S. 113).

Die Selbstschilderungen von Patienten in Prodromen und Vorpostensyndromen zeigen die *Auseinandersetzung des Patienten mit den Basisdefizienzen,* den der Umgebung oft verborgenen Kampf mit den basalen kognitiven und dynamischen Störungen. Die Patienten können oft distanziert und differenziert über ihre Bemühungen berichten, mit den Basisdefizienzen fertig zu werden (s. 2.1.8, S. 85 ff.). Die Verlaufsbeobachtung zeigt, wie bei allmählicher oder auch plötzlicher Zunahme der Basisdefizienzen auch für die Umwelt, für Angehörige oder Arbeitskollegen erkennbare, schwer oder nicht mehr verständliche Änderungen und Auffälligkeiten des Verhaltens resultieren, wie sie Conrad bei beginnender Schizophrenie als „Trema" beschrieb (1958). Man sieht alle *Übergänge zur manifesten Psychose,* in der die Selbstwahrnehmung der Defizienzen als Defizienzen, die Fähigkeit zur Auseinandersetzung mit ihnen, zu mehr oder weniger weitgehender Einsicht und zur kritischen Distanzierung zugleich mit der Auflösung der Ich-Umwelt-Kontur und der Entwicklung wahnhafter und halluzinatorischer Erlebnisweisen verlorengeht, sehr häufig nicht definitiv, sondern nur vorübergehend, wie Huber & Gross in ihrer Wahn-Monographie bei paranoid-halluzinatorischen Psychosen und besonders am Beispiel der Wahnwahrnehmung darstellten (Huber & Gross, 1977, S. 117 ff.).

2.2.6.3 Postpsychotische reversible Basisstadien

Basisstadien im engeren Sinne, d. h. reversible depressiv und/oder asthenisch gefärbte Syndrome, die nach Remission einer akuten, produktiv-schizophrenen Psychose überaus häufig in Erscheinung treten, bilden sich innerhalb von Wochen bis Jahren zurück.

Bei den Patienten der Bonn-Studie, die bei der Spätkatamnese psychopathologische Vollremissionen zeigten, persistierten sie, wie schon gezeigt, durchschnittlich 14 Monate. Dauern sie länger als 2 bis 3 Jahre, sind sie gewöhnlich irreversibel und wir sprechen dann von reinen Defekt- oder Residualsyndromen (s. o., S. 120). Als Ausnahme von der Regel kann es selten auch noch nach 2 bis maximal 9 Jahren zu einer psychopathologischen Vollremission kommen (s. S. 120). Solche, häufig depressiv gefärbten postpsychotischen Basisstadien wurden von Heinrich (1967) als *„postremissives Erschöpfungssyndrom"* beschrieben. Die Bezeichnung „postremissiv" ist aber nur insofern zutreffend, als die *Psychose im engeren Sinne, nicht* aber die Erkrankung Schizophrenie remittiert ist, die sich auch *nach* Remission der Psychose, wie schon vor ihrer Manifestation in den präpsychotischen Prodromen, in vielfältigen Aspekten dynamischer und kognitiver Basisdefizienzen äußert. Daß solche postpsychotischen hyperg-depressiven Basisstadien sehr häufig unabhängig von Therapie, zumal von Psychopharmakotherapie vorkommen, ist sicher (s. S. 58 f.).

Die Frage, inwieweit bei mit Neuroleptika behandelten Schizophrenen sogenannte *pharmakogene Depressionen* auftreten, wird nach wie vor kontrovers diskutiert (s.a. 2.2.2, S. 103). Einige Autoren, so Woggon & Angst (1976) und Möller et al. (1981), zweifeln, ob überhaupt depressive Syndrome während einer Langzeitmedikation häufiger auftreten als ohne Psychopharmakotherapie. Aufgrund der Verlaufsuntersuchungen vertraten wir seit langem die Ansicht, daß eine neuroleptische Langzeitbehandlung die schon immer vorhandene morbogene Bereitschaft zur Ausbildung depressiver und anderer, mehr oder weniger uncharakteristischer Syndrome im Sinne postpsychotischer reversibler oder persistierender Basisstadien schizophrener Erkrankungen fördert und im Einzelfallverlauf beschleunigt (Huber, 1966 b, 1968 a, 1968 c; Glatzel, 1967; s. S. 58). Andererseits kommen depressiv gefärbte, affektiv-intentionale Durchgangssyndrome (im Sinne von Wieck, 1977) in Verbindung mit einem neuroleptischen Parkinson-Syndrom häufig vor. Solche pharmakogenen extrapyramidalen Syndrome müssen von morbogenen depressiven Basisstadien besonders auch durch den Nachweis der neurologischen Hypokinese abgegrenzt werden (Gross & Huber, 1980).

Phänomenologisch (s. Tabelle 8, S. 122) werden von den Patienten in postpsychotischen reversiblen Basisstadien als Basissymptome am häufigsten erhöhte *Erschöpfbarkeit* (BSABS A.1) mit 78 %, *Minderung an Spannkraft, Energie und Ausdauer* (A.3) mit 45 %, *kognitive Denkstörungen* (C.1) mit gleichfalls 45 %, erhöhte *Beeindruckbarkeit* (B.2.1 bis B.2.3) mit 44 % und *Coenästhesien* (D) mit 37 % angegeben; weiter Schlafstörungen (E.2), Störungen der emotionalen Resonanzfähigkeit und depressive Verstimmungen (A.6), Minderung an Antrieb und Aktivität (A.4), Minderung der Belastungsfähigkeit gegenüber Alltagsstreß mit konsekutiven indirekten Minussymptomen (B.1.1) und vegetative Störungen (E.1).

In den Vorpostensyndromen und Prodromen kann man, wenn auch in unterschiedlicher Häufigkeitsverteilung, nahezu alle Basissymptome nachweisen, die später in den postpsychotischen reversiblen und persistierenden Basisstadien gefunden werden (s. Tabelle 8, S. 122). Süllwold revidierte aufgrund der eigenen und der Bonner Befunde ihre frühere Hypothese, wonach die Basissymptome mit der Psychosemanifestation zurücktreten und schließlich vollständig verschwinden. *Die Basissymptome sind im gesamten Verlauf der Schizophrenie,* auch in sehr späten Stadien, so nach einer durchschnittlichen Verlaufsdauer von 22,4 Jahren bei den 202 Patienten der Bonn-Studie mit reinen Residualzuständen, *nachweisbar* (s. Tabelle 8; s. a. 2.1.3, S. 52 ff.). Es besteht, wie gesagt, eine weitgehende, aber nicht vollständige phänomenologische Übereinstimmung der verschiedenen Typen von Basisstadien, so daß sich bei den postpsychotischen reversiblen Basisstadien und den Prodromen eine andere Rangreihe der Items ergibt als bei den reinen Defektsyndromen (s. Tabelle 8).

In den postpsychotischen reversiblen Basisstadien sind erhöhte Erschöpfbarkeit, Minderung von Spannkraft und Energie, kognitive Denkstörungen und erhöhte Beeindruckbarkeit die häufigsten Basissymptome, während in den Prodromen neben erhöhter Erschöpfbarkeit Coenästhesien und zentral-vegetative Störungen dominieren. In den reinen Residualzuständen berichten die Patienten am häufigsten über Minderung der Belastungsfähigkeit gegenüber bestimmten (mehr oder weniger alltäglichen) Beanspruchungen mit konsekutiven indirekten Minussymptomen (B.1), über kognitive Denkstörungen und depressive affektive Veränderungen. Doch finden sich auch hier bei der Mehrzahl der Kranken Coenästhesien, vegetative Störungen und erhöhte Erschöpfbarkeit.

Berücksichtigt man die Basisstadien insgesamt, zeigt die Bonner Langzeitstudie, wie früher schon die Heidelberger Verlaufsuntersuchungen, daß bei der großen Mehrzahl schizophrener Erkrankungen mehr oder minder *uncharakteristische* gegenüber schizophrenietypischen Verlaufsstrecken in den langen Verläufen weit überwiegen. Die Prodrome wie die postpsychotischen reversiblen Basisstadien und die reinen Defektsyndrome entsprechen die meiste Zeit einem relativ *inaktiven* Stadium (s. o., S. 95). Jeder dieser 3 Typen von Basisstadien kann aber transitorisch und in der Regel nur kurzdauernd *stärker prozeßaktive Episoden* aufweisen. Dies bedeutet, daß zeitlich gesehen uncharakteristische Basissymptome der Stufe 1 gegenüber den schon mehr oder weniger charakteristischen Basissymptomen der Entwicklungsstufe 2 überwiegen. Dabei ergab die Beobachtung des Verlaufs beim einzelnen Patienten, daß die Basissymptome der Stufe 1 und 2 und die typisch schizophrenen End- und Überbauphänomene der Stufe 3 beim einzelnen Kranken auseinander hervorgehen, daß die postpsychotischen reversiblen und persistierenden Basisstadien nach der Remission und in wesensmäßigem Zusammenhang mit der produktiven schizophrenen Psychose sich entwickeln und daß die Basissymptome oft schon viele Jahre vor der psychotischen Erstmanifestation in den Prodromen und Vorpostensyndromen nachweisbar sind (s. 2.2.6.1, S. 121; 2.2.6.2, S. 122; s. Huber et al., 1979).

2.2.7 Korrelationen mit testpsychologischen und somatischen Befunden

Die durch die Basisdefizienzen bedingte Funktionsminderung in Basisstadien ist auch testpsychologisch mit *Leistungstests* faßbar. Reversible postpsychotische Basissyndrome, persistierende Basisstadien (reine Residual- und Defektsyndrome der alten Nomenklatur) und präpsychotische Prodrome, die auch psychopathologisch weitgehende Überschneidungen aufweisen (s. 2.2.6, S. 119 ff.) sind auch testpsychologisch nicht sicher differenzierbar. Diese 3 Typen von Basisstadien zeigen in den verschiedenen Leistungsbereichen, die mit einer Reihe von Tests erfaßt wurden (Konzentrations-Verlaufs-Test, Benton-Test, Wiener Reaktionsgerät, Zweifelder-Test, Handlungsteil des HAWIE), *signifikant von der Norm und von Schizophrenien mit psychopathologischer Vollremission abweichende Minderleistungen,* die unabhängig sind von Bildungsniveau, Krankheitsdauer und Psychopharmakamedikation und die, wie wir weiter zeigen konnten, in korrelativem Zusammenhang mit den im FBF erfaßbaren Beschwerden stehen (Hasse-Sander et al., 1982; s. a. Hasse-Sander et al., 1971). Bei Kranken in Vorpostensyndromen und Prodromen oder in postpsychotischen Basisstadien, die über kognitive und/oder dynamische Basisdefizienzen berichten, können in der Regel auch in den Leistungstests Normabweichungen sichtbar gemacht werden. Bei Patienten, bei denen die Verdachtsdiagnose eines Vorpostensyndroms einer schizophrenen Erkrankung von uns gestellt wurde, kann diese erst durch im weiteren Verlauf auftretende beweisende schizophrene Symptome verifiziert werden. In praxi wird die diagnostische Hypothese eines Vorpostensyndroms einer endogenen schizophrenen Erkrankung gestützt, wenn die von uns angewandten Leistungstests mit dem klinisch-psychopathologisch feststellbaren Syndrom kompatible Minderleistungen zeigen. Kommt es zu einer Remission des Vorpostensyndroms oder auch eines postpsychotischen Basisstadiums, sind auch die in den Leistungstests nachweisbaren Störungen reversibel. Solche Verlaufsbeobachtungen zeigen, daß klinisch-psychopathologischer und testpsychologischer Befund in den Basisstadien im Querschnittsbild und auch bei der Längsschnittbetrachtung positiv korreliert sind. *Auch die testpsychologischen Untersuchungen in Basisstadien mit der positiven Korrelation zwischen testpsychologischen und psychopathologischen Befunden im Quer- und Längsschnitt können darauf hinweisen, daß den Basisstadien und den sie konstituierenden Basissymptomen Leistungsstörungen und Beeinträchtigungen der Informationsverarbeitung zugrundeliegen* (Huber et al., 1979, S. 144 ff.; Hasse-Sander et al., 1982).

2.2.7.1 Korrelationen mit somatischen Parametern

Mit Hilfe des Konzeptes von den Basissymptomen und Basisstadien lassen sich bestimmte, nach psychopathologisch-phänomenologischen und – das gilt für die nicht oder nur schwach prozeßaktiven Stadien – auch testpsychologischen Kriterien einigermaßen homogene Syndrome schizophrener Erkrankungen herausheben, die mit somatischen Parametern, z. B. neurochemischen, elektroencephalographischen oder neuroradiologischen Befunden in Beziehung gesetzt werden können (Huber & Gross, 1981 a, b). Wir waren bei der Entwicklung des Basisstörungskonzeptes davon ausgegangen, daß in den nach konventionellen Kriterien nicht schizophrenietypischen Basisstadien die Chance, substratnahe Basissymptome und Basissyndrome in reiner, noch nicht durch sekundäre Verarbeitung modifizierter Form zu finden, größer ist als in den voll ausgebildeten, durch Deformierung der personalen Struktur fixierten typisch schizophrenen Psychosen und Defektsyndromen (Huber, 1966 b; Huber & Penin, 1968). Die Basisstadien sind insofern für die *Suche nach biologischen Indikatoren* eher geeignet als die hochkomplexen, sogenannten schizophrenen Endzustände, als sie im Verlauf transitorisch (gewöhnlich nur kurzdauernde) prozeßaktive Episoden der Stufe 2 und im Übergang zu Stufe 3 aufweisen, in denen z. B. kognitive Denk- und Wahrnehmungsstörungen, Coenästhesien oder der Subjekt-Zentrismus der anmutungsbetonten Wahnstimmung (s. o., S. 78) in reiner, noch nicht durch sekundäre Verarbeitung modifizierter Form, quasi „in statu nascendi" identifiziert und die durch jene Basissymptome bestimmten Basissyndrome mit EEG-Veränderungen, vor allem abnormen Rhythmisierungen (Alpha- und Theta-Parenrhythmie, die auf vom limbischen System ausgehende Funktionsstörungen hinweisen können), und möglicherweise auch mit neurochemischen Befunden korreliert werden können (Huber & Penin, 1968; Penin et al., 1982; Crow et al., 1981). Während die klinische *Prozeßaktivität* Kriterien für Befunde liefern kann, die mit *funktional-dynamischen, z. B. elektroencephalographischen oder neurochemischen Methoden* nachweisbar sind, und Normabweichungen hier anscheinend nur in den rasch vorübergehenden, stärker prozeßaktiven Phasen zu erwarten sind, sind mit *statisch-morphologischen, z. B. neuroradiologischen Methoden* faßbare Veränderungen unabhängig von der klinischen Prozeßaktivität. Auf das eher entgegengesetzte Verhalten von elektroencephalographischen und neuroradiologischen Befunden, z. B. normaler elektroencephalographischer, doch pathologischer neuroradiologischer Befund im Sinne einer Hirnatrophie bei organischen und endogen-psychotischen Defekt- und Abbausyndromen, und in diesem Kontext auf Korrelationen zwischen irreversiblen Psychosyndromen und neuroradiologisch faßbaren hirnatrophischen Befunden hatten R. Jung (1956) und Huber & Penin (1968, S. 656) hingewiesen und ihnen die positiven Korrelationen zwischen bestimmten reversiblen, als prozeßaktiv zu wertenden Psychosyndromen (Basissyndromen) und bestimmten EEG-Veränderungen (Parenrhythmien, s. o.) gegenübergestellt. Wir sahen seinerzeit in den mit statisch-morphologischen (neuroradiologischen: früher Pneum- und Echoencephalogramm, heute Computertomogramm) und dynamisch-funktionalen (EEG) Methoden bei Schizophrenien aufzeigbaren Befunden ein *Indiz für Existenz und Ort einer organisch-cerebralen Störung bei einer Teilgruppe von Schizophrenien* (Huber & Penin, 1968; Huber, 1969).

Das psychopathologische Syndrom des „reinen Defektes" entspricht gewöhnlich, wie schon ausgeführt, einem klinisch und elektroencephalographisch *inaktiven* Stadium der Erkrankung (s. S. 125). Das *Zusammentreffen von pathologischen elektroencephalographischen und neuroradiologischen Befunden*, z. B. Theta-Parenrhythmie und Erweiterung der 3. Hirnkammer, beim gleichen Patienten, wie wir es bei schizophrenen Kranken mit reinen Defektsyndromen als Ausnahme von der Regel des umgekehrten Verhaltens von elektroencephalographischem und neuroradiologischem Befund bei irreversiblen Psychosyndromen beschrieben hatten (Huber, 1964 b), erklärt sich, wenn man berücksichtigt, daß auf dem Boden reiner Defizienzsyndrome dysthym-coenästhetische Phasen und auch psychotische Rezidive vorkommen, die klinisch als prozeßaktiv anzusehen sind und deswegen auch entsprechende EEG-Veränderungen erwarten lassen (Huber & Penin, 1968, S. 656 f.).

Mit Hilfe des Basisstörungskonzeptes lassen sich u. E. eher als bisher nach bestimmten phänomenologischen Kriterien *homogene Syndrome schizophrener Erkrankungen* herausheben, die mit bestimmten, gerade genannten somatischen Parametern korrelierbar sind. Die *„verlaufsdynamische Korrelation" von psychopathologischen und somatischen Parametern ist für den Nachweis funktional-dynamischer, z. B. elektroencephalographischer, aber auch, wie wir meinen, neurochemischer Veränderungen in der Psychosenforschung bedeutsam*. Dies gilt gleichermaßen für organische, z. B. epileptische und andere körperlich begründbare wie für endogene Psychosen. Ein Beispiel hierfür sind die EEG-Untersuchungen bei schizophrenen Erkrankungen, wo die flüchtige Verlaufsphase klinisch starker Prozeßaktivität, die mit Hilfe des Basisstörungskonzeptes bestimmbar ist, dem EEG-Muster einer *Parenrhythmie* entspricht, während inaktiven Syndromen, die in den postpsychotischen Basisstadien, zumal in den sog. reinen Defektsyndromen, weit überwiegen (s. S. 125), ein *normalisiertes, abgeflachtes Kurvenbild* zugeordnet werden kann (Huber & Penin, 1968; Penin et al., 1982). Ein nahezu gleichartiges psychopathologisch-elektroencephalographisches Verlaufsgeschehen ist von körperlich begründbaren Psychosen bekannt (s.a. S. 73).

Auch neuere, mit quantitativ-mathematischen Analysen durchgeführte klinisch-elektroencephalographische Untersuchungen von Koukkou (1982) können die Hypothese einer Informationsverarbeitungsstörung bei den Schizophrenien stützen (s. 2.2.1.2, S. 100).

Hinsichtlich der *neuroradiologischen Befunde* hatten wir 1953 aufgrund klinisch-pneumencephalographischer Studien eine Teilgruppe einer „mit Hirnatrophie einhergehenden Schizophrenie" angenommen. Es lag nahe, die in den passageren Basisstadien und den persistierenden reinen und gemischten Defizienzsyndromen sich manifestierende adynamische Grundstörung mit einem Versagen bestimmter cerebraler Funktionssysteme und, soweit es sich um irreversible Defizienzsyndrome handelte, mit dem neuroradiologisch nachweisbaren Basalgangliensyndrom in Beziehung zu setzen. Zwar liege jedem hirnlokalen Psychosyndrom eine Funktionsstörung des gesamten Gehirns zugrunde; doch könne sich der Ausgangspunkt der Störung, der Ort der primären, mehr oder weniger umschriebenen Hirnerkrankung durch zwar nicht spezifische, aber immerhin charakteristische Besonderheiten des Strukturwandels bemerkbar machen (Huber, 1966 b, S. 420). Wie schon 1953 hatten wir auch später aufgrund der durch systematische klinisch-neuroradiologische Studien mittels pneumencephalographischer, echoencephalographischer und computertomographischer Methodik gewonnenen Befunde nicht von einer „Hirnatrophie bei den Schizophrenien" gesprochen, sondern nur von einer sehr diskreten inneren, bevorzugt Zwischenhirn und (andere) Anteile des limbischen Systems (im weiteren Sinne) betreffenden Hirnatrophie bei einer Teilgruppe von Schizophrenien, bei der ausgeprägte, bis 3 Jahre kontinuierlich bestehende Zeichen eines reinen Defizienzsyndroms nachweisbar sind (Huber, 1964 a, 1966 b, S. 422; Gross et al., 1982 b; Huber & Gross, 1984).

Neuroradiologisch zeigen Schizophrenien mit ausgeprägten Zeichen eines reinen Defizienzsyndroms in ihrer Mehrzahl Normabweichungen im Sinne einer diskreten inneren Hirnatrophie, die neuerdings auch durch *quantitativ-morphometrische Untersuchungen* von Bogerts (1985) hinsichtlich der periventrikulären Strukturen der 3. Hirnkammer (und des Pallidum internum sowie limbischer Endhirnstrukturen) als signifikante Volumenminderungen nachgewiesen werden konnten (s. 2.2.1.3, S. 98 ff.; 2.1.2, S. 49). Doch können auch *Schizophrenien mit Hirnatrophie* auf Therapie ansprechen und auf leichte reine Residuen remittieren, während umgekehrt bei *chronisch Schizophrenen ohne Hirnatrophie und konstitutioneller Kleinheit und Dysplasie des Ventrikelsystems* ein völliges Versagen jeglicher Somato- und Soziotherapie beobachtet wird (Huber, 1968 c, S. 361). Wir hatten 1957 angenommen, daß möglicherweise solche therapierefraktären Fälle ohne pathologischen neuroradiologischen Befund und häufig mit Mikroventrikulie vielleicht sogar eine Kerngruppe der echten, idiopathischen – im Unterschied zum asthenischen und leibhypochondrischen Defekt psychopathologisch am weitesten von der organischen Demenz entfernten – qualitativ heterogenen Schizophrenien darstellen könnte, bei der eine auf der Basis einer konstitutionellen Prädisposition und abnormen Primärpersönlichkeit fixierte Strukturverformung (als 2. Form der Irreversibilität neben der reinen Defizienz) von Bedeutung ist: eine typisch schizophrene Persönlichkeitswandlung durch die Psychose, eine residuäre Strukturverformung, die die Psychose ohne aktiven Krankheitsprozeß, quasi im Leerlauf, unterhält oder bei geringfügigen Belastungen reaktiviert, die keine Zeichen eines reinen Defektes, keine dynamischen und kognitiven Defizienzen erkennen läßt und bei manchen schizophrenen Sonderlingen und Originalen (Typ 9 der psychopathologischen Ausgänge: „Strukturverformung ohne Psychose" – s. Huber et al., 1979, S. 98, 110) nicht mehr mit psychotischem Geschehen verbunden ist. Die klinische Empirie zwinge dazu, neben der „reinen Defizienz" als „2. Komponente der Irreversibilität" eine Deformierung der personalen Struktur, eine „Verschiebung des Persönlichkeitsgefüges" (Mayer-Gross, 1982) anzunehmen, die auf der Basis einer prädisponierenden Persönlichkeitsstruktur aufgrund des Prinzips der Kohärenz von Dynamik und Struktur (Janzarik, 1959) als – nicht unmittelbar morbogene – Folge der Psychose sich entwickle und fixiere. Diese Strukturabwandlung ist anscheinend für die Frage der Reversibilität so bedeutsam wie das Syndrom der reinen Defizienz. Warum jene verfestigten und erstarrten Deformierungen ohne oder mit psychotischem Geschehen, manche Typen schizophrener Originale und paranoid-halluzinatorische psychotische Strukturverformungen (Typ 15 der psychopathologischen Ausgänge, s. Huber et al., 1979, S. 117), gewöhnlich nicht mehr rückgängig zu machen und auch durch Pharmakotherapie kaum beeinflußbar sind, bleibt letztlich offen. Die Hypothese von der *Strukturverformung* ohne persistierendes Krankheitsgeschehen und ohne dynamische und/oder kognitive Defizienzen wird besonders evident bei chronischen Wahnformen i. S. der *Paranoia,* bei denen auch für K. Schneider die ,,Somatose" fragwürdig war, die eher einem Verständnis als *,,psychischer Prozeß"* (im Sinne von K. Jaspers; s. a. Häfner, 1963) zugänglich sind und die ohne die Annahme eines aktuellen somatischen Krankheitsgeschehens und einer produktiv-psychotischen Komponente, etwa im Sinne der Grundkonstellation der dynamischen Unstetigkeit (Janzarik, 1959), auskommt (s. a. Huber, 1968 c, S. 361; Janzarik, 1962). Einmal in der floriden Psychose während der produktiv-psychotischen Entgleisungen der seelischen Dynamik angestoßene Erlebnis- und Verhaltensweisen laufen nach eingetretener Umstrukturierung und Verformung des individuellen seelischen Gefüges quasi in sich selber weiter, auch wenn eine – organische – Notwendigkeit hierzu nicht bzw. nicht mehr vorhanden ist.

2.3 Bonner Skala zur Beurteilung von Basissymptomen (BSABS)

Weil die prä- und postpsychotischen Typen von Basisstadien (s. 2.2.6, S. 119 ff.) phänomenologisch weitgehend übereinstimmen und die verschiedenen dynamischen und kognitiven Basisdefizienzen in allen Basisstadien vorkommen, konnten wir, um ein Untersuchungsinstrument zur standardisierten Dokumentation von Basissymptomen zu gewinnen, zunächst von den 202 Patienten der Bonn-Studie mit *reinen Defizienzsyndromen* (reinen Defektsyndromen) ausgehen. Die Basissymptome wurden in *5 Hauptkategorien:* dynamische Defizienzen als *direkte* (A) und *indirekte Minussymptome* (B), *kognitive Denk-, Wahrnehmungs- und Handlungsstörungen* (C), *Coenästhesien* (D) und *zentral-vegetative Störungen* (E), in 98 Einzelitems erfaßt. In einer Zusatzkategorie werden Bewältigungs- und Vermeidungsversuche (F) registriert (s. 2.3.4: Anhang, S. 139 ff.).

Am häufigsten fanden sich, wie die Tabelle 8 (S. 122) zeigt, *Minderung der Belastungsfähigkeit gegenüber bestimmten Beanspruchungen und Situationen mit konsekutiven indirekten Minussymptomen* (BSABS B.1), nämlich innere Erregung, Spannung und Unruhe, Schlafstörungen, Coenästhesien, ,,Grübelzwang", Konzentrations- und vegetative Störungen (s. S. 63). Dieses Symptom wurde bei 70 % der Patienten gefunden. Weitere 22 % berichteten das gleiche Phänomen, d. h. *eine Herabsetzung der Toleranzschwelle gegenüber bestimmten* – mehr oder weniger alltäglichen – *Situationen, ohne* daß *indirekte Minussymptome* angegeben wurden (A.8). Die diese beiden Basissymptome auslösenden Stressoren stimmen im wesentlichen überein; es sind besondere, ungewöhnliche Anforderungen, Arbeit unter Zeitdruck und bestimmte alltägliche soziale Situationen, die die morbogen eingeengte Informationsverarbeitungskapazität des Patienten überfordern (s. S. 65). Hinzu kommen beim direkten Minussymptom A.8 Situationen, die eine Spaltung der Aufmerksamkeit erfordern (weil z. B. mehrere Geräusche bzw. Sprecher auseinandergehalten oder mit zwei Sinnesmodalitäten gleichzeitig wahrgenommen oder gleichzeitig auf die Umgebung geachtet und nachgedacht werden muß – A.8.4), bei B.1 Minderung der Belastungsfähigkeit gegenüber körperlicher oder psychischer Beanspruchung (B.1.1) und gegenüber emotional affizierenden Ereignissen (B.1.6), die hier über einen ,,sinnblinden Affektschlag" ausschließlich zu coenästhetischen Paroxysmen führen.

Fast genauso häufig sind *kognitive Denkstörungen* (C.1) mit 69 %, *Minderung der emotionalen Resonanz- und Kontaktfähigkeit* (und phasenhafte depressive Verstimmungen) (A.6.1, A.6.5) mit 68 % und *Coenästhesien* (D) mit 66 %; auch *zentral-vegetative Störungen* (E.1) und *erhöhte Erschöpfbarkeit* (A.1) wurden noch, wie die Tabelle zeigt, von der Mehrzahl (57 bzw. 55 %) der Kranken mit reinen Defizienzsyndromen berichtet.

Bei den *kognitiven Denkstörungen* (s. 2.3.4: Anhang, S. 140) sind Gedankeninterferenz (C.1.1), zwangähnliches Perseverieren von Bewußtseinsinhalten (C.1.2), Blokkierungen (C.1.4), Störungen der rezeptiven (C.1.6) und expressiven (C.1.7) Sprache und besonders strukturierte Gedächtnisstörungen (C.1.8 bis C.1.10), die wir auf einen Verlust an Erfahrungshierarchien und die Unfähigkeit zur Unterdrückung konkurrierender Reaktionstendenzen, zur gezielten Wiederverfügbarmachung von bestimmten Erfahrungen aus dem Langzeitspeicher beziehen (s. S. 79 f.), am häufigsten (s. Gross & Huber, 1985 b). Bei den *affektiven Veränderungen* (BSABS A.6) steht die Beeinträchtigung der emotionalen Resonanzfähigkeit, die Dys- und Anhedonie, die Einbußen des Interesses für andere Menschen und früher interessierende Dinge (A.6.1; A.6.3) neben phasenhaften depressiven Verstimmungen (A.6.5) im Vordergrund.

Weitere häufige Basissymptome sind die *erhöhte Beeindruckbarkeit* durch emotional affizierende ,,Minimalanlässe" (B.2.1) oder durch ,,fremdes Leid" (B.2.3 – s. 2.1.4, S. 66) und *Minderung an Spannkraft, Energie, Ausdauer und ,,Geduld"* (A.3); auch kognitive *Wahrnehmungsstörungen* (C.2) sind noch häufig und typisch. Wichtig ist, daß die Basissymptome *unabhängig von aktuellen, subjektiv gewichtigen emotionalen Konflikten* auftreten. Soweit sie affektiv ausgelöst werden, handelt es sich um ,,Minimalanlässe", die früher (prämorbid) im intraindividuellen Vergleich den Patienten nicht belasteten und auf die er nicht mit den in Rede stehenden indirekten Minussymptomen reagierte, die wir als mittelbare Folge der dynamischen Defizienz auffassen (s. S. 65).

Bei den postpsychotischen reversiblen Basisstadien und den Prodromen ergibt sich, wie schon gezeigt wurde (s. 2.2.6.2, S. 122; 2.2.6.3, S. 123), eine etwas andere *Häufigkeitsrangreihe der Basissymptome* (s. Tabelle 8, S. 122). So sind bei den *reversiblen postpsychotischen Basisstadien* erhöhte Erschöpfbarkeit, Minderung von Spannkraft und Energie, kognitive Denkstörungen und erhöhte Beeindruckbarkeit am häufigsten, bei den *Prodromen* Coenästhesien und zentral-vegetative Störungen (neben erhöhter Erschöpfbarkeit, kognitiven Denkstörungen und Depressivität). Bei den Vorpostensyndromen sind endogen-depressive Syndrome bei weitem am häufigsten (s. 2.2.6.1, S. 121).

2.3.1 Basissymptome und negative Symptome: BSABS und SANS

Die Bonner Skala (BSABS) ist ein *Fremdbeurteilungsverfahren* und unterscheidet sich so vom Frankfurter Beschwerde-Fragebogen, stützt sich aber wie dieser ausschließlich auf *Selbstschilderungen* der Patienten. Hierdurch unterscheidet sich der BSABS von der *Skala zur Beurteilung von negativen Symptomen* (SANS) von Andreasen (1982), deren Informationsquelle in erster Linie die Beobachtung des Verhaltens der Patienten durch den Untersucher und Berichte von Angehörigen sind (s. Gross & Huber, 1984; Armbruster & Klosterkötter, 1985).

Selbstschilderungen finden sich im SANS in den Hauptkategorien: ,,affective flattening", ,,alogia", ,,avolition", ,,anhedonia" und ,,attentional impairment" nur in 6 Items und zwar als emotionale Leere, Blockierung, Denkstörung, Antriebs- und Interesselosigkeit, Unfähigkeit sich zu freuen und Klagen über Konzentrations- und Aufmerksamkeitsschwierigkeiten.

Das Basisstörungskonzept ist nicht mit dem *Konzept der negativen Symptome* der Iowa-Gruppe identisch. Die Aufgliederung der DSM-III-Schizophrenien in eine *positive* und eine *negative* (Andreasen & Olsen, 1982) läßt u. E. die *Wandelbarkeit im Verlauf* unberücksichtigt: Negative Schizophrenien können in positive übergehen und umgekehrt. Doch auch bei Berücksichtigung nur des *Querschnittssyndroms* werden mit den Kriterien sowohl für die positive wie für die negative Schizophrenie heterogene Zustände erfaßt, so mit den Kriterien für negative Schizophrenie undifferenziert uncharakteristische reine Defizienzsyndrome (Bonn-Studie: Typ 2 bis 8 – s. Huber et al., 1979, S. 98) ebenso wie gemischte Defektzustände (Typ 10 und 11 der Bonn-Studie) und manche typisch schizophrenen Defektpsychosen (Typ 13 und 14 der psychopathologischen Ausgänge nach Huber et al., 1979) und vermutlich auch Fälle von Institutionalismus. So werden bei den – überwiegend leichten – langfristig persistierenden Basisstadien, den *reinen Residuen* der Bonn-Studie, die beiden ersten Kriterien für negative Schizophrenie, nämlich *Sprachverarmung* und *Affektverflachung,* vermißt.

Möglicherweise handelt es sich hier aber auch nur um Unterschiede im *Ausprägungsgrad:* ,,Sprachverarmung" kann bei unseren Patienten mit reinen Residuen als kognitives Basissymptom der Störung der expressiven (und rezeptiven) Sprache (C.1.7, C.1.6) oder/und als Störung der Denkinitiative (C.1.13), ,,Affektverflachung" als ,,Gefühl für Gefühllosigkeit", Abschwächung positiver Fremdwertgefühle für andere Menschen und früher interessierende Dinge (BSABS A.6.1, A.6.3) erscheinen. Bei den Patienten mit reinen Residuen werden diese von den Kranken erlebten und mitgeteilten Beeinträchtigungen in der Regel *nicht* in Verhalten und Ausdruck für den Untersucher als Sprachverarmung und Affektverflachung faßbar. *Die Beeinträchtigungen bleiben im Subjektiven und sind nur eruierbar, wenn die Patienten über diese ihre im Vergleich mit früher wahrgenommenen Einbußen und Störungen berichten.* Die Patienten sind – anders als das Gros der Kranken mit sog. negativer Schizophrenie – zur *Selbstwahrnehmung der Defizienzen als Defizienzen,* zu kritischer Distanzierung und Auseinandersetzung mit den Basissymptomen und zur Entwicklung von Verhaltensweisen der Bewältigung und Selbsthilfe imstande. Sie leiden unter ihrem Nicht-mehr-so-Können wie früher. Der Zustand bedeutet weniger eine Persönlichkeitswandlung, in der die Veränderungen und Störungen nicht mehr als solche erlebt und verbalisiert werden, sondern eher eine von den Patienten selbst mit Betroffenheit wahrgenommene und mitgeteilte Leistungsminderung. Selbstkontrolle und Selbstverfügbarkeit sind noch nicht verlorengegangen, die *Ich-Umwelt-Schranke ist noch intakt* und noch nicht, wie in der eigentlichen Psychose mit ihrer Außenprojektion und ihren wahnhaften und halluzinatorischen Symptomen, durchlässig geworden. Solche Patienten mit mehr oder minder uncharakteristischen Basisstadien, deren Basisdefizienzen die Leistungsfähigkeit, sekundär auch die sozialen Kontakte (,,sekundärer Autismus" – s. 2.2.1, S. 92) einschränken, aber nicht zu einer Umformung oder Zerstörung des Kerns der Persönlichkeit führen, überwiegen, wenn man die langen (extramuralen) Verläufe der Patienten mit berücksichtigt, die nicht mehr in ärztlicher Behandlung sind, gegenüber schizophrenietypischen Bildern (s. S. 60).

Unsere 1966 geäußerte Meinung, reine Defektsyndrome seien oft mehr eine ,,*Inklination zum Versagen*" und könnten unter günstigen Umweltbedingungen, wenn auch zum Teil unter Inkaufnahme einer ,,vita minor", weitgehend kompensiert sein, wurde durch die Bonn-Studie bestätigt. Wir kommen so einem *Diathese-Streß-* oder *Vulnerabilitätsmodell,* wie es z. B. von Zubin & Spring (1977) vertreten wird, nahe, zumal die meisten Basissymptome, wie gezeigt (s. S. 65), durch bestimmte Umwelteinflüsse, in der Regel durch Alltagsstreß, Beanspruchung durch arbeitsmäßige, körperliche oder geistige Anforderungen, soziale Alltagssituationen, die die Informationsverarbeitungsfähigkeit überfordern, oder affektive Minimalanlässe ausgelöst oder verstärkt werden können (s. 2.1.5, S. 66 ff.; 2.2.5, S. 114).

2.3.2 Bemerkungen zur Bonn-Skala

Das Bonner Instrument, das seine Ursprünge in einer Heidelberger Checkliste von 1962 hat, die anhand der Ergebnisse der spätkatamnestischen Untersuchungen bei früheren Patienten der Heidelberger Psychiatrischen Univ.-Klinik entwickelt wurde (s. Huber, 1966 b, 1968 c), orientiert sich nicht an einer traditionellen diagnostischen Gruppierung und ist nicht so konstruiert, daß es im Einzelfall die Zuordnung zu einer herkömmlichen Diagnose anstrebt. Es ist klinisch-deskriptiv, symptom- und syndrombezogen und vermeidet im Untersuchungsansatz einengende nosologische Bezüge. Doch umfaßt das Untersuchungskollektiv, das der jetzigen Fassung der Bonn-Skala zur Beurteilung von Basissymptomen (BSABS) zugrundegelegt wurde, nur Kranke, bei denen die Diagnose einer Schizophrenie nach bestimmten, nämlich den Schneiderschen Kriterien zweifelsfrei gesichert war. Es handelt sich, wie gesagt, um die 202 Kranken der Bonner Schizophrenie-Studie, die nach einer durchschnittlichen Verlaufsdauer von 22,4 Jahren seit zumindest 5 Jahren einigermaßen stabile reine Defizienzsyndrome zeigten.

Im BSABS wird jedes *Basissymptom* anhand bestimmter Kriterien *definiert* und mit Hilfe *typischer Statements,* d. h. wortgetreu wiedergegebener Beschwerdeschilderungen der Patienten, veranschaulicht und in einem Kommentar weiter erläutert. Das Bonner Instrumentarium schreibt keine besondere Methodik der Untersuchung vor und verzichtet bei der Dokumentation auf eine quantitative Graduierung. Die psychopathologische Exploration ist zunächst frei und nur im zweiten Teil strukturiert, ohne jedoch ein standardisiertes Interview mit fest vorgeschriebener Formulierung und Reihenfolge der Fragen vorzusehen. In der Bonn-Skala sollen nur vom Patienten erlebte Veränderungen, Beschwerden und Störungen erfaßt werden, die der Patient im Vergleich mit dem Zustand *vor* Beginn der Erkrankung selbst wahrnimmt und – spontan oder auf Befragen – berichtet. Weil der Zustand bei den Patienten mit reinen Residuen, deren Beschwerdeschilderung der Bonn-Skala zugrundeliegen, seit Jahren einigermaßen stabil war, die Basissymptome im Krankheitsverlauf jedoch ohne erkennbaren Anlaß oder in Abhängigkeit von bestimmten Situationen fluktuieren und paroxysmal oder phasisch auftreten oder sich verstärken können (s. 2.1.5, S. 66 ff.; s. S. 114), ist eine längere Zeitspanne, nach der Instruktion der gesamte *Zeitraum seit Beginn des Basisstadiums* zu berücksichtigen.

Eine *Fluktuation* und *paroxysmales Auftreten,* dabei eine *Auslösung durch bestimmte Situationen und „normale" Beanspruchung,* ist z. B. bei den Basissymptomen erhöhte Erschöpfbarkeit (BSABS A.1), phasenhafte depressive Verstimmungen (A.6.5), Gedankeninterferenz (C.1.1), Blockierung (C.1.4) und besonders ausgeprägt bei den Coenästhesien (D) und zentralvegetativen Störungen (E.1), die überwiegend paroxysmal auftreten, häufig. Eine nähere zeitliche Bestimmung würde, wie auch Süllwold hervorhebt (s. S. 5), den Patienten überfordern. Die Patienten bejahen, was geläufig, d. h. aktuell für sie noch bedeutsam ist. Sie werden darauf hingewiesen, daß *auch Schwankungen im Befinden, also nur vorübergehend vorhandene Beschwerden,* die ohne erkennbaren Anlaß oder ausgelöst durch bestimmte Situationen, Beanspruchungen und Belastungen auftreten, berichtet werden sollen. Der Untersucher fragt also z. B.: „Welche Veränderungen, Beschwerden und Störungen sind im Vergleich mit der Zeit vor Einsetzen der Krankheit aufgetreten?" Dabei ist die Zeit seit Beginn des Basisstadiums, also z. B. bei den postpsychotischen Basisstadien seit Remission der produktiv-psychotischen Phase, zu berücksichtigen. Bei Syndromen, bei denen nur die Vermutungsdiagnose eines Vorpostensyndroms einer schizophrenen Erkrankung möglich ist, weil eine psychotische Manifestation mit beweisenden Symptomen (noch) nicht vorliegt und erst die weitere Verlaufsbeobachtung die Diagnose sichern kann, wird gleichfalls die Zeitspanne seit Einsetzen der Basissymptome des Vorpostensyndroms berücksichtigt.

Die intraindividuelle Fluktuation, die *nur passagere oder phasische Manifestation von Basissymptomen,* ist bei der Erfassung der Beschwerden und der dabei zu berücksichtigenden Zeitspanne immer wieder zu vergegenwärtigen und dabei zu beachten, daß ein großer Teil der Basissymptome nicht nur endogen, sondern auch situagen, d. h. ausgelöst durch bestimmte Situationen und Beanspruchungen, auftreten kann (s. S. 114). In den Basissymptomen A.8 und B.1: Minderung der Belastungsfähigkeit gegenüber bestimmten Situationen und Beanspruchungen ohne oder mit direkten Minussymptomen, sowie B.2: erhöhte Beeindruckbarkeit, sind solche *Auslöser* und *Anlaßsituationen* ein ex definitione obligat vorhandener und integrierender Bestandteil des Basisphänomens (s. 2.1.4, S. 65 f.).

Für die Bonn-Skala gilt entsprechend, was Süllwold für den FBF bemerkt: Der Summenwert ist für sich genommen unzureichend (s. S. 16). Sicher trifft auch die Feststellung zu, daß die Erfassung von Basissymptomen bisher noch keineswegs regelmäßig von allen Psychiatern bei der Erhebung der Anamnese und des psychischen Befundes berücksichtigt wird und so ein unerläßlicher Teil der klinischen Diagnostik ist. Überwiegend scheint es so zu sein, daß auch heute noch die dynamischen und kognitiven Basisphänomene ,,für den Psychopathologen und Diagnostiker kaum relevant" sind und er sich hier, falls er sie überhaupt beim psychischen Befund erwähnt und bei der Diagnose mitberücksichtigt, mit Charakterisierungen wie ,,verwaschen, diffus, unprofiliert, unprägnant, uncharakteristisch" begnügt (Huber, 1966 b, S. 420). Auch in den üblichen Selbst- und Fremdbeurteilungsverfahren oder z. B. in den entsprechenden Kriterien des DSM-III sind die im FBF und im BSABS enthaltenen Basissymptome nicht berücksichtigt oder, sofern einige von ihnen angeführt sind, unzureichend definiert.

Abschließend ist nochmals mit Kurt Schneider und Süllwold zu betonen, daß die *sorgfältige Beschreibung der von den Patienten erlebten und geschilderten Phänomene* für uns das Fundament des Ganzen und der ,,Anfang aller Wissenschaft" (Rümke, 1958) und *vor* jeder Genese und Interpretation ist; weiter, daß die Basisdefizienzen (Basissymptome oder Basisphänomene) nicht mit den Basis*störungen* (s. S. 90) identisch sind, die dem transphänomenalen Bereich zuzurechnen und erlebnismäßig und phänomenologisch nicht faßbar sind. Süllwold hat darüber hinaus ausdrücklich festgestellt, daß auch mit den von ihr statistisch ermittelten *Faktoren* noch nicht die hypothetisch unterstellten Basisstörungen des transphänomenalen Bereichs identifiziert sind, daß es sich vielmehr *bei diesen Faktoren, wie bei den Basissymptomen (Basisphänomenen), nur um Indikatoren für das Wirksamwerden jener Basisstörungen handelt* (s. S. 4).

2.3.3 BSABS und FBF

Vergleichen wir die in der 3. Fassung des Frankfurter Beschwerde-Fragebogens in 98 Items erfaßten Beschwerden mit den Items der Bonn-Skala (BSABS: A–E), ergeben sich neben weitgehenden Überschneidungen Unterschiede insofern, als die dynamischen Defizienzen der Items A.1 bis A.5, d. h. erhöhte Erschöpfbarkeit (A.1), erhöhtes Schlafbedürfnis (A.2), Minderung an Spannkraft, Energie und Ausdauer (A.3), Antriebsminderung (A.4) und Entschlußschwäche (A.5), in den Statements des FBF nicht repräsentiert sind. Auch die Hauptkategorie B des BSABS, d. h. die als indirekte

Minussymptome sich äußernden dynamischen Defizienzen, erscheinen in den Beschwerdeschilderungen des FBF nicht. Es sind dies die Kategorien B.1: Minderung der Belastungsfähigkeit gegenüber bestimmten Stressoren, B.2: erhöhte Beeindruckbarkeit, und B.3: erhöhte Reflexivität, Zwang, Phobie und autopsychische Depersonalisation (s. 2.3.4: Anhang, S. 139 ff.; s. S. 65 f.).

Von der Hauptkategorie A des BSABS, d. h. den *dynamischen Defizienzen, die direkte Minussymptome darstellen*, sind eine Reihe von Items der Kategorien A.6: *affektive Veränderungen*, A.7: *Störungen der Kontaktfähigkeit und des In-Erscheinung-Tretens*, und A.8: *Minderung der psychischen Belastungsfähigkeit gegenüber bestimmten Stressoren* (ohne indirekte Minussymptome), auch in den Items des FBF repräsentiert, wie ein Vergleich zeigt:

BSABS–A.6.1:
Minderung der emotionalen Resonanzfähigkeit

FBF-Statement 16:
„Ich kann mich nicht mehr richtig freuen"

BSABS–A.6.2:
Diskriminierung verschiedener Gefühlsqualitäten

FBF-Statement 87:
„Wenn ich mich aufrege, weiß ich oft nicht, ob ich Freude oder Zorn fühle"

BSABS–A.7.2:
Störungen des In-Erscheinung-Tretens

FBF-Statements 59 und 96:
„Mein Gesichtsausdruck gerät oft anders, als ich es gerade will" – „Ich merke oft, daß ich mich anders verhalte, als ich es möchte, ich kann das nicht mehr genügend bestimmen"

BSABS–A.8.1:
Herabsetzung der Toleranzschwelle gegenüber ungewöhnlichen, besonderen und neuen Anforderungen

FBF-Statements 56 und 57:
„Alles Ungewohnte beunruhigt mich" – „Wenn alles geht, wie regelmäßig gewohnt, komme ich am besten zurecht"

BSABS–A.8.2:
Herabsetzung der Toleranzschwelle gegenüber bestimmten alltäglichen sozialen Situationen („Reizschutzlosigkeit")

FBF-Statements 61, 89 und (vielleicht) 97:
„Häufig ist es mir schon zuviel, wenn um mich herum hantiert oder gesprochen wird . . ." – „Ich kann mich nicht mehr genügend abschirmen, alles wirkt viel zu stark auf mich" – „Fernsehen kann ich nicht mehr gut, es macht mir Mühe, Bilder und Sprecher gleichzeitig zu verfolgen und die Handlung zu erfassen" (? – 97)

BSABS–A.8.4:
Unfähigkeit, die Aufmerksamkeit zu spalten, mit zwei Sinnesmodalitäten gleichzeitig wahrzunehmen und/oder mehrere Geräusche auseinanderzuhalten

FBF-Statements 80 (?) und 21 (?):
„Ich kann nicht etwas denken und gleichzeitig mitbekommen, was um mich herum ist" – „Ich kann Geräusche oft nicht richtig auseinanderhalten"

Im Unterschied zu den dynamischen Basisdefizienzen der Hauptkategorien A und B des BSABS sind die *kognitiven Denkstörungen* (C.1), *Wahrnehmungsstörungen* (C.2) und *Handlungs- und Bewegungsstörungen* (C.3) fast ausnahmslos und zum größeren Teil mehrfach in den Statements des FBF wiederzuerkennen.

Die große Mehrzahl der Statements des FBF (76 von 98 Beschwerden) sind nach den Definitionen des BSABS kognitive Denkstörungen (36 Statements), Wahrnehmungsstörungen (23 Statements) und kognitive Handlungs- und Bewegungsstörungen

(17 Statements), während die restlichen Beschwerden sich auf die schon angeführten Items A.6, A.7 und A.8 des BSABS (12 Statements) und auf die Hauptkategorien D und E des BSABS beziehen, von denen die Coenästhesien und die zentral-vegetativen Störungen mit je 4 Statements im FBF erscheinen. Dies bedeutet, daß drei der häufigsten Basissymptome des BSABS, nämlich indirekte Minussymptome als Folge einer Herabsetzung der Toleranzschwelle gegenüber bestimmten Situationen und Beanspruchungen (B.1), Coenästhesien (D) und zentral-vegetative Störungen (E.1) in den Statements des FBF nicht oder nur relativ selten berücksichtigt sind. Würde man jedoch die Kategorien A.8 und B.1 nicht, wie im BSABS, trennen, sondern zusammenfassen ohne Rücksicht darauf, ob die Herabsetzung der Toleranzschwelle gegenüber bestimmten Stressoren sich in indirekten Minussymptomen äußert oder nicht, wäre dieses Basisphänomen im FBF mit ca. 8 Statements vertreten.

Auf der anderen Seite fanden wir in den persistierenden Basisstadien (reine Residuen – 202 Fälle), die der Bonn-Skala zugrundeliegen, die im FBF mit 17 Statements vertretenen *kognitiven Handlungs- und Bewegungsstörungen* (BSABS C.3 – s. 2.1.7.3, S. 83 ff.) relativ selten. Doch sind in der Bonn-Skala alle Basissymptome berücksichtigt, die in den 98 Statements der 3. Fassung des FBF als typische Selbstschilderungen der Basisdefizienzen durch an Schizophrenie Erkrankte aufgenommen wurden.

Bei 5 Statements des FBF, nämlich Nr. 3, 10, 12, 20 und 26, ist eine sichere Zuordnung zu einem bestimmten Basissymptom des BSABS nicht möglich. Auch bei einigen anderen Statements des FBF (Nr. 35, 55, 60, 63, 85 und 97) kommt mehr als eine Möglichkeit der Zuordnung zu bestimmten Einzelitems des BSABS in Betracht. Dies gilt in gleicher Weise für einige Basissymptome bzw. die zugehörigen typischen Statements des BSABS, die eine Rubrizierung bei mehr als einem Item zulassen, obschon wir uns auch hier bemühten, die Einschluß- und Ausschlußkriterien möglichst erschöpfend und genau zu definieren.

Am häufigsten sind im FBF (36 Statements) die *kognitiven Denkstörungen,* die auch in den persistierenden Basisstadien des BSABS zusammen mit der Minderung der Belastungsfähigkeit gegenüber bestimmten Stressoren (A.8; B.1), den affektiven Veränderungen (A.6) und den Coenästhesien (D) zu den häufigsten Basisdefizienzen gehören. Die große Mehrzahl der Bonner Patienten in persistierenden Basisstadien (reinen Residuen), nämlich 69 % (s. Tabelle 8, S. 122) berichteten über kognitive Denkstörungen (s. 2.1.7.1, S. 79 ff.).

Von den im BSABS unterschiedenen 17 Einzelitems kognitiver Denkstörungen sind die meisten dieser von den Patienten erlebten und mitgeteilten Störungen auch in zumindest einem, überwiegend in mehreren Statements des FBF enthalten:

BSABS – C.1.1:
Gedankeninterferenz ohne oder mit
Anknüpfung an Außeneindrücke

FBF-Statements 13 und 54:
„Beim Denken lenken mich ständig unpassende Einfälle ab" – „Wenn ich konzentriert denken will, lenken mich ständig unpassende Worte ab, die mir in den Sinn kommen"

BSABS – C.1.3:
Gedankendrängen

FBF-Statements 2 und 36:
„Es verwirrt mich, daß zu viele Gedanken gleichzeitig in meinem Kopf sind" – „Meine Konzentration wird immer schlechter, weil meine Gedanken so durcheinanderlaufen"

BSABS – C.1.4:
Blockierungen

FBF-Statement 70:
„Es ist unangenehm, daß meine Gedanken oft wie weggeblasen sind"

BSABS – C.1.5:
Störungen der Konzentrationsfähigkeit

FBF-Statements 39 und 98:
„Es kommt mir vor, als ob ich meine Gedanken nicht mehr auf etwas konzentrieren kann" – „Ich befürchte, daß meine Konzentration immer mehr nachläßt"

BSABS – C.1.6:
Störung der rezeptiven Sprache

FBF-Statements 37, 40, 69, 82, 90, 93 und 94:
z. B.: „Wenn ich längere Texte lese, ist immer der Anfang weg und ich erfasse den Zusammenhang nicht" (37)

BSABS – C.1.7:
Störung der expressiven Sprache

FBF-Statements 31 und 66:
„Es fällt mir richtig schwer, längere Sätze zustandezubringen" – „Mit dem Sprechen klappt es nicht mehr so gut, die Worte kommen mir nicht schnell genug in den Sinn"

BSABS – C.1.8 bis C.1.11:
Gedächtnisstörungen

FBF-Statements 8 und 78:
„In meinem Gedächtnis sind neuerdings große Lücken, vieles von dem, was ich wußte, ist einfach verschwunden" – „Mein Gedächtnis ist nicht mehr intakt, ich bemerke ständig, daß ich Lücken habe"

BSABS – C.1.14:
Beeinträchtigung der Vorstellungsfähigkeit

FBF-Statements 68 und 91:
„Wenn ich mir etwas vorstellen möchte, bekomme ich Einzelheiten nicht zusammen" – „Ich kann mir die Gesichter vertrauter Personen nicht mehr richtig vorstellen"

BSABS – C.1.15:
Störung der Diskriminierung von Vorstellungen und Wahrnehmungen bzw. von Phantasie- und Erinnerungsvorstellungen

FBF-Statements 4 und 76:
„Meine Gedanken sind manchmal so aufdringlich, als ob etwas laut denkt in mir" – „Manchmal sehe ich etwas und bin kurze Zeit nicht sicher, ob ich es mir nur vorstelle"

BSABS – C.1.2 „Zwangähnliches Perseverieren bestimmter Bewußtseinsinhalte", das bei den Bonner Patienten mit reinen Residuen häufig berichtet wurde, ist in der im BSABS definierten Gegebenheitsweise im FBF nicht zu identifizieren. Zusätzlich sind die BSABS-Items C.1.12, C.1.13, C.1.16 und C.1.17 im FBF nicht enthalten.

23 Statements des FBF betreffen verschiedenartige *Wahrnehmungsstörungen*, wie sie alle auch im BSABS in 11 Einzelitems (C.2.1 bis C.2.11) definiert sind (s. 2.1.7.2, S. 82 f.):

BSABS – C.2.1:
Paroxysmales oder phasenhaftes Verschwommen- und Trübsehen

FBF-Statements 26, 30 und 67:
z. B. „Ich nehme nicht mehr klar und deutlich genug auf, was um mich herum ist" (26)

BSABS – C.2.2:
Photopsien, incl. Geblendetsehen, Lichtüberempfindlichkeit, Überempfindlichkeit gegenüber visuellen Reizen

FBF-Statement 47:
„Zeitweise flimmert alles vor meinen Augen"

BSABS – C.2.3:
Andere optische Wahrnehmungsstörungen, u. a. Mikro- und Makropsie, Wahrnehmungsveränderungen an Gesicht u./o. Gestalt anderer Menschen oder am eigenen Gesicht (sog. Spiegelphänomen); Scheinbewegungen von Wahrnehmungsobjekten; partielles Sehen, Porropsie, Metamorphopsie, Metachromopsie und Doppelt-, Schief-, Schräg- und Verkehrt-Sehen

FBF-Statements 3, 14, 19, 27, 29, 45, 51, 63, 79, 84 und 92:
z. B. „Manchmal läuft alles wie ein Film an mir vorbei, als ob meine Augen nichts mehr festhalten könnten" (3)

BSABS – C.2.4:
Geräuschüberempfindlichkeit

FBF-Statement 53:
„Irgendein ganz normales Geräusch kann plötzlich überlaut für mich erscheinen"

BSABS – C.2.5:
Veränderungen von Gehörswahrnehmungen

FBF-Statements 25 und 72:
„Manchmal klingen Töne für mich anders als gewohnt" – „Musik klingt nicht mehr wie früher"

BSABS – C.2.6:
Wahrnehmungsveränderungen auf olfaktorischem, gustatorischem oder sensiblem Gebiet

FBF-Statement 49:
„Die Speisen schmecken nicht mehr wie früher"

BSABS – C.2.7:
Störung der Erfassung der Bedeutung von Wahrnehmungen

FBF-Statement 27:
„Was ich vor mir sehe, kommt trotzdem in meinem Kopf oft nicht richtig an und ich bleibe unsicher"

BSABS – C.2.8:
Sensorische Überwachheit

FBF-Statement 58:
„Ich bin viel zu wach, alles was vorgeht, beachte ich, auch wenn ich das gar nicht möchte"

BSABS – C.2.9:
Fesselung durch Wahrnehmungsdetails

FBF-Statement 32:
„Wenn ich um mich schaue, tritt manchmal irgendein Gegenstand auffällig hervor, obwohl ich diesen gar nicht direkt beachte"

BSABS – C.2.10:
Störungen der Kontinuität der Wahrnehmung der eigenen Handlung

FBF-Statement 73:
„Ich stelle öfter fest, daß ich kurzfristig nicht mehr weiß, was ich soeben tat oder sagte"

Wahrnehmungsstörungen sind in den Statements des FBF (23 Beschwerden) nach den kognitiven Denkstörungen am häufigsten berücksichtigt.

Die kognitiven *Handlungs- und Bewegungsstörungen* sind im BSABS und im FBF wie folgt definiert:

BSABS – C.3.1:
Interferenz hinsichtlich Bewegungs- und Sprachabläufen einschl. Automatosesyndrom und Blickkrämpfe

FBF-Statements 22, 33 und 81:
z. B. „Ich kann nicht mehr genügend bestimmen, was ich sage oder tue" (22)

BSABS – C.3.2:
Motorische Blockierung einschl.
Bannungszustände

FBF-Statements 34 und 86:
„Wenn ich z. B. vom Stuhl aufstehen will, oder eine andere Bewegung ausführen, bin ich manchmal nicht sicher, ob ich es auch gleich kann" – „Manchmal bin ich kurzfristig wie starr und kann nicht reagieren, obwohl ich es möchte"

BSABS – C.3.3:
Verlust automatisierter Fertigkeiten

FBF-Statements 6, 11, 17, 38, 44, 46, 77 und 95:
z. B.: „Die täglichen Kleinarbeiten gehen nicht mehr wie gewohnt, ich muß mir jeden einzelnen Schritt erst neu überlegen" (6)

BSABS – C.3.4:
Psychomotorische Verlangsamung und Störungen der psychomotorischen Organisation der Sprache

FBF-Statement 5:
„Mit dem Sprechen klappt es oft nicht richtig, obwohl ich die Worte, die ich sagen möchte, im Kopf habe"

BSABS – C.3.5:
Selbst wahrgenommene Bewegungs- und/ oder Bewegungsimpulsstörungen

FBF-Statement 64:
„Es macht mir oft starke Mühe, meine Muskeln im Zaum zu halten"

Von den *12 Einzeltypen von Coenästhesien* des BSABS erscheinen in den Statements des FBF nur 3 Typen:

BSABS – D.1.1:
Entfremdungserlebnisse am eigenen Körper

FBF-Statement 9:
„Mitunter spüre ich bei Bewegungen meine Glieder nicht richtig"

BSABS – D.8:
Sensationen abnormer Schwere oder Leichtigkeit und Leere, Fall-, Sink-, Levitations- und Elevationsphänomene

FBF-Statement 18:
„Manchmal habe ich das Gefühl, zu schweben"

BSABS – D.11:
Sog. vestibuläre, Gleichgewichts- und Raumsinnstörungen

FBF-Statements 23 und 50:
„Manchmal kommt es mir vor, als ob der Boden, auf dem ich gehe, sich hebt oder krümmt" – „Es kam mir auf der Straße oder im Zimmer so vor, als ob Wände oder Gegenstände auf mich zukämen"

Im FBF findet sich noch eine Beschwerdeschilderung, die im BSABS der Hauptkategorie „Coenästhesien" zuzuordnen ist:

BSABS – D.15:
Paroxysmale, elementare, nicht ausgelöste Angstzustände

FBF-Statement 74:
„Zeitweise bekomme ich merkwürdige und mir fremd erscheinende Zustände, die mir Angst machen"

Von der Hauptkategorie E des BSABS (zentral-vegetative Störungen incl. Schlafstörungen und Intoleranz gegen bestimmte Substanzen) sind folgende Einzeltypen im FBF mit Statements angeführt:

BSABS – E.1.4:
Appetitstörungen

FBF-Statement 28:
„Ich habe keinen rechten Appetit mehr"

BSABS - E.1.5:
Veränderungen von Libido und Potenz

FBF-Statement 15:
„Meine sexuellen Bedürfnisse haben nachgelassen"

BSABS - E.2:
Schlafstörungen

FBF-Statement 41:
„Ich schlafe nicht mehr so gut wie früher ein"

2.3.4 Anhang: Kurzübersicht über die Einzelitems der 5 Hauptkategorien (A bis E) sowie der Zusatzkategorie (F) des BSABS

A Dynamische Defizienzen mit direkten Minussymptomen (DMS)

(DMS sind obligat; IMS[1] können in einigen Items fakultativ in Verbindung mit DMS auftreten)

A.1 *Erhöhte Erschöpfbarkeit*

A.1.1 Erschöpfbarkeit und Ermüdbarkeit, allgemeine Schwäche und Müdigkeit, Kraftlosigkeit, Gefühl der Leistungsunfähigkeit (*ohne* IMS)

A.1.2 Erschöpfbarkeit und Ermüdbarkeit (*mit* IMS)

A.2 *Erhöhtes Schlafbedürfnis*

A.3 *Minderung an Spannkraft, Energie; Ausdauer, „Geduld"*

A.3.1 Minderung an Spannkraft und Energie

A.3.2 Minderung an Ausdauer und „Geduld"

A.4 *Minderung an Antrieb, Aktivität, Schwung, Elan, Initiative*

A.5 *Mangelnde Entscheidungsfähigkeit, Entschlußschwäche, Unschlüssigkeit*

A.6 *Affektive Veränderungen*

A.6.1 Veränderungen von Grundstimmung und emotionaler Resonanzfähigkeit

A.6.2 Unfähigkeit zur Diskriminierung verschiedener Gefühlsqualitäten

A.6.3 Abschwächung bejahender Fremdwert- und Sympathiegefühle

A.6.4 Minderung des Kontaktbedürfnisses

A.6.5 Phasenhafte depressive Verstimmungen

A.7 *Störung der Kontaktfähigkeit und des In-Erscheinung-Tretens*

A.7.1 Minderung der Kontaktfähigkeit bei vorhandenem Kontaktwunsch

A.7.2 Störung des In-Erscheinung-Tretens

A.8 *Minderung der psychischen Belastungsfähigkeit gegenüber bestimmten Stressoren*
(s.a. B.1: dort *mit* IMS)

A.8.1 gegenüber ungewöhnlichen, überraschenden, besonderen, neuen Anforderungen

A.8.2 gegenüber bestimmten alltäglichen sozialen Situationen

A.8.3 gegenüber Arbeit unter Zeitdruck

A.8.4 gegenüber Situationen, die eine Spaltung der Aufmerksamkeit erfordern

---

[1] IMS = Indirekte Minussymptome.

B Dynamische Defizienzen mit indirekten Minussymptomen (IMS)
(Bestimmte IMS sind obligat. DMS sind ein Ausschlußkriterium)

B.1 *Minderung der psychischen Belastungsfähigkeit gegenüber bestimmten Stressoren* (s.a. A.8: dort *ohne* IMS)

B.1.1 gegenüber körperlicher oder/und psychischer Beanspruchung
B.1.2 gegenüber besonderen, ungewöhnlichen, unerwarteten und neuen Anforderungen
B.1.3 gegenüber bestimmten, alltäglichen, primär affektiv neutralen sozialen Situationen
B.1.4 gegenüber Arbeit unter Zeitdruck oder gegenüber rasch wechselnden unterschiedlichen Anforderungen
B.1.5 gegenüber Witterungseinflüssen
B.1.6 gegenüber emotional affizierenden Ereignissen mit IMS ausschließlich in Form von Coenästhesien

B.2 *Erhöhte Beeindruckbarkeit; erhöhte Erregbarkeit*

B.2.1 Erhöhte Beeindruckbarkeit durch alltägliche Ereignisse
B.2.2 Erhöhte Beeindruckbarkeit durch Verhaltensweisen anderer, die den Patienten persönlich betreffen
B.2.3 Erhöhte Beeindruckbarkeit durch „fremdes Leid"
B.2.4 Erhöhte Erregbarkeit und Reizbarkeit

B.3 *Erhöhte Reflexivität; Zwang, Phobie, autopsychische Depersonalisation*

B.3.1 Erhöhte Reflexivität: Verlust an Naivität, Unbekümmertheit, Unbefangenheit
B.3.2 Zwangsphänomene
B.3.3 Phobien
B.3.4 Autopsychische Depersonalisation

C Kognitive Denk-, Wahrnehmungs- und Handlungs- (Bewegungs-) Störungen

C.1 *Kognitive Denkstörungen*

C.1.1 Gedankeninterferenz
C.1.2 Zwangähnliches Perseverieren bestimmter Bewußtseinsinhalte
C.1.3 Gedankendrängen, Gedankenjagen
C.1.4 Blockierung des jeweiligen Gedankenganges
C.1.5 Störung der Konzentrationsfähigkeit
C.1.6 Störung der rezeptiven Sprache
C.1.7 Störung der expressiven Sprache
C.1.8 Störung des unmittelbaren Behaltens (des UKZ-Gedächtnisses) einschließlich der Rechenfähigkeit
C.1.9 Störung des Kurzzeitgedächtnisses
C.1.10 Besonders strukturierte Störungen des Langzeitgedächtnisses
C.1.11 Nicht rubrizierbare Gedächtnisstörungen
C.1.12 Verlangsamung und Erschwerung der Denkvorgänge
C.1.13 Störung der Denkinitiative und gedanklichen Intentionalität
C.1.14 Störung der Revisualisation
C.1.15 Störung der Diskriminierung von Vorstellungen und Wahrnehmungen bzw. von Phantasie- und Erinnerungsvorstellungen

C.1.16 Störung der Symbolerfassung (Konkretismus)
C.1.17 „Subjekt-Zentrismus" – Eigenbeziehungstendenz

C.2 *Kognitive Wahrnehmungsstörungen*

C.2.1 Verschwommen- und Trübsehen. Passagere Blindheit. Partielles Sehen
C.2.2 Lichtüberempfindlichkeit. Überempfindlichkeit gegenüber bestimmten visuellen Reizen. Photopsien
C.2.3 Andere optische Wahrnehmungsstörungen: Porropsie und Nahsehen; Mikro- und Makropsie; Metamorphopsie; Veränderungen des Farbensehens, Farbigsehen; Wahrnehmungsveränderungen an Gesicht und/oder Gestalt anderer; Wahrnehmungsveränderungen am eigenen Gesicht und/oder Körper; Scheinbewegungen von Wahrnehmungsobjekten; Doppelt-, Schief-, Schräg- und Verkehrt-Sehen; Störungen der Schätzung von Entfernungen und der Größe von Gegenständen; Auflösung der Geradlinigkeit gegenständlicher Konturen (im Sinne von Knickung, Krümmung, Schlängelung); Dysmegalopsie; abnorm langes Haften optischer Reize bzw. nachträgliches Sehen von (Minuten bis Stunden) zuvor tatsächlich Gesehenem
C.2.4 Geräuschüberempfindlichkeit. Akoasmen
C.2.5 Veränderungen von Gehörswahrnehmungen
C.2.6 Wahrnehmungsveränderungen auf olfaktorischem, gustatorischem oder sensiblem (taktilem) Gebiet
C.2.7 Störung der Erfassung der Bedeutung von Wahrnehmungen
C.2.8 Sensorische Überwachheit
C.2.9 Fesselung (Bannung) durch Wahrnehmungsdetails
C.2.10 Störungen der Kontinuität der Wahrnehmung der eigenen Handlungen
C.2.11 Derealisation

C.3 *Kognitive Handlungs-(Bewegungs-)Störungen*

C.3.1 Motorische Interferenz. Automatosesyndrom
C.3.2 Motorische Blockierung. Bannungszustände
C.3.3 Verlust automatisierter Fertigkeiten (Automatismenverlust)
C.3.4 Psychomotorische Verlangsamung. Störung der psychomotorischen Organisation der Sprache
C.3.5 Selbst wahrgenommene Bewegungsstörungen im Sinne extrapyramidal aussehender und ticartiger Hyperkinesen

D Coenästhesien

D.1   Taubheits- und Steifigkeitsempfindungen
D.1.1 Entfremdungserlebnisse am eigenen Körper – somatopsychische Depersonalisation
D.2   Sensationen motorischer Schwäche („Lähmungssensationen")
D.3   Mehr umschriebene Schmerzsensationen
D.4   Wandersensationen
D.5   Elektrisierungssensationen
D.6   Thermische Sensationen (Hitze- und Kälteempfindungen)

D.7 Bewegungs-, Zug- und Druckempfindungen im Körperinneren oder an der Körperoberfläche

D.8 Sensationen abnormer Schwere, Leichtigkeit und Leere, Fall- und Sink-, Levitations- und Elevationsphänomene

D.9 Sensationen der Verkleinerung, Schrumpfung und Einschnürung, der Vergrößerung und Ausdehnung

D.10 Kinästhetische Sensationen

D.11 Sog. vestibuläre Sensationen. Qualitativ eigenartige Raumsinn- und Gleichgewichtsstörungen

D.12 Sensorisch und sensibel ausgelöste Dysästhesien

D.13 Nicht rubrizierbare Coenästhesien

D.14 Dysästhetische Krisen

D.15 Paroxysmale (nicht ausgelöste, endogene) Angstzustände ohne Coenästhesien

E Zentral-vegetative Störungen incl. Schlafstörungen und Intoleranz gegen bestimmte Substanzen

E.1 *Zentral-vegetative Störungen*

E.1.1 Paroxysmen von Tachykardie oder Bradykardie

E.1.2 Vasomotorische Störungen. Störungen der Thermoregulation

E.1.3 Übelkeit, Brechreiz und Erbrechen; Aufstoßen

E.1.4 Appetitlosigkeit, Heißhunger (Bulimie). Appetenzwandel. Veränderungen des Durstgefühls. Suchtähnlicher Nikotin- oder Alkoholabusus. Obstipation und Diarrhoe

E.1.5 Veränderungen von Libido und Potenz. Menstruationsstörungen

E.1.6 Störungen der Speichel-, Schweißdrüsen- und/oder Talgdrüsensekretion

E.1.7 Polyurie, Nykturie, Oligurie. Urininkontinenz/-retention. Harn- und Stuhlzwang

E.1.8 Tachypnoe (Polypnoe, Dyspnoe)

E.2 *Schlafstörungen*

E.2.1 Einschlafstörungen

E.2.2 Durchschlafstörungen

E.2.3 Durchschlafstörungen i. S. von Früherwachen

E.2.4 Kombinierte Einschlaf- und Durchschlafstörungen

E.2.5 Schlafinversion. Abnorm tiefer und langer Schlaf

E.3 *Intoleranz gegen Alkohol, Coffein, Nikotin und andere Substanzen*

E.3.1 Intoleranz gegen Alkohol

E.3.2 Intoleranz gegen Coffein (Kaffee, Tee)

E.3.3 Intoleranz gegen Nikotin

E.3.4 Intoleranz gegen bestimmte Speisen und Getränke oder bestimmte andere Substanzen

F Bewältigungsversuche (Zusatzkategorie)

F.1 Vermeidungsverhalten

F.2 Bestreben, die selbst wahrgenommenen Basissymptome durch bestimmte Verhaltensweisen zu kompensieren

F.3 Gewöhnung und/oder Anpassung an die Erkrankung

F.4 Bemühungen, die Basissymptome durch willensmäßige Anstrengung zu kompensieren

F.5 Versuch, bestimmte Funktionen zu trainieren

F.6 „Selbstbehandlung" mit Alkohol, Medikamenten u. ä.

Frankfurter Beschwerde-Fragebogen (3)*

© L. Süllwold, Frankfurt/M.

Name: _____ Vorname: _____

Alter: _____ Geb. am: _____ Geschl.: _____

Familienstand: _____

Wohnhaft: _____

Derzeitiger Aufenthaltsort: _____

Schulabschluß: _____

Berufsausbildung: _____

Letzte Tätigkeit: _____

Beruf des Vaters: _____

Wann traten die Beschwerden erstmals auf?

_____

Erste Behandlung: _____

Medikamente zur Zeit:

_____

* Der Fragebogen mit Auswertungsblatt ist im Buchhandel zu jeweils 50 Stück erhältlich. ISBN 3-540-17081-2

_____ _____

_____

_____

Datum: _____

Bemerkungen:

Damit wir ein genaueres Bild von Ihrem Befinden erhalten, bitten wir Sie, die nachfolgenden Fragen nach verschiedenen nervösen Beschwerden zu beantworten.
Ihre Angaben werden streng vertraulich behandelt.
Bitte antworten Sie mit „ja", und machen Sie ein Kreuz in das entsprechende Kästchen, wenn Sie die beschriebene Störung bei sich beobachten. Mit „nein" sollten Sie antworten, wenn die erfragte Beschwerde nicht auftritt. Für den Fall, daß eine der Störungen vor mehreren Monaten oder noch länger zurückliegend auftrat, jetzt aber nicht vorhanden ist, sollten Sie mit „ja" antworten aber dazu das Wort „früher" anfügen.
Unter jeder Frage ist Platz gelassen. Sie können ergänzen, was Sie noch anmerken wollen. Z. B. wie häufig etwas auftritt oder welche Besonderheiten die Beschwerde bei Ihnen hat.

	ja	nein
1. Ich habe Angst, daß mein Denkvermögen immer mehr abnimmt	☐	☐

(9)*

2. Es verwirrt mich, daß zuviele Gedanken gleichzeitig in meinem Kopf sind	☐	☐

(5)

3. Manchmal läuft alles wie ein Film an mir vorbei, als ob meine Augen nichts mehr festhalten könnten	☐	☐

(10)

4. Meine Gedanken sind öfter so aufdringlich, als ob etwas laut denkt in mir	☐	☐

(5)

5. Mit dem Sprechen klappt es oft nicht richtig, obwohl ich die Worte, die ich sagen möchte, im Kopf habe	☐	☐

(7)

6. Die täglichen Kleinarbeiten gehen nicht mehr wie gewohnt, ich muß mir jeden einzelnen Schritt erst neu überlegen	☐	☐

(8)

7. Zeitweise kann ich nicht reagieren und muß einfach abwarten, bis es wieder geht	☐	☐

(1)

* Nur zur Auswertung

	ja	nein

8. In meinem Gedächtnis sind große Lücken, vieles von dem, was ich wußte, ist einfach verschwunden ☐ ☐

(6)

9. Mitunter spüre ich bei Bewegungen meine Glieder nicht richtig ☐ ☐

(7)

10. Ganz normale Nebengeräusche, die ich früher nicht beachtet habe, lenken mich jetzt übermäßig ab ☐ ☐

(10)

11. Beim Gehen wird mir mitunter jeder einzelne Schritt bewußt ☐ ☐

(7)

12. Meine eigenen Gedanken können mir plötzlich Furcht einflößen ☐ ☐

(5)

13. Beim Denken lenken mich oftmals unpassende Einfälle ab ☐ ☐

(8)

14. Die Gesichter von Menschen haben schon ungewöhnlich und wie verzerrt oder verschoben ausgesehen ☐ ☐

(3)

15. Meine sexuellen Bedürfnisse haben nachgelassen ☐ ☐

(9)

16. Ich kann mich nicht mehr richtig freuen ☐ ☐

(9)

17. Auch bei ganz gewohnten Tätigkeiten bin ich unerklärlich unsicher, ob ich es auch richtig mache ☐ ☐

(8)

18. Manchmal habe ich das Gefühl zu schweben ☐ ☐

(7)

		ja	nein
19.	Mitunter sahen Dinge wie verschoben oder verkrümmt aus	☐	☐
(2)			
20.	Wenn ich z. B. einen Arm heben will, kommt es vor, daß ich statt dessen eine andere Bewegung mache oder gar nichts tun kann	☐	☐
(7)			
21.	Ich kann Geräusche oft nicht richtig auseinanderhalten und höre alles wie durcheinander gemischt	☐	☐
(10)			
22.	Ich kann nicht mehr genügend bestimmen, was ich sage oder tue	☐	☐
(1)			
23.	Manchmal kommt es mir vor, als ob der Boden, auf dem ich gehe, sich hebt oder krümmt	☐	☐
(3)			
24.	Zeitweilig haben die Farben von vertrauten Dingen verändert ausgesehen	☐	☐
(2)			
25.	Manchmal klingen Töne für mich anders als gewohnt	☐	☐
(2)			
26.	Ich nehme nicht mehr klar und deutlich genug auf, was um mich herum ist	☐	☐
(3)			
27.	Was ich vor mir sehe, kommt trotzdem in meinem Kopf oft nicht richtig an und ich bleibe unsicher	☐	☐
(3)			
28.	Ich habe keinen rechten Appetit mehr	☐	☐
(9)			
29.	Zeitweise sah alles um mich herum klein aus	☐	☐
(2)			

	ja	nein

30. Ich muß mitunter meine Augen ganz fest auf eine Stelle richten, sonst verschwimmt alles ☐ ☐

(3)

31. Es fällt mir richtig schwer, längere Sätze zustande zu bringen ☐ ☐

(4)

32. Wenn ich um mich schaue, tritt manchmal irgendein Gegenstand auffällig hervor, obwohl ich diesen gar nicht direkt beachte ☐ ☐

(10)

33. Oft merke ich selbst, daß ich ganz andere Worte spreche, als ich es will ☐ ☐

(1)

34. Wenn ich z. B. vom Stuhl aufstehen will, oder eine andere Bewegung ausführen, bin ich manchmal nicht sicher, ob ich es auch gleich kann ☐ ☐

(7)

35. Es kostet mich ständig Anstrengung, die Gedanken zu ordnen ☐ ☐

(5)

36. Meine Konzentration wird immer schlechter, weil meine Gedanken, ohne daß ich es ändern kann, dauernd so durcheinanderlaufen ☐ ☐

(5)

37. Wenn ich längere Texte lese, ist meist der Anfang weg und ich erfasse den Zusammenhang nicht ☐ ☐

(8)

38. Bei ganz alltäglichen Arbeiten muß ich mir erst mühsam überlegen, was ich nacheinander zu tun habe ☐ ☐

(8)

39. Es kommt mir vor, als ob ich meine Gedanken nicht mehr auf etwas ganz Bestimmtes konzentrieren kann ☐ ☐

(5)

	ja	nein

40. Oftmals stutze ich beim Lesen vor einem alltäglichen Wort und muß erst überlegen, was es bedeutet □ □

(4)

41. Ich schlafe nicht mehr so gut wie früher einmal □ □

(9)

42. Beim Sprechen ist oftmals das Wort weg, das ich gerade aussprechen wollte □ □

(4)

43. Zeitweilig ist mein Gehirn wie leergefegt □ □

(5)

44. Manchmal stoppe ich mitten in einer Bewegung und überlege, wie es weitergeht □ □

(7)

45. Manchmal sah alles wie weit weggerückt aus □ □

(2)

46. Mein Tagesablauf gerät oft durcheinander, weil ich meine Gewohnheiten vergessen habe □ □

(8)

47. Zeitweise flimmert alles vor meinen Augen □ □

(2)

48. Oft beginne ich mit einer Tätigkeit und merke dann, daß ich gar nicht mehr weiß, was ich eigentlich damit wollte □ □

(8)

49. Die Speisen schmecken nicht mehr wie früher □ □

(9)

50. Es kam mir auf der Straße oder im Zimmer so vor, als ob Wände oder Gegenstände auf mich zukämen □ □

(3)

	ja	nein

51. Manchmal halte ich mich ruhig, damit die Gegenstände um mich herum aufhören zu wackeln □ □

(3)

52. Wenn ich mich an etwas Bestimmtes erinnern will, gelingt das nicht, weil mir ganz anderes einfällt □ □

(6)

53. Irgendein ganz normales Geräusch kann plötzlich überlaut für mich erscheinen □ □

(10)

54. Wenn ich konzentriert denken will, lenken mich ständig unpassende Worte ab, die mir in den Sinn kommen □ □

(5)

55. Vor beinahe allem, was täglich auf mich zukommt, habe ich Angst □ □

(9)

56. Alles Ungewohnte beunruhigt mich, ohne daß ich einen Grund dafür sagen könnte □ □

(8)

57. Wenn alles geht wie regelmäßig gewohnt, komme ich am besten zurecht □ □

(8)

58. Ich bin viel zu wach, alles was vorgeht, beachte ich, auch wenn ich das gar nicht möchte □ □

(10)

59. Mein Gesichtsausdruck gerät oft anders, als ich es gerade will □ □

(7)

60. Öfter weiß ich nicht, was soeben um mich herum vorgegangen ist □ □

(6)

	ja	nein

61. Häufig ist es mir schon zuviel, wenn um mich herum hantiert oder gesprochen wird und ich muß mich zurückziehen, damit ich mein Gleichgewicht wiederfinde ☐ ☐

(10)

62. Es kommt vor, daß ich mitten in einer Tätigkeit plötzlich aufhöre, ohne einen Grund dafür zu haben ☐ ☐

(6)

63. Oft erfasse ich beim Sehen das Ganze nicht und sehe nur Teile, z. B. von einem Gesicht, einer Häuserreihe ☐ ☐

(2)

64. Es macht mir oft starke Mühe, meine Muskeln im Zaum zu halten ☐ ☐

(7)

65. Wenn ich mit jemandem spreche, darf mich gar nichts ablenken, sonst kann ich dem Gespräch nicht folgen ☐ ☐

(10)

66. Mit dem Sprechen klappt es nicht mehr so gut, die Worte kommen mir nicht schnell genug in den Sinn ☐ ☐

(4)

67. Manchmal sehe ich alles wie verschwommen, ohne schwindelig zu sein ☐ ☐

(2)

68. Wenn ich mir etwas vorstellen möchte, bekomme ich Einzelheiten nicht zusammen ☐ ☐

(6)

69. Wenn jemand mit mir spricht, höre ich zwar die Worte, erfasse aber oft den Sinn nicht richtig ☐ ☐

(4)

70. Es ist unangenehm, daß meine Gedanken oft wie weggeblasen sind ☐ ☐

(5)

	ja	nein
71. Ich möchte mitunter sprechen und kann es nicht, weil die Worte plötzlich weg sind	☐	☐

(4)

	ja	nein
72. Musik klingt nicht mehr wie früher	☐	☐

(9)

73. Ich stelle öfter fest, daß ich kurzfristig nicht mehr weiß, was ich soeben tat oder sagte	☐	☐

(6)

74. Zeitweise bekomme ich merkwürdige und mir fremd erscheinende Zustände, die mir Angst machen	☐	☐

(1)

75. Alles geht viel langsamer als früher, weil ich mich mühsam auf alles konzentrieren muß	☐	☐

(8)

76. Manchmal sehe ich etwas und bin kurze Zeit nicht sicher, ob ich es mir nur vorstelle	☐	☐

(3)

77. Oft schaffe ich auch solche Kleinigkeiten wie Waschen, Anziehen, Aufräumen nur mit Mühe, weil ich mir ständig überlegen muß, was kommt jetzt und was kommt dann	☐	☐

(8)

78. Mein Gedächtnis ist nicht mehr intakt, ich bemerke ständig, daß ich Lücken habe	☐	☐

(6)

79. Es kommt vor, daß sich Gegenstände bewegen, auch wenn ich nicht besonders lange oder intensiv darauf blicke	☐	☐

(3)

80. Ich kann nicht etwas denken und gleichzeitig mitbekommen, was um mich herum ist: ich muß mich auf das eine oder andere voll konzentrieren können	☐	☐

(10)

	ja	nein

81. Manchmal läuft eine Bewegung einfach weiter, ich kann nicht gleich stoppen

(7)

82. Oft lese ich über die Zeilen hinweg und erkenne einfach den Sinn nicht

(4)

83. Auch in ganz alltäglichen Situationen muß ich ständig aufpassen, daß ich mich richtig verhalte

(1)

84. Beim Lesen haben schon Buchstaben wie verschoben, auf den Kopf gestellt oder anders verändert ausgesehen

(2)

85. Ich kann nicht mehr bestimmen, woran ich denken möchte

(1)

86. Manchmal bin ich kurzfristig wie starr und kann nicht reagieren, obwohl ich es möchte

(1)

87. Wenn ich mich aufrege, weiß ich oft nicht, ob ich Freude oder Zorn fühle

(9)

88. Mitunter höre ich mitten in einem Satz auf, ohne daß ich dies vorhabe

(6)

89. Ich kann mich nicht mehr genügend abschirmen, alles wirkt viel zu stark auf mich

(10)

90. Ich lese ungern, weil es mir solche Mühe macht, die Bedeutung richtig zu erfassen

(4)

	ja	nein

91. Ich kann mir die Gesichter vertrauter Personen nicht mehr richtig vorstellen

(6)

92. Im Spiegel sah ich so fremd für mich aus, daß ich erschrocken bin

(2)

93. Ich ziehe mich vor Menschen zurück, weil ich solche Schwierigkeiten habe, Gesprächen zu folgen

(4)

94. Wenn jemand längere Sätze beim Sprechen macht, habe ich besonders große Schwierigkeiten, den Sinn zu erfassen

(4)

95. Auch Routinearbeiten strengen mich an, weil ich mir immer wieder alles neu überlegen muß

(8)

96. Ich merke oft, daß ich mich anders verhalte, als ich es möchte: ich kann das nicht mehr genügend bestimmen

(1)

97. Fernsehen kann ich nicht mehr gut, es macht mir Mühe, Bilder und Sprecher gleichzeitig zu verfolgen und die Handlung zu erfassen

(3)

98. Ich befürchte, daß meine Konzentration immer mehr nachläßt

(9)

Dazu habe ich noch folgende Beschwerden:

Was mir hilft und meinen Zustand bessert:

	ja	nein
Wenn ich mich viel zurückziehe	☐	☐
Wenn ich langsam arbeite	☐	☐
Wenn ich mich ruhig verhalte und wenig bewege	☐	☐
Wenn ich mich auf wenige Aktivitäten konzentriere und alles andere weglasse	☐	☐
Wenn ich mich viel in den gleichen Räumen aufhalte	☐	☐
Wenn ich wenig spreche	☐	☐
Wenn ich Unruhe um mich herum meide	☐	☐
Wenn ich Gefühlserregungen vermeide	☐	☐

Anderes:

Auswertungsbogen zum FBF 3

Ordnung der Items nach phänomenalen Gemeinsamkeiten

			Rohwert	Maximalwert
* 1.	KO	= *Verlust der Kontrolle* (Selbstverfügbarkeit)		8
2.	WAS	= *Wahrnehmung* (einfach, sensorische Irritation)		10
3.	WAK	= *Wahrnehmung* (komplex, organisierter)		10
4.	SP	= *Sprache* (expressiv und rezeptiv)		10
5.	DE	= *Denken*		10
6.	GED	= *Gedächtnis*		10
7.	MO	= *Motorik*		10
8.	AU	= *Automatismenverlust*		10
9.	AN	= *Anhedonie und Angst* (Depressivität)		10
10.	REI	= *Reizüberflutung* (externe Stimuli)		10
		Summenwert		98

---

* Pro Item ist auf dem FBF-Formular die Kennzahl der zugehörigen Kategorie vermerkt. Die Ja-Antworten können im Gitter (nebenstehend) beim Durchlesen des ausgefüllten Fragebogens angekreuzt werden. Der quantitative Überblick zeigt auf diese Weise Schwerpunkte der Störungen auf und präzisiert die Deskription.

Maximalwert

	1	2	3	4	5	6	7	8	9	10
10										
8										

KO	WAS	WAK	SP	DE	GED	MO	AU	AN	REI
1	2	3	4	5	6	7	8	9	10

Literatur

Andreasen NC (1982) Negative symtoms in schizophrenia. Arch Gen Psychiatr 39: 784–788
Andreasen NC, Olsen S (1982) Negative v. positive schizophrenia. Definition and validation. Arch Gen Psychiatr 39: 789–794
Angst J (1980) Verlauf unipolar depressiver, bipolar manisch-depressiver und schizoaffektiver Erkrankungen und Psychosen. Ergebnisse einer prospektiven Studie. Fortschr Neurol Psychiatr 48: 3–30
Anonymus (1981) First person account: Problems of living with schizophrenia. Schizophr Bull 7: 196–197
Armbruster B, Klosterkötter J (1985) Basic versus negative symptoms. Proceedings of the IVth World Congress of Biological Psychiatry, Philadelphia 1985 (in press)
Asarnow RA (1983) Schizophrenia. In: Tarter RE (ed) The Child at Psychiatric Risk. Oxford University Press, Oxford
Awiszus D (1980) Begriffliche Identifizierung sozialer Situationen durch Schizophrene. Dissertation, Universität Frankfurt
Baeyer W von (1951) Die moderne psychiatrische Schockbehandlung. Thieme, Stuttgart
Baeyer W von (1955) Der Begriff der Begegnung in der Psychiatrie. Nervenarzt 26: 369–376
Baeyer W von (1959) Über Prinzipien der körperlichen Behandlung seelischer Störungen. Nervenarzt 30: 1–5
Baeyer W von (1966) Situation, Jetztsein, Psychose. In: Baeyer W von, Griffith RM: Conditio humana. Springer, Berlin Göttingen Heidelberg
Baumann E (1971) Schizophrenic short-term memory. The role of organization at input. J. Consult Clin Psychol 36: 14–19
Bergelson A (1978) Schizophrenie versus hirnorganische Schädigung – eine Vergleichsstudie mit Hilfe des Frankfurter Beschwerde-Fragebogens. Diplom-Arbeit, Universität Frankfurt
Beringer K (1924) Beitrag zur Analyse schizophrener Denkstörungen. Zschr ges Neurol Psychiat 93: 55–61
Berner P (1965) Das paranoische Syndrom. Springer, Berlin Heidelberg New York
Berze J (1914) Die primäre Insuffizienz der psychischen Aktivität. Ihr Wesen, ihre Erscheinungen und ihre Bedeutung als Grundstörung der Dementia praecox und der Hebephrenen überhaupt. Deuticke, Leipzig Wien
Berze J (1929) Psychologie der schizophrenen Prozeß- und der schizophrenen Defektsymptome. Wien med Wschr I: 139–141 und 174–177
Binswanger L (1957) Schizophrenie. Neske, Pfullingen
Birnbaum K (1923) Der Aufbau der Psychose. Springer, Berlin
Bleuler E (1930) Primäre und sekundäre Symptome der Schizophrenie. Zschr ges Neurol Psychiat 124: 607–646
Bleuler E (1979) Lehrbuch der Psychiatrie. Neu bearb. von Bleuler M. Springer, Berlin Heidelberg New York
Bleuler M (1964) Ursache und Wesen der schizophrenen Geistesstörungen. Dtsch med Wschr 89: 1865–1870 und 1947–1952
Bleuler M (1972) Die schizophrenen Geistesstörungen im Lichte langjähriger Kranken- und Familiengeschichten. Thieme, Stuttgart
Bogerts B (1985) Schizophrenien als Erkrankungen des limbischen Systems. In: Huber G (Hrsg) Basisstadien endogener Psychosen und das Borderline-Problem. Schattauer, Stuttgart New York

Böker W (1986) Zur Selbsthilfe von Schizophrenen: Problemanalyse und empirische Forschungsergebnisse. In: Böker W, Brenner HD (Hrsg) Bewältigung der Schizophrenie. Huber, Bern Stuttgart Wien Toronto
Böker W, Brenner HD (1983) Selbstheilungsversuche Schizophrener. Nervenarzt 54: 578–589
Böker W, Brenner HD (Hrsg) (1986) Bewältigung der Schizophrenie. Huber, Bern Stuttgart Wien Toronto
Brenner HD (1979) Experimentalpsychologische Untersuchung zur Verwertung früherer Erfahrungen bei chronisch Schizophrenen. In: Eckensberger L (Hrsg) Bericht über den 31. Kongreß der Deutschen Gesellschaft für Psychologie. Hogrefe, Göttingen
Brenner HD, Böker W, Spichtig L, Keller F, Hummelsheim U (1984) On self-stabilization among schizophrenics: Investigations about compensation for basic disorders. Paper presented at the World Psychiatric Association Regional Symposium, 18–21 June 1984, Helsinki/Finnland
Brenner HD, Böker W, Andres K, Stramke WG (1985) Efforts at compensation with regard to basic disorders among schizophrenics. In: Laaser U, Semault R, Viefhues H (eds) Primary Health Care in the Making. Springer, Berlin Heidelberg New York
Broen WE (1968) Schizophrenia: Research and Theory. Academic Press, New York San Francisco London
Broen WE, Storms LH (1966) Lawful disorganization: the process underlying a schizophrenic syndrome. Psychol Rev 73: 265–279
Bronisch FW (1954) Die Grenzen des Spezifischen im klinischen Bereich. Dtsch med Wschr 79: 576–579
Bumke O (Hrsg) (1932) Handbuch der Geisteskrankheiten, Bd. IX, Spezieller Teil V. Springer, Berlin
Bürger-Prinz H (1961) Probleme der phasischen Psychosen. In: Bürger-Prinz H (Hrsg) Probleme der phasischen Psychosen. Enke, Stuttgart
Buss AH, Lang PJ (1965) Psychological deficit in schizophrenia. I. Affect, reinforcement and concept attainment. J Abnorm Soc Psychol 70: 2–24
Büssow H (1949) Zur Frage der psychischen Störungen bei Zwischenhirntumoren. Allg Z Psychiatr 124: 161–177
Callaway E (1970) Schizophrenia and interference. Arch Gen Psychiatr 22: 193–208
Cameron N (1944) The functional psychoses. In: Mc V Hunt J (ed) Personality and the Behaviour Disorders. Ronald, New York
Chapman J (1966) The early symptoms of schizophrenia. Brit J Psychiatr 112: 225–251
Christ W (1985) Multimodale Diagnostik schizophrener Störungen. Dissertation, Universität Frankfurt
Ciompi L (1980) Neues zur Schizophrenie im Lichte jüngerer Langzeituntersuchungen. In: Huber G (Hrsg) Schizophrenie. Stand und Entwicklungstendenzen der Forschung. Schattauer, Stuttgart New York
Ciompi L (1982) Affektlogik. Über die Struktur der Psyche und ihre Entwicklung. Ein Beitrag zur Schizophrenieforschung. Klett-Cotta, Stuttgart
Conrad K (1958) Die beginnende Schizophrenie. Thieme, Stuttgart
Crow TJ (1980) Molecular pathology of schizophrenia: more than one disease process? Br Med J 280: 66–68
Crow TJ, Corsellis J, Cross AJ, Ferrier NI, Johnstone EC, Owens DGC (1981) The search for changes underlying the type II syndrome in schizophrenia. The 3rd World Congress of Biological Psychiatry, Stockholm 1981, Abstracts, Vol I, p. 70
Degkwitz R, Helmchen H, Kockott G, Mombour W (1980) Diagnosenschlüssel und Glossar psychiatrischer Krankheiten, 5. Aufl., korrig. nach der 9. Revision der ICD. Springer, Berlin Heidelberg New York
Eggers Ch (1973) Verlaufsweisen kindlicher und präpuberaler Schizophrenien. Springer, Berlin Heidelberg New York
Eggers Ch, Stutte H (1971) Formen und Verlaufsdynamik der Frühschizophrenie. In: Huber G (Hrsg.) Ätiologie der Schizophrenien. Bestandsaufnahme und Zukunftsperspektiven. Schattauer, Stuttgart New York

Ernst K (1962) Neurotische und endogene Residualzustände. Arch Psychiatr Nervenkr 203: 61–84
Ewald G (1939) Zur Theorie der Schizophrenie und der Insulinschockbehandlung. Allg Z Psychiatr 110: 153–170
Ewald G (1950) Vegetatives System und Psychiatrie. Fortschr Neurol Psychiatr 18: 577–605
Fehr-Suter V (1981) Beschreibung der Lebenssituation chronisch schizophrener Patienten. Lizenzarbeit, Universität Zürich
Föhr R (1980) Verhaltensänderungen (Rückzugsreaktionen) bei schizophrenen Psychosen im Laufe der Erkrankung. Jahresarbeit, Institut für Psychologie der Universität Frankfurt
Freedman GJ (1974) The subjective experience of perceptual and cognitive disturbances in schizophrenia. Arch Gen Psychiatr 30: 333–340
Gabriel E, Katschnig H, Küfferle B, Lenz G (1982) Sind psychopathologische Untergruppen der Schizophrenien nachweisbar? In: Huber G (Hrsg) Endogene Psychosen: Diagnostik, Basissymptome und biologische Parameter. Schattauer, Stuttgart New York
Gaebel W, Ulrich G, Frick K (1986) Eye movement research with schizophrenic patients and normal controls using corneal reflection-pupil center measurement. Eur Arch Psychiatr Neurol Sci 235: 243–254
Giessen Th (1981) Beziehungen zwischen Basisstörungen und charakteristischen Schizophrenie-Symptomen. Dissertation, Universität Frankfurt
Glatzel J (1967) Zur Frage der schizophrenen Verläufe unter Pharmakotherapie. Arch Psychiatr Nervenkr 209: 87–100
Glatzel J, Huber G (1968) Zur Phänomenologie eines Typs endogener juvenil-asthenischer Versagenssyndrome. Psychiatr Clin (Basel) 1: 15–31
Goldstein K (1948) Language and language disturbances. Grune & Stratton, New York
Gross G (1969) Prodrome and Vorpostensyndrome schizophrener Erkrankungen. In: Huber G (Hrsg) Schizophrenie und Zyklothymie. Thieme, Stuttgart
Gross G (1978) Die endogene Zwangskrankheit. In: Grinschgl G (Hrsg) Referateband des 18. Neuropsychiatrischen Symposions in Pula/Jugoslawien, 23–28 Mai
Gross G (1983) Pharmakotherapie der uncharakteristischen Stadien endogener Psychosen. In: Huber G (Hrsg) Neuere Ansätze in der Therapie endogener Psychosen. Tropon, Köln (Das ärztliche Gespräch, 36)
Gross G (1985 a) Cognitive disorders in schizophrenic diseases. In: (Pichot P, Berner P, Wolf R, Thau K (eds) Psychiatry: The State of the Art. Plenum, London New York
Gross G (1985 b) Bonner Untersuchungsinstrument zur standardisierten Erhebung und Dokumentation von Basissymptomen (BSABS). In: Huber G (Hrsg) Basisstadien endogener Psychosen und das Borderline-Problem. Schattauer, Stuttgart New York
Gross G (1985 c) The Bonn Scale for the Assessment of Basic Symptoms (BSABS). Proceedings of the IVth World Congress of Biological Psychiatry, Philadelphia 1985 (in press)
Gross G (1986) Basissymptome und Basisstadien bei Zyklothymie. In: Huber G (Hrsg) Zyklothymie – offene Fragen. Tropon, Köln (Das ärztliche Gespräch, 41)
Gross G, Huber G (1972) Sensorische Störungen bei Schizophrenien. Arch Psychiatr Nervenkr 216: 119–130
Gross G, Huber G (1980) Depressive Syndrome im Verlauf von Schizophrenien. Fortschr Neurol Psychiatr 48: 438–446
Gross G, Huber G (1984) Die Bedeutung diagnostischer Konzepte und Kriterien für die biologisch-psychiatrische Forschung bei schizophrenen und schizoaffektiven Psychosen. In: Hopf A, Beckmann H (Hrsg) Forschungen zur Biologischen Psychiatrie. Springer, Berlin Heidelberg New York
Gross G, Huber G (1985 a) Das Konzept der Basissymptome in der klinischen Anwendung. In: Janzarik W (Hrsg) Psychopathologie und Praxis. Enke, Stuttgart
Gross G, Huber G (1985 b) Psychopathology of basic stages of schizophrenia in view of formal thought disturbances. Psychopathology 18: 115–125
Gross G, Huber G, Schüttler R, Hasse-Sander I (1971 a) Uncharakteristische Remissionstypen im Verlauf schizophrener Erkrankungen. In: Huber G (Hrsg) Ätiologie der Schizophrenien. Bestandsaufnahme und Zukunftsperspektiven. Schattauer, Stuttgart New York

Gross G, Huber G, Schüttler R (1971 b) Verlaufs- und sozialpsychiatrische Erhebungen bei Schizophrenen. Nervenarzt 42: 292–299
Gross G, Huber G, Schüttler R (1971 c) Peristatische Faktoren im Beginn und Verlauf schizophrener Erkrankungen. Arch Psychiatr Nervenkr 215: 1–7
Gross G, Huber G, Schüttler R (1973) Verlaufsuntersuchungen bei Schizophrenen. In: Huber G (Hrsg) Verlauf und Ausgang schizophrener Erkrankungen. Schattauer, Stuttgart New York
Gross G, Huber G, Schüttler R (1982 a) Phänomenologie und operationalisierte Dokumentation von Basissymptomen: Kognitive Störungen. In: Huber G (Hrsg) Endogene Psychosen: Diagnostik, Basissymptome und biologische Parameter. Schattauer, Stuttgart New York
Gross G, Huber G, Schüttler R (1982 b) Computerized tomography studies on schizophrenic diseases. Arch Psychiatr Nervenkr 231: 519–526
Gross G, Huber G, Schüttler R (1983) Verlauf schizophrener Erkrankungen unter den gegenwärtigen Behandlungsmöglichkeiten. In: Hippius H, Klein HE (Hrsg) Therapie mit Neuroleptika. Peri med, Erlangen
Grove WM, Andreasen NC (1985) Language and thinking in psychosis. Is there an input abnormality? Arch Gen Psychiatr 42: 26–32
Gruhle HW (1932) Die Psychopathologie. In: Bumke O (Hrsg) Handbuch der Geisteskrankheiten, Bd. IX, Spezieller Teil V: Die Schizophrenie. Springer, Berlin
Günther W, Gruber H (1983) Psychomotorische Störungen bei psychiatrischen Patienten als mögliche Grundlage neuer Ansätze in Differentialdiagnose und Therapie. Arch Psychiatr Nervenkr 233: 187–209
Häfner H (1963) Prozeß und Entwicklung als Grundbegriffe der Psychopathologie. Fortschr Neurol Psychiatr 31: 393–438
Häfner H, Wieser St (1953) Faktorenanalytische Studien zur Formalgenese bestimmter Formen von Schizophrenie. Arch Psychiatr Z Neurol 190: 394–428
Hartwich P (1983) Kognitive Störungen bei Schizophrenen. Nervenarzt 54: 455–466
Hasse-Sander I, Huber G, Gross G, Schüttler R (1971) Testpsychologisch-psychopathologische Untersuchungen bei schizophrenen Residualsyndromen. In: Huber G (Hrsg) Ätiologie der Schizophrenien. Bestandsaufnahme und Zukunftsperspektiven. Schattauer, Stuttgart New York
Hasse-Sander I, Gross G, Huber G, Peters S, Schüttler R (1982) Testpsychologische Untersuchungen in Basisstadien und reinen Residualzuständen schizophrener Erkrankungen. Arch Psychiatr Nervenkr 231: 235–249
Head H, Holmes G (1911) Sensory disturbances from cerebral lesions. Brain 34: 102–254
Hebb DO (1967) Einführung in die moderne Psychologie. Beltz, Weinheim Basel
Heimann H (1979) Psychopathologie. In: Kisker KP, Meyer JE, Müller C, Strömgren E (Hrsg) Psychiatrie der Gegenwart, Bd. I/1, 2. Aufl. Springer, Berlin Heidelberg New York
Heimann H (1981) Diskussionsanmerkung. In: Huber G (Hrsg) Schizophrenie. Stand und Entwicklungstendenzen der Forschung, S. 18 f. Schattauer, Stuttgart New York
Heinrich K (1967) Zur Bedeutung des postremissiven Erschöpfungssyndroms für die Rehabilitation Schizophrener. Nervenarzt 38: 487–491
Helmchen H (Hrsg) (1979) Das AMDP-System. Manual zur Dokumentation psychiatrischer Befunde. 3. Aufl. Springer, Berlin Heidelberg New York
Helmchen H, Hippius H (1964) Psychische Nebenwirkungen der psychiatrischen Pharmakotherapie. In: Kranz H, Heinrich K (Hrsg) Begleitwirkungen und Mißerfolge der psychiatrischen Pharmakotherapie. Thieme, Stuttgart
Herrlich J (1974) Klinische Erprobung eines Karten-Sortier-Tests zum Nachweis kognitiver Störungen. Jahresarbeit, Institut für Psychologie der Universität Frankfurt
Hess WR (1924/25) Über die Wechselbeziehungen zwischen psychischen und vegetativen Funktionen. Schweiz Arch Neurol Neurochir Psychiatr 15: 260–277; 16: 36–55 und 285–306
Hess WR (1954) Das Zwischenhirn. Syndrome, Lokalisation, Funktionen. 2. Aufl. Schwabe, Basel

Hoch PH, Polatin P (1949) Pseudoneurotic formes of schizophrenia. Psychiat Quart 23: 248–276
Homburger A (1932) Motorik. In: Bumke O (Hrsg) Handbuch der Geisteskrankheiten, Bd. IX, Spezieller Teil V: Die Schizophrenie. Springer, Berlin
Huber G (1953) Zur Frage der mit Hirnatrophie einhergehenden Schizophrenie. Arch Psychiatr Z Neurol 190: 429–448
Huber G (1955) Das Wahnproblem (1939 bis 1954). Fortschr Neurol Psychiatr 23: 6–58
Huber G (1957 a) Pneumencephalographische und psychopathologische Bilder bei endogenen Psychosen. Springer, Berlin Göttingen Heidelberg
Huber G (1957 b) Die coenästhetische Schizophrenie. Fortschr Neurol Psychiatr 25: 491–520
Huber G (1961) Chronische Schizophrenie. Synopsis klinischer und neuroradiologischer Untersuchungen an defektschizophrenen Anstaltspatienten. Hüthig, Heidelberg
Huber G (1964 a) Neuroradiologie und Psychiatrie. In: Gruhle HW, Jung R, Mayer-Gross W, Müller M (Hrsg) Psychiatrie der Gegenwart, Bd. I. Springer, Berlin Göttingen Heidelberg
Huber G (1964 b) Grenzen der psychiatrischen Pharmakotherapie bei der Behandlung chronisch Schizophrener. In: Kranz H, Heinrich K (Hrsg) Begleitwirkungen und Mißerfolge der psychiatrischen Pharmakotherapie. Thieme, Stuttgart
Huber G (1964 c) Schizophrene Verläufe. Dtsch med Wschr 89: 212–216
Huber G (1964 d) Wahn (1954 bis 1963). Fortschr Neurol Psychiatr 32: 429–489
Huber G (1966 a) Zur Langstreckenbehandlung endogener Psychosen. In: Kranz H, Petrilowitsch N (Hrsg) Probleme der pharmakopsychiatrischen Kombinations- und Langzeitbehandlung. Karger, Basel New York
Huber G (1966 b) Reine Defektsyndrome und Basisstadien endogener Psychosen. Fortschr Neurol Psychiatr 34: 409–426
Huber G (1967 a) Symptomwandel der Psychosen und Pharmakopsychiatrie. In: Kranz H, Heinrich K (Hrsg) Pharmakopsychiatrie und Psychopathologie. Thieme, Stuttgart
Huber G (1967 b) Verlaufsgestalt psychiatrischer Krankheitsbilder und Pharmakotherapie. Med Welt 18: 1517–1520
Huber G (1968 a) Langzeitbehandlung endogener Psychosen. In: Freyhan FA, Petrilowitsch N, Pichot P (Hrsg) Klinische Psychopharmakologie, Vol 1: Moderne Probleme der Pharmakopsychiatrie. Karger, Basel New York
Huber G (1968 b) Zur Frage der Reversibilität im Verlauf von Psychosen. In: Pauleikhoff B (Hrsg) Situation und Persönlichkeit in Diagnostik und Therapie. Karger, Basel New York (Bibl psychiat neurol, Nr. 137)
Huber G (1968 c) Verlaufsprobleme schizophrener Erkrankungen. Schweiz Arch Neurol Neurochir Psychiatr 101: 346–368
Huber G (1969) Aktuelle Aspekte der Schizophrenieforschung. In: Huber G (Hrsg) Schizophrenie und Zyklothymie. Ergebnisse und Probleme. Thieme, Stuttgart
Huber G (Hrsg) (1971 a) Ätiologie der Schizophrenien. Bestandsaufnahme und Zukunftsperspektiven. Schattauer, Stuttgart New York
Huber G (1971 b) Schlußbemerkung zum Stand der Ursachenforschung bei den Schizophrenien. In: Huber G (Hrsg) Ätiologie der Schizophrenien. Bestandsaufnahme und Zukunftsperspektiven. Schattauer, Stuttgart New York
Huber G (1971 c) Die coenästhetische Schizophrenie als ein Prägnanztyp schizophrener Erkrankungen. Acta Psychiatr Scand 47: 349–362
Huber G (1972) Klinik und Psychopathologie der organischen Psychosen. In: Kisker KP, Meyer J.-E, Müller C, Strömgren E (Hrsg) Psychiatrie der Gegenwart, Bd. II, 2. Aufl. Springer, Berlin Heidelberg New York
Huber G (Hrsg) (1973 a) Verlauf und Ausgang schizophrener Erkrankungen. Schattauer, Stuttgart New York
Huber G (1973 b) Psychopathologie der Epilepsien. In: Penin H (Hrsg) Psychische Störungen bei Epilepsien. Schattauer, Stuttgart New York
Huber G (1973 c) Differentialdiagnose und Therapie der larvierten Depression. Monatsk ärztl Fortb 23: 114–119
Huber G (Hrsg) (1976 a) Therapie, Rehabilitation und Prävention schizophrener Erkrankungen. Schattauer, Stuttgart New York

Huber G (1976 b) Indizien für die Somatosehypothese bei den Schizophrenien. Fortschr Neurol Psychiatr 44: 77–94

Huber G (1976 c) Zur Problematik quantitativer Verlaufsbeobachtungen bei Schizophrenen. Psychopathometrie 2: 61–69

Huber G (1979) Neuere Ansätze zur Überwindung des Mythos von den sog. Geisteskrankheiten. Fortschr Neurol Psychiatr 47: 449–465

Huber G (1980) Hauptströme der gegenwärtigen ätiologischen Diskussion der Schizophrenie. In: Peters UH (Hrsg) Die Psychologie des 20. Jahrhunderts, Bd. X. Kindler, Zürich

Huber G (1981 a) Psychiatrie. Systematischer Lehrtext für Studenten und Ärzte, 3. Aufl. Schattauer, Stuttgart New York

Huber G (Hrsg) (1981 b) Schizophrenie. Stand und Entwicklungstendenzen der Forschung. Schattauer, Stuttgart New York

Huber G (Hrsg) (1982) Endogene Psychosen: Diagnostik, Basissymptome und biologische Parameter. Schattauer, Stuttgart New York

Huber G (1983 a) Die forensisch-psychiatrische Beurteilung schizophrener Kranker im Lichte neuerer Langzeitstudien. In: Kerner HJ, Göppinger H, Streng F (Hrsg) Kriminologie – Psychiatrie – Strafrecht. Müller, Heidelberg

Huber G (1983 b) Das Konzept substratnaher Basissymptome und seine Bedeutung für Theorie und Therapie schizophrener Erkrankungen. Nervenarzt 54: 23–32

Huber G (Hrsg) (1985 a) Basisstadien endogener Psychosen und das Borderline-Problem. Schattauer, Stuttgart New York

Huber G (1985 b) Kurt-Schneider-Preis – Laudatio. In: Huber G (Hrsg) Basisstadien endogener Psychosen und das Borderline-Problem. Schattauer, Stuttgart New York

Huber G (1986) Hans-Jörg-Weitbrecht-Preis – Laudatio. In: Huber G (Hrsg) Zyklothymie – offene Fragen. Tropon, Köln (Das ärztliche Gespräch, 41)

Huber G, Gross G (1971) Auslösung von Psychosen durch psychische und somatische Faktoren. In: Walcher W (Hrsg) Probleme der Provokation depressiver Psychosen. Hollinek, Graz

Huber G, Gross G (1974) Schizophrenie und Pseudo-Schizophrenie. In: Das ärztliche Gespräch. Tropon, Köln

Huber G, Gross G (1977) Wahn. Eine deskriptiv-phänomenologische Untersuchung schizophrenen Wahns. Enke, Stuttgart (Forum der Psychiatrie, N. F. Bd 2)

Huber G, Gross G (1981 a) Problems of classification of endogenous psychoses matching biological findings. In: Perris C, Struwe G, Jansson B (eds) Biological Psychiatry 1981. Elsevier, Amsterdam New York Oxford

Huber G, Gross G (1981 b) Diagnostic concepts, psychopathological syndromes and somatic changes in schizophrenic diseases. In: Perris C, Struwe G, Jansson B (eds) Biological Psychiatry 1981. Elsevier, Amsterdam New York Oxford

Huber G, Gross G (1982) Zwangssyndrome bei Schizophrenie. Schwerpunktmed 5: 12–19

Huber G, Gross G (1984) Symptomatology and outcome in schizophrenia in relation to neuroradiological findings. In: Autumn Quarterly Meeting of the Royal College of Psychiatrists, 15–16 November, Abstracts p. 11

Huber G, Penin H (1968) Klinisch-elektroencephalographische Korrelationsuntersuchungen bei Schizophrenen. Fortschr Neurol Psychiatr 36: 641–659

Huber G, Penin H (1972) Psychische Dauerveränderungen und Persönlichkeit der Epileptiker. In: Kisker KP, Meyer J-E, Müller M, Strömgren E (Hrsg) Psychiatrie der Gegenwart, Bd. II/2. 2. Aufl. Springer, Berlin Heidelberg New York

Huber G, Glatzel J, Lungershausen E (1969) Über zyklothyme Residualsyndrome. In: Schulte W, Mende W (Hrsg) Melancholie in der Forschung, Klinik und Behandlung. Thieme, Stuttgart

Huber G, Gross G, Schüttler R (1979) Schizophrenie. Eine verlaufs- und sozialpsychiatrische Langzeitstudie. Springer, Berlin Heidelberg New York (Monographien aus dem Gesamtgebiete der Psychiatrie, Bd 21)

Huber G, Gross G, Schüttler R (1982) Larvierte Schizophrenie? In: Heinrich K (Hrsg) Der Schizophrene außerhalb der Klinik. Huber, Bern Stuttgart Wien

Isele R, Angst J (1982) Life-Events und prämorbide soziale Beziehungen bei ersterkrankten Schizophrenien. In: Huber G (Hrsg) Endogene Psychosen: Diagnostik, Basissymptome und biologische Parameter. Schattauer, Stuttgart New York
Isele R, Angst J (1985) Social disability in schizophrenia: The controlled prospective Burghölzli study. I. Case-finding, research design, and characteristics of samples. Eur Arch Psychiatr Neurol Sci 234: 341–347
Izard E (1981) Die Emotionen des Menschen. Eine Einführung in die Grundlagen der Emotionspsychologie. Beltz, Weinheim Basel
Janzarik W (1959) Dynamische Grundkonstellationen in endogenen Psychosen. Ein Beitrag zur Differentialtypologie der Wahnphänomene. Springer, Berlin Göttingen Heidelberg
Janzarik W (1962) Der Aufbau schizophrener Psychosen aus der Sicht der pharmakotherapeutischen Erfahrung. In: Kranz H, Heinrich K (Hrsg) Neurolepsie und Schizophrenie. Thieme, Stuttgart
Janzarik W (1968) Schizophrene Verläufe. Eine strukturdynamische Interpretation. Springer, Berlin Heidelberg New York
Janzarik W (1969) Nosographie und Einheitspsychose. In: Huber G (Hrsg) Schizophrenie und Zyklothymie. Ergebnisse und Probleme. Thieme, Stuttgart
Janzarik W (1976) Grenzen der Rehabilitation Schizophrener. In: Huber G (Hrsg) Therapie, Rehabilitation und Prävention schizophrener Erkrankungen. Schattauer, Stuttgart New York
Janzarik W (1983) Basisstörungen. Eine Revision mit strukturdynamischen Mitteln. Nervenarzt 54: 122–130
Jaspers K (1973) Allgemeine Psychopathologie. 9. Aufl. Springer, Berlin Heidelberg New York
Jimeno-Valdes A, Mateo J, Rios B, Morinigo A, Lopez y N (1984) El inventario psicopatologico de Frankfurt. Presentacion inicial. Actas Luso-Esp Neurol Psiquiatr 12: 115–120
Jost K (1983) Störungen des unmittelbaren Behaltens bei Schizophrenen. In: Brenner HD, Rey E-R, Stramke WG (Hrsg) Empirische Schizophrenieforschung. Huber, Bern Stuttgart Wien
Jung R (1956) EEG-Veränderungen bei symptomatischen Psychosen. Zbl Neurol Psychiatr 137: 130
Kahn E (1921) Zur Frage des schizophrenen Reaktionstypus. Z ges Neurol Psychiatr 66: 273–282
Katschnig H (Hrsg) (1977) Die andere Seite der Schizophrenie. Urban & Schwarzenberg, München
Kety S (1977) The biological substrates of schizophrenia. International Symposium on Schizophrenia, Kyoto, September 7
Khouri Ph J, Haier RJ, Rieder RO, Rosenthal D (1980) A symptom schedule for the diagnosis of borderline schizophrenia. A first report. Br J Psychiatr 137: 140–167
Kisker KP (1968) Der Egopath: Problemkind der Familienforschung bei Schizophrenen. Soc Psychiatr 3: 19–23
Kisker KP, Strötzel L (1961/62) Zur vergleichenden Situationsanalyse beginnender Schizophrenien und erlebnisreaktiver Entwicklungen bei Jugendlichen. Arch Psychiatr Z Neurol 202: 1–30; 203: 26–60
Klosterkötter J (1982) Assoziationspsychologische versus lernpsychologische Schizophrenietheorie. Fortschr Neurol Psychiatr 50: 165–170
Klosterkötter J (1984) Die Epilepsiepsychosen. Zbl Neurol Psychiatr 241: 637–653
Klosterkötter J (1985) Formes frustes der Schizophrenien. In: Huber G (Hrsg) Basisstadien endogener Psychosen und das Borderline-Problem. Schattauer, Stuttgart New York
Koehler K, Saß H (Bearb) (1984) Diagnostisches und Statistisches Manual Psychischer Störungen: DSM-III. Übersetzt nach der 3. Auflage des Diagnostic and Statistical Manual of Mental Disorders der American Psychiatric Association. Beltz, Weinheim Basel
Koehler K, Sauer H (1984) Huber's basic symptoms: another approach to negative psychopathology in schizophrenia. Compr Psychiatr 25: 174–182
Kornhuber HH (1985) Zur Pathophysiologie und Therapie der Schizophrenien. In: Huber G (Hrsg) Basisstadien endogener Psychosen und das Borderline-Problem. Schattauer, Stuttgart New York

Koukkou M (1982) EEG states of the brain, information processing, and schizophrenic primary symptoms. Psychiatr Res 6: 235–244
Kraepelin E (1913) Psychiatrie. Ein Lehrbuch für Studierende und Ärzte, Bd. III. Barth, Leipzig
Kukla F (1980) Kognitive Störungen bei Schizophrenie – ihre experimentalpsychologische Untersuchung und Erklärung im Rahmen des Konzepts kognitiver Informationsverarbeitung. Psychiatr Neurol Med Psychol (Leipz) 32: 385–398
Kulenkampff C (1962) Gedanken zur Bedeutung soziologischer Faktoren in der Genese endogener Psychosen. Nervenarzt 33: 6–13
Kulenkampff C, Bauer A (1960) Über das Syndrom der Herzphobie. Nervenarzt 31: 443–454 und 496–507
Labhardt F (1963) Die schizophrenieähnlichen Emotionspsychosen. Springer, Berlin Göttingen Heidelberg
Leonhard K (1966) Aufteilung der endogenen Psychosen. 3. Aufl. Akademie, Berlin
Leontjew A (1973) Probleme der Entwicklung des Psychischen. Athenäum, Frankfurt
Lienert GA (1969) Testaufbau und Testanalyse. 3. Aufl. Beltz, Weinheim Basel
Lüdecke E (1927) Zur Symptomatologie der Erkrankungen der Ventrikel (insbesondere des 3. Ventrikels und der Seitenventrikel). Dtsch Z Nervenheilk 98: 193–202
Lungershausen E (1964/65) Über akut beginnende zyklothyme Depressionen. Arch Psychiatr Nervenkr 206: 718–726
Lutterotti R, Kryspin-Exner K (1982) Clusteranalytische Untersuchungen über die Symptome des Frankfurter Beschwerde-Fragebogens. Neuropsychiatr Clin 1: 29–41
Maher B (1972) The language of schizophrenia. A review and interpretation. Br J Psychiatr 120: 3–17
Mandl H, Huber GL (Hrsg) (1983) Emotion und Kognition. Urban & Schwarzenberg, München
Mauz F (1930) Die Prognostik der endogenen Psychosen. Thieme, Leipzig
Mayer-Gross W (1932) Die Klinik. In: Bumke O (Hrsg) Handbuch der Geisteskrankheiten, Bd. IX, Spezieller Teil V: Die Schizophrenie. Springer, Berlin
Mc Ghie A (1966) Psychological studies of schizophrenia. Br J Med Psychol 39: 281–288
Meehl PE (1962) Schizotaxia, schizotyp, schizophrenia. Am Psychol 17: 827–838
Möller HJ, Zerssen D von, Werner-Eilert K, Wüschner-Stockheim M (1981) Psychopathometrische Verlaufsuntersuchungen an Patienten mit Schizophrenien und verwandten Psychosen. Arch Psychiatr Nervenkr 230: 275–292
Mundt Ch (1983) Das residuale Apathiesyndrom der Schizophrenen. Nervenarzt 54: 131–138
Musha M (1984) Zum Frankfurter Beschwerde-Fragebogen von L. Süllwold. Vortrag auf dem 80. Jahreskongreß der Japanischen Gesellschaft für Psychiatrie und Neurologie. Fukuoka, März 1984
Musha M (1986) Vergleichende Ergebnisse mit dem Frankfurter Beschwerde-Fragebogen von L. Süllwold an deutschen und japanischen Patienten. (In Vorbereitung)
Neis L, Jurth R (1983) Standardisation de la liste de plantes (FBF2). Un questionnaire d-auroevaluation pour le patient schizophrene. Forschungsbericht Nr 36 und 37 des Psychologischen Instituts der Universität Fribourg/Schweiz
Neis L, Wolf R (1985) Behinderungserleben bei akuter und chronischer Schizophrenie. Vortrag „Internationales Symposium zum Psychosozialen Management der Schizophrenie", Bern, 2.–4. Mai
Oldigs J, Rey E-R (1984) Diagnostik subjektiv erlebter Störungen bei Schizophrenie. In: Brengelmann JC, Bühringer G (Hrsg) Therapieforschung für die Praxis 4. Röttger, München
Oltmans Th, Neale JM (1978) Distractibility in relation to other aspects of schizophrenic disorder. In: Schwartz St (ed) Language and Cognition in Schizophrenia. Erlbaum, Hillsdale/ New Jersey
Penin H, Gross G, Huber G (1982) Elektroencephalographisch-psychopathologische Untersuchungen in Basisstadien endogener Psychosen. In: Huber G (Hrsg) Endogene Psychosen: Diagnostik, Basissymptome und biologische Parameter. Schattauer, Stuttgart New York

Peters UH (1981) Schizophrene Sprachstörungen. In: Huber G (Hrsg) Schizophrenie. Stand und Entwicklungstendenzen der Forschung. Schattauer, Stuttgart New York
Plaum E (1975) Experimentalpsychologisch fundierte Theorien der kognitiven Störungen bei Schizophrenen. Fortschr Neurol Psychiatr 43: 1–41
Plaum E (1978) Hypothesen zu möglichen Basisstörungen der geistigen Leistungen Schizophrener. Psychiatr Neurol Med Psychol (Leipz) 30: 74–84
Popper E (1920) Der schizophrene Reaktionstypus. Z ges Neurol Psychiatr 62: 194–207
Pötzl, O (1943) Über Anfälle von Thalamustypus. Z ges Neurol Psychiatr 176: 793–800
Rao ML, Gross G, Huber G (1984) Altered interrelationship of dopamine, thyrotropin, and thyroid hormone in schizophrenic patients. Eur Arch Psychiatr Neurol Sci 234: 8–12
Reichardt M (1944) Hirnstamm und Seelisches. Fortschr Neurol Psychiatr 16: 81–105
Rennert H (1982) Zum Modell „Universalgenese der Psychosen" – Aspekte einer unkonventionellen Auffassung der psychischen Krankheiten. Fortschr Neurol Psychiatr 50: 1–29
Retterstøl N (1978) The Scandinavian concept of reactive psychosis, schizophreniform psychosis and schizophrenia. Psychiatr Clin 11: 180–187
Rey E-R (1980) Schizophrene Störungen. In: Wittling W (Hrsg) Handbuch der Klinischen Psychologie, Bd. V. Hoffmann & Campe, München
Rey E-R, Oldigs J (1982) Ergebnisse einer experimentellen zweijährigen Verlaufsuntersuchung zur Informationsverarbeitung Schizophrener. In: Huber G (Hrsg) Endogene Psychosen: Diagnostik, Basissymptome und biologische Parameter. Schattauer, Stuttgart New York
Rey E-R, Ulardt I von (1982) Neuere experimentelle Untersuchungen über den Verlauf schizophrener Basisstörungen. In: Beckmann H (Hrsg) Biologische Psychiatrie. Thieme, Stuttgart
Richter HE, Beckmann D (1973) Herzneurose. Thieme, Stuttgart
Rösler M, Bellaire W, Hengesch G, Kiesling-Muck H, Carls W (1985) Die uncharakteristischen Basissymptome des Frankfurter Beschwerdefragebogens und ihre Beziehungen zu psychopathologischen Syndromen. Nervenarzt 56: 259–264
Rotter R (1980) Untersuchungen zum Frankfurter Beschwerde-Fragebogen mit Patienten aus dem schizophrenen Formenkreis. Jahresarbeit, Institut für Psychologie der Universität Frankfurt
Rümke HC (1958) Die klinische Differenzierung innerhalb der Gruppe der Schizophrenien. Nervenarzt 29: 49–53
Saß H, Koehler K (1982) Borderline-Syndrome, Neurosen und Persönlichkeitsstörungen. Nervenarzt 53: 519–523
Scheid KF (1937) Febrile Episoden bei schizophrenen Psychosen. Thieme, Leipzig
Schneider C (1942) Die schizophrenen Symptomverbände. Springer, Berlin
Schneider K (1980) Klinische Psychopathologie. 12. Aufl. Thieme, Stuttgart
Schulte W (1961) Nichttraurigseinkönnen im Kern melancholischen Erlebens. Nervenarzt 32: 314–320
Schulte W, Tölle R (1979) Psychiatrie. 5. Aufl. Springer, Berlin Heidelberg New York
Schünemann-Wurmthaler S (1984) Subjektive Basisstörungen der Schizophrenie. Lang, Frankfurt
Schuster P (1936/37) Beiträge zur Pathologie des Thalamus opticus. I.–IV. Mitteilung. Arch Psychiatr Nervenkr 105: 358–432 und 550–622; 106: 13–53 und 201–233
Schüttler R, Bell V, Blumenthal St, Neumann NU, Vogel R (1985) Zur Potentialeinbuße in idiopathischen Basisstadien, bei organischen Psychosyndromen und neurotischen Symptombildungen. In: Huber G (Hrsg) Basisstadien endogener Psychosen und das Borderline-Problem. Schattauer, Stuttgart New York
Schwartz St (1978) Language and Cognition in Schizophrenia. Erlbaum, Hillsdale/New Jersey
Selye H (1974) Streßbewältigung und Lebensgewinn. Pieper, München Zürich
Shakow D (1962) Segmental set: A theory of the formal psychological deficit in schizophrenia. Arch Gen Psychiatr 6: 1–17
Shakow D (1963) Psychological deficit in schizophrenia. Behav Sci 8: 275–305
Simhandl C, Rogan M, Lesch OM, Musalek M, Strobl R (1984) Wertigkeit von Selbst- und Fremdbeurteilungsskalen bei chronisch Schizophrenen. Nervenarzt 55: 371–377

Snyder SH (1982) Psychose und Gehirnfunktionen. Hippokrates, Stuttgart
Stone M (1980) The Borderline Syndromes: Constitution, Personality and Adaptation. Mc Graw Hill, New York
Stone M (1985) Genetische Faktoren in schizotypen Patienten. In: Huber G (Hrsg) Basisstadien endogener Psychosen und das Borderline-Problem. Schattauer, Stuttgart New York
Störring GE (1938) Zur Psychopathologie des Zwischenhirns (Thalamus und Hypothalamus). Arch Psychiatr Nervenkr 107: 786–847
Stransky E (1903) Zur Kenntnis gewisser erworbener Blödsinnsformen. (Zugleich ein Beitrag zur Lehre von der Dementia praecox.) Jb Psychiatr Neurol 24: 1–149
Strömgren E (1974) Psychogenic psychoses. In: Hirsch SR, Shepherd M (eds) Themes and Variations in European Psychiatry. Wright, Bristol
Strömgren E (1981) Grenzgebiete der Schizophrenie. In: Huber G (Hrsg) Schizophrenie. Stand und Entwicklungstendenzen der Forschung. Schattauer, Stuttgart New York
Süllwold L (1971) Die frühen Symptome der Schizophrenie unter lernpsychologischem Aspekt. In: Huber G (Hrsg) Ätiologie der Schizophrenien. Bestandsaufnahme und Zukunftsperspektiven. Schattauer, Stuttgart New York
Süllwold L (1973) Kognitive Primärstörungen und die Differentialdiagnose Neurose/beginnende Schizophrenie. In: Huber G (Hrsg) Verlauf und Ausgang schizophrener Erkrankungen. Schattauer, Stuttgart New York
Süllwold L (1976) Uncharakteristische Basisstadien der Schizophrenie und deren Bedeutung für die Rehabilitation von Residualsyndromen. In: Huber G (Hrsg) Therapie, Rehabilitation und Prävention schizophrener Erkrankungen. Schattauer, Stuttgart New York
Süllwold L (1977) Symptome schizophrener Erkrankungen. Uncharakteristische Basisstörungen. Springer, Berlin Heidelberg New York (Monographien aus dem Gesamtgebiete der Psychiatrie, Bd 13)
Süllwold L (1981) Basisstörungen: Ergebnisse und offene Fragen. In: Huber G (Hrsg) Schizophrenie. Stand und Entwicklungstendenzen der Forschung. Schattauer, Stuttgart New York
Süllwold L (1982) Zwangsmechanismen und Basisstörungen. In: Huber G (Hrsg) Endogene Psychosen: Diagnostik, Basissymptome und biologische Parameter. Schattauer, Stuttgart New York
Süllwold L (1983 a) Schizophrenie. Kohlhammer, Stuttgart Berlin Köln Mainz
Süllwold L (1983 b) Subjektive defizitäre Störungen bei schizophren Erkrankten. In: Brenner HD, Rey E-R, Stramke WG (Hrsg) Empirische Schizophrenieforschung. Huber, Bern Stuttgart Wien
Süllwold L (1985) Schwach ausgeprägte schizophrene Symptome. Wege zur Spezifität? In: Huber G (Hrsg) Basisstadien endogener Psychosen und das Borderline-Problem. Schattauer, Stuttgart New York
Süllwold L (1986 a) Basisstörungen: Instabilität von Hirnfunktionen. In: Böker W, Brenner HD (Hrsg) Bewältigung der Schizophrenie. Huber, Bern Stuttgart Wien
Süllwold L (1986 b) Bemerkungen zur Arbeit von M. Rösler et al.: Die uncharakteristischen Basissymtpome des Frankfurter Beschwerde-Fragebogens und ihre Beziehungen zu psychopathologischen Syndromen. Nervenarzt 57: 125–126
Süllwold L (1986 c) Zum klinischen Umgang mit Fragebogenverfahren. Z Klin Psychol (im Druck)
Süllwold L (1986 d) Schizophrenie. 2. erw. Aufl. Kohlhammer, Stuttgart Berlin Köln Mainz
Süllwold L, Herrlich J (1986 a) Verhaltensänderungsliste. (in Vorbereitung)
Süllwold L, Herrlich J (1986 b) Desintegrations-Befindlichkeits-Skala. (in Vorbereitung)
Tarter RE (ed) (1983) The Child at Psychiatric Risk. Oxford University Press, Oxford
Teusch L (1985) Substratnahe Basisstörungen oder nosologisch vieldeutige subjektive kognitive Störbarkeit? Methodenkritische Überlegungen am Beispiel des Frankfurter Beschwerde-Fragebogens (FBF). Nervenarzt 56: 265–269
Überla K (1971) Faktorenanalyse. Springer, Berlin Heidelberg New York
Venables PH (1978) Die Psychophysiologie der Schizophrenie. Nervenarzt 49: 625–633
Weitbrecht HJ (1949) Studie zur Psychopathologie krampfbehandelter Psychosen. Thieme, Stuttgart

Weitbrecht HJ (1957) Zur Frage der Spezifität psychopathologischer Symptome. Fortschr Neurol Psychiatr 25: 41–56
Weitbrecht HJ (1960) Depressive und manische endogene Psychosen. In: Gruhle HW, Jung R, Mayer-Gross W, Müller M (Hrsg) Psychiatrie der Gegenwart. Bd. II. Springer, Berlin Göttingen Heidelberg
Weitbrecht HJ (1971) Was heißt multikonditionale Betrachtungsweise bei den Schizophrenien? In: Huber G (Hrsg) Ätiologie der Schizophrenien. Bestandsaufnahme und Zukunftsperspektiven. Schattauer, Stuttgart New York
Weitbrecht HJ (1973) Psychiatrie im Grundriß. 3. Aufl. Springer, Berlin Heidelberg New York
Weizsäcker V von (1946) Studien zur Pathogenese. 2. Aufl. Thieme, Wiesbaden (jetzt Stuttgart)
Wicht E (1981) Erste eigene Erfahrungen mit dem Frankfurter Beschwerde-Fragebogen zur Erfassung schizophrener Basisstörungen. Psychiatr Neurol Med Psychol (Leipz) 33: 610–617
Wieck HH (1977) Lehrbuch der Psychiatrie. 2. Aufl. Schattauer, Stuttgart New York
Wieser HG (1979) „Psychische Anfälle" und deren stereoelektroencephalographisches Korrelat. Z EEG-EMG 10: 197–206
Wieser HG (1980) Temporal lobe or psychomotor status epilepticus. Electroencephalogr Clin Neurophysiol 48: 558–572
Wieser HG (1981) Tiefenableitungen von anfallskranken menschlichen Gehirnen. I: Indikation, Technik und praktische Durchführung von stereoelektroencephalographischen Explorationen im Hinblick auf operative Epilepsietherapie. EEG-Labor 3: 83–103
Wieser HG (1982) Zur Frage der lokalisatorischen Bedeutung epileptischer Halluzinationen. In: Karbowski K (Hrsg) Halluzinationen bei Epilepsien und ihre Differentialdiagnose. Huber, Bern Stuttgart Wien
Wing JK (1982) Sozialpsychiatrie. Springer, Berlin Heidelberg New York
Woggon B, Angst J (1976) Einzelne Aspekte der Behandlung mit Depot-Neuroleptika. In: Huber G (Hrsg) Therapie, Rehabilitation und Prävention schizophrener Erkrankungen. Schattauer, Stuttgart New York
Wyrsch J (1960) Klinik der Schizophrenie. In: Gruhle HW, Jung R, Mayer-Gross W, Müller M (Hrsg) Psychiatrie der Gegenwart. Springer, Berlin Göttingen Heidelberg
Zehner J (1981) Subjektive Basisstörungen schizophren Erkrankter. Dissertation, Universität Frankfurt
Zerssen D von (1973) Selbstbeurteilungsskalen zur Abschätzung des „subjektiven Befundes" in psychopathologischen Querschnitts- und Längsschnittuntersuchungen. Arch Psychiatr Nervenkr 217: 299–314
Zerssen D von (1979) Klinisch-psychiatrische Selbstbeurteilungs-Fragebogen. In: Baumann U, Berbalk H, Seidenstücker G (Hrsg) Klinische Psychologie. Trends in Forschung und Praxis: 2. Huber, Bern Stuttgart Wien
Zubin J, Spring B (1977) Vulnerability – A new view of schizophrenia. J Abnorm Psychol 86: 103–126
Zutt J (1952) Der ästhetische Erlebnisbereich und seine krankhaften Abwandlungen. Ein Beitrag zum Wahnproblem. Nervenarzt 23: 163–169

Sachverzeichnis

Abschirmungsversuche 85 ff.
Affektive Veränderungen 76, 94, 129 f.
Affektivität, körperlich-vegetative Schaltwirkungen 48
Affektschlag, sinnblinder 43, 67, 117
Affektverflachung 31
Akoasmen 83
Alkohol, Intoleranz 52
Alkoholabusus 51
Alltagsstreß 109, 114
Anhedonie 14, 97
Anlaßsituationen 133
Anthropologische Matrix, Amalgamierung 45 f., 61, 92, 94, 116
Apathie-Syndrom und Hospitalismus 101
Appetenzwandel 51
Appetitlosigkeit 51
Assoziationsstörung 80
Asthenie, Coenästhesie und Dysthymie 42, 59, 94
– psychopathische 107
Atmosphäre, schizophrene 54
Aufmerksamkeit, Störungen 81, 93
– Unfähigkeit zur Spaltung 75
Aufmerksamkeitsspektrum, breites 81, 91
– enges 81, 91
Auraphänomene 49, 99
„Ausdrucksgemeinschaft" 48, 104, 109
Ausgangspersönlichkeit s. Primärpersönlichkeit
Auslösung 66 ff., 133
„Ausschluß des Zufalls" 82
Autismus, primärer 81, 92
– sekundärer 64, 77, 81, 87, 92, 95
Automatismenverlust 13 f., 84, 113
Automatosesyndrom 57, 79, 84 f.

Bannungszustände 42, 57, 79, 84
Basalgangliensyndrom 128
Basisdefizienzen s. Basissymptome
Basisphänomene 41 s. a. Basissymptome
– kognitive, sekundäre 77
„Basisprozeß in Latenz" 47, 62, 69
Basisstadien 53, 56, 62, 92, 119 ff.

– aktive 125
– mit Basisdefizienzen 120
– biochemische Befunde 115, 126
– und Borderline 105, 109
– EEG-Befunde 115, 126
– Geschäftsfähigkeit 119
– inaktive 125
– intrapsychotische 120
– Koppelung von Asthenie, Coenästhesie und Dysthymie 94
– neuroradiologische Befunde 127
– und Neurosen 108
– und neurotische Residuen 107
– persistierende 47, 55, 69, 71, 87
– postpsychotische, protrahierte 120
– – reversible 123
– Prozeßaktivität 62, 95, 115, 125
– Schuldfähigkeit 119
– somatische Parameter 126 ff.
– testpsychologische Befunde 125
– – und psychopathologische Befunde 126
– Typen 61, 72 f., 96, 119 ff.
„Basisstadien im engeren Sinne" 120
„Basisstadien im weiteren Sinne" 72, 120
Basisstörung, kognitive 78
– somatische 93
Basisstörungen 41 s. a. Basissymptome
Basisstörungskonzept 40 f., 60 f., 68, 76, 88, 99, 110, 114
Basissymptomatik, aktive, transitorischer Charakter 116
Basissymptome, Auftreten im Gesamtverlauf 70, 124
– Auslösung 65, 88, 105, 109, 114, 117, 133
– und Basisstörungen 133
– chronische Persistenz 105
– bei definierbaren Hirnkrankheiten 99
– Definition 56
– dynamische 52 ff., 56, 63 ff.
– im FBF und Leistungstests 106
– – Beziehungen zu klinischen Explorationsdaten 106
– Fluktuation s. Fluktuation
– Häufigkeit in Basisstadien 122

- als Indikatoren für Basisstörung (Funktionsminderung) 115
- Korrekturfähigkeit 105
- und negative Symptome 130 f.
- und „Neurose" 106
- paroxysmales Auftreten 83
- Pathophysiologie 45
- phänomenologische Qualität 102
- Schweregrad 105
- Selbstwahrnehmung s. Selbstwahrnehmung
- Situagenie 117
- Spezifität 118 s. a. Spezifitätsfrage
- substratnahe 40, 61, 91 f.
- Synonyma 41
- Übergänge der Stufen (1 bis 3) 39, 62, 64, 93 f., 96, 104, 114, 120
- Validität 106
- und Verhaltensstrategien 88
Beeinflussungserlebnisse, leibliche 41, 44
  s. a. Coenästhesien
Beschwerde-Fragebogen, Modifikationen 6, 31
Bewältigungsmechanismen (-strategien) 40, 80, 95, 113
Bewältigungsreaktionen 35
Bewältigungsversuche 81, 85 ff., 129
Bewegungsempfindungen 43
Bewegungsstörungen, kognitive 57, 79, 83 ff., 134 f., 137
Bewußtseinsinhalte, zwangähnliches Perseverieren 81, 123
Blickkrämpfe 84
Blockierung, motorische s. Motorische Blockierung
- Phänomene 76, 81
Bonn-Skala s. BSABS
Bonn-Studie 60 ff., 119, 121 f.
Borderline 105, 107 ff., 114, 123
- und Basisstörungen 108 f.
Borderline-Schizophrenien 108
Bradykardie, paroxysmale 50
Brechreiz 50
BSABS 55, 129 ff., 139 ff.
- allgemeines 56
- Entwicklung 132
- und FBF 133 ff.
- Items 129
- Kategorien 129
- und SANS 130
Bulimie 51

„Charakteristisches im Uncharakteristischen" 97, 104, 109, 117

Coenästhesien 41 ff. 57, 75, 91, 94 f., 97, 112, 135, 138
- affektiv ausgelöste 65
- Affektivität 43
- allgemeine Kriterien 42
- Auslösung 42
- Dauer 42
- Häufigkeit 45
- Konstanz 45
- Koppelung mit Asthenie und Dysthymie 42, 59, 94
- Stufe 1 44 f.
- Stufe 2 44 f., 112, 116
- Stufe 3 44 f., s. a. Beeinflussungserlebnisse, leibliche; Leibhalluzinationen
- Typen 42 f.
- Übergänge (Stufe 1 bis 3) 41, 44, 96
- Verwandtschaft mit thalamogenen Spontansensationen 45
- bei zyklothymen Depressionen 42
Coenästhetische Depression 112
- Schizophrenie 44, 46, 99, 107, 111 ff.
- - Geschlechtsdisposition 112
- - Langzeitprognose 111
- - Übergänge in paranoid-halluzinatorische Psychose 111
Coenästhetisches Syndrom 44, 112

Danebenreden 81
Defekt s. a. Reiner Defekt; Residualsyndrome
- gemischter 54 f.
- schizophrener 53 ff., 119
- - Differenzierung des Pauschalbegriffs 61
Defektsyndrome s. Residualsyndrome
Defizienz (Defekt) reine s. Defizienzsyndrome, reine; Reiner Defekt
- vorauslaufende 70, 76, 102
Defizienzsyndrome, reine 93 f., 112, 119
  s. a. Reiner Defekt; Residualsyndrome
- - und neuroradiologische Befunde 127 f.
- - und Pharmakotherapie 103
- - Primärpersönlichkeit 102
- - Prozeßaktivität 116
Déjà-vue- und Déjà-vecu-Erlebnisse 99
Denkstörungen s. a. „Verlust der Leitbarkeit der Denkvorgänge"
- kognitive 11, 72, 79 ff., 91, 97, 112 f., 130, 134 f.
Denkzerfahrenheit 79
Depersonalisationserlebnisse 112
Depression, anankastische 113
- coenästhetische 112
- larvierte 109

– pharmakogene 124
Desaktualisierungsschwäche 51, 64, 77 f.
Desipramin 87, 114
Diathese-Streß-Modell 131
Dimensionen der Defizite 25 ff.
Direkte Minussymptome (DMS) 52 ff., 65
Druckempfindungen 43
DSM-III 133
DSM-III-Schizophrenien 72, 131
„Dynamische Insuffizienz" 53, 76, 80, 90
– Unstetigkeit 64, 70, 72, 74, 94, 100, 116
Dysästhesien, sensorisch ausgelöste 43
Dysästhetische Krisen 43 f., 50, 111
– – respiratorische 52
Dysfunktionale Beeinflussungen 38

Elektrisierungssensationen 43
Elektroencephalographische Befunde 53, 73, 98 ff., 115 f., 126 f.
Elevationsphänomene 43
Emotionale Resonanzfähigkeit, Störung 76
Encephalitiden, virusbedingte 99
End- und Überbauphänomene 39, 64, 72, 94, 96, 115
– – Prozeßaktivität 73
Endogene Labilität, Phasen 68
Endogenität 116
„Endzustand" 56, 94
Enthemmungssymptome 54, 98
Epilepsien, psychomotorische 99, 112
Erbrechen 50
Erfahrungshierarchien, Verlust 82, 97
Erhaltungsmedikation 58, 89
Erscheinungswandel, pharmakogener 58, 103
„Erscheinungswechsel" 59
Erschöpfungssyndrom, postremissives 124
Euphorie, hypochondrische 44
„expressed emotions" 89

Fading, Phänomene 76
Faktorenanalyse FBF 25 ff.
FBF 3 ff., 105 f., 107
– und BSABS 107, 133 ff.
– Validität 107
Fehlreaktionen, sprachliche 84
Fesselung durch Wahrnehmungsdetails 83
Fluktuation, endogene 114 f., 118
– intraindividuelle 44 f., 48, 56, 78, 88, 99 f., 114 f., 118, 132 f.
– und paroxysmales Auftreten der Basissymptome 115
– situagene 114 f., 118
Formes frustes 80, 105, 107 ff., 112 f., 123

Frankfurter Beschwerde-Fragebogen s. FBF
„Fremdes Leid" 66
Fremdheitsempfindungen 42
Frühbehandlung 90
Früherkennung 90
Funktionelle Hirnorgane 37
Funktionsminderung 115
Funktionswandel, cerebraler, pathologischer 48, 99

Gedächtnisdefizite 12
Gedankendrängen 81
Gedankeninterferenz 81, 113, 123
Genetisches Verstehen 48, 104
Genußgifte, Intoleranz 51
Geruchssensationen 99
Geschichte 39 ff.
Geschmackssensationen 99
Gewohnheitshierarchien, Verlust 46, 75, 79 f., 83, 89 f., 96 f.
Grübelzwang 95
Grundstörung, kognitive 81, 90 f., 96
Grundstörungen 1, 40, 76
Günzburger Selbstbeurteilungsskala für Basissymptome 106

Halluzinationen 72
Handlungsstörungen, kognitive 57, 78 f., 83 ff., 93, 134 f., 137 f.
Heidelberg-Studie 60, 79
– und BSABS 55
Heidelberger Check-Liste 132
Herzanfälle 50
Herzparoxysmen, coenästhetische 43, 50
Herzphobien 111
– neurotische 43, 50
Hirnatrophie 113, 127 f.
Hirnstammgenese 98
Hyperhidrosis 51
Hyperkinesen 84
Hypochondrie 45
Hyposalivation 51
„Hypotonie des Bewußtseins" 71, 94

Ichkontur, Auflösung 44, 89, 95
– Wiederherstellung 39
Ich-Umwelt-Schranke 131
Indikatoren, biologische 73
Indirekte Minussymptome (IMS) 53, 57, 63 ff., 77, 94 f., 129, 135
Informationsverarbeitungsstörung 46, 57, 75, 78, 81, 89 f., 91, 96 f., 99 f., 126 f.
– EEG-Befunde 100

Initialstadium, paranoid-halluzinatorisches 54
Insuffizienzhypothese 71, 94
Interferenztheorie 2, 38
Irreversibilität 46, 55, 68 ff.
– Komponenten 55, 87, 128
Itemanalyse FBF 22 f.

„Kältezittern" 51
Kausalanalyse, mehrdimensionale 67
Kinästhetische Sensationen 43
„Kinesia paradoxa" 66
Knick, vitaler 44, 70, 112
– 2., positiver 74 f., 119
Körperschemastörungen 43
Kognitive Störungen 73, 75 ff., 95 s. a. Bewegungsstörungen; Denkstörungen; Handlungsstörungen; „Verlust der Leitbarkeit der Denkvorgänge"; Wahrnehmungsstörungen
– – sekundäre 77
Kognitives Gleiten 62, 81
„Kompensatorische Funktion des Wahns" 88
Konflikte der mitmenschlich-kommunikativen Sphäre 110
– zwischenmenschliche 110
Konkretismus 80
Konstitutionsabweichungen, dysplastische 103
Konversionsneurosen 45

Labilität s. Endogene Labilität
Lähmungssensationen 42
Langzeitprognose 90, 101
Langzeitstudien 60 ff., 70
Leibhalluzinationen 44 f., 96 s. a. Coenästhesien
Leibsensationen, schizophrene 41 s. a. Coenästhesien
Leistungsdefizienz 119
Leistungstests 115, 125
Leitbarkeit der Denkvorgänge s. „Verlust der Leitbarkeit der Denkvorgänge"
Levitationsphänomene 43
Libido 51
Limbisches System 62, 91, 98
Limbopathie 49, 90 f., 99

Metachromopsie 82
Metamorphopsie 83
Minderbegabung 102 f.
„Minimalanlässe" 66
Minussymptome, direkte s. Direkte Minussymptome (DMS)
– indirekte s. Indirekte Minussymptome (IMS)
Modality-shift-Defizit 97
Motorische Blockierung 84
– Interferenz 83
– Störungen 12 f.
Mythos von den sogenannten Geisteskrankheiten 41

Nachbefragung zum Beschwerde-Fragebogen 17
Nahsehen 83
Negative Schizophrenien 71 f., 130
– – Übergang in positive 72, 74 f.
Neurochemische Befunde 52, 73, 99, 118, 126 f.
Neuroleptika 70, 87, 90, 114
Neuroradiologische Befunde 49, 98, 113, 126 ff.
Neurose 108
Neurosebegriff 105
Neurosekretion, Störungen 52
Nikotin, Intoleranz 52
Nikotinabusus 51
Nivellierung der Reaktions- und Deutungswahrscheinlichkeiten 78
Nykturie 51

Oligurie 51
Organneurosen 45
Orientierungsreaktion 100
„overinclusion" 46, 76, 79, 81, 83

„panic attacks" 50
Paniksyndrom 50
Paranoia 129
Parenrhythmie 73, 127
Parkinson-Syndrom, neuroleptisches 124
– und pharmakogene Depression 124
Pathophysiologie 98 ff.
Persönlichkeitsabhängigkeit 101 ff.
Persönlichkeitsveränderung, organische 55
– schizophrene 120
Personenverkennung, wahnhafte 78
Phänomenaler Bereich 80, 90 f.
Phänomenal-transphänomenaler Doppelaspekt 75, 80, 90
Phänomenologische Einstellung 56
– Methode 39
Phantasie- und Erinnerungsvorstellungen, Störung der Diskriminierung 81
Pharmakogenese 101 ff.

Photopsien 83
Pimozid 87
„Pluskomponente der veränderten Antriebshaftigkeit" 63, 95
Polypnoe 51
Polyurie 51
Positive Schizophrenien 71 f., 131
– – Übergang in negative 72, 74 f.
Präcox-Erlebnis 54
Präphänomenal-somatischer Bereich 62, 80, 90 f., 98 ff.
Primärpersönlichkeit, abnorme 101 f.
– schizoide 101 f.
Primärstörung, kognitive 62, 75, 80, 96 f.
Prodrome 44, 76, 80, 93, 96, 101, 111, 122 f. s. a. Basisstadien, Typen
– anankastische 113, 123
– Prozeßaktivität 73
Prozeßaktivität 46, 62, 64, 73 f., 88, 95, 114 ff., 126 f.
– transitorischer Charakter 73
Prozeßbegriff 74
Prozeß- und Defektsymptome 94
Pseudoneurasthenische Syndrome 55, 106
„Psychischer Prozeß" 129
Psychogenese 101 ff.
Psychologisches Defizit 4, 6, 36
Psychomotorische Abläufe, Verlangsamung 85
– Anfälle 48 f.
Psychopathologisch-elektroencephalographisches Verlaufsgeschehen 73
Psychopharmaka, Behandlung 87, 89, 103
Psychose, chronische reine 119 s. a. Residualsyndrome
Psychotherapie, supportive 114

Quantitativ-morphometrische Untersuchungen 49, 128

Rating-Skalen 74
Reaktionsunsicherheit 6
Rechtliche Beurteilung 119
„Reduktion des psychischen energetischen Potentials" 53, 80, 90
Reflexion, Zwang 57
Reflexivität, erhöhte 63
Rehabilitation 88 ff., 118
– lernpsychologisch begründete Verfahren 114, 119
„Reine Psychose" 54
„Reiner Defekt" 53 f., 69, 87, 94 s. a. Residualsyndrome
– – BSABS 55

– – Irreversibilität 71
Reizüberflutung 15
Reliabilität FBF 20
Residualsyndrome 54, 56, 60 f., 119
– asthenische 53
– Fluktuation 114
– gemischte 56, 119
– leibhypochondrische 53
– reine 46, 49, 55, 74, 124 s. a. Defizienzsyndrome, reine; „Reiner Defekt"
– – Reversibilität 63
Reversibilität 46, 68 ff.
Revisualisation, Störungen 81
Rigidität 86 f., 92
Rohwerte FBF 21
Rückfallsymptome, affektiv-antriebsmässige 104

Satzfeldstörungen 117
SANS (Skala zur Beurteilung von negativen Symptomen) 130
Scheinbewegungen von Wahrnehmungsobjekten 82
Schizoid 108
„schizophrenia sine schizophrenia" 47, 107
Schizophrenien s. a. Residualsyndrome
– Borderline-Bereich 108
– chronische, ohne Hirnatrophie 128
– Coenästhesien s. Coenästhesien
– coenästhetischer Typ 46 f. s. a. Coenästhetische Schizophrenie
– endoreaktiver Pol 67
– mit Hirnatrophie einhergehende 127 f.
– larvierte 108, 113
– latente 108
– neuroradiologische Untersuchungen 49 s. a. Neuroradiologische Befunde
– Nosologie 54
– pseudoneurotische 108
– Unterformen 53 ff.
Schizophrenieforschung, experimentelle 106
Schizophreniespektrum 108
Schizophreniesymptomatik s. a. Symptomatik
– negative 68 ff.
– positive 68 ff.
Schizophrenietheorie von E. Bleuler 92
Schlafstörungen 52
Schlaf-Wach-Regulation, Störungen 52
Selbstwahrnehmung 4, 40, 56, 88, 114, 131 f.
Selektionsschwäche 89
Selektive Filterung, Störung 91, 98

Sensationen motorischer Schwäche 84
Sensorische Irritationen 8
Sensorische Störungen 47, 78, 97 f.
 s. a. Wahrnehmungsstörungen
Sich-zu-sich-selbst-Verhalten 119
Situagenie 117
– individuumspezifische 117
– krankheitsspezifische 117
Situationsabhängigkeit 116
Somatosehypothese 39, 90
Soziale Remission (Prognose) 87, 115, 119
Speicheldrüsensekretion, Störungen 51
Spezifität 36 ff.
Spezifitätsfrage 92, 104 ff., 118
Spezifizierungs- und Differenzierungsfähigkeit, psychopathologische 104 f.
Spiegelphänomen 82 f.
Sprache, expressive, Störungen 81, 86
– rezeptive, Störungen 81, 86
Sprachstörungen 9 f.
Sprachverarmung 131
Statistische Gütekriterien des FBF 18 ff.
Steifigkeitsempfindungen 42
Stereoelektroencephalographische Tiefenableitungen 99
Strangulationssensationen 43, 52
Stressoren 65
Strukturdynamische Auffassung (Konzept) 76, 78, 90
Strukturelle Verselbständigung, Phänomene 77
Strukturverformung 54, 72, 87, 89, 93, 102, 115, 119, 128
Subjekt-Zentrismus 72, 81, 116
Substrataktivität, Phänomene der 46, 51, 76, 90
Substratnähe 40 f.
Symptomatik s. a. Schizophreniesymptomatik
– defektiv-irreversible und produktiv-psychotische reversible, Trennung 46, 69
Symptome 1. Ranges 77
Symptomlehre, neue 62
Symptomprovokation 114
Syndromverschiebung 103

Tachykardie, paroxysmale 50
Tachypnoe 51
Talgdrüsensekretion, Störungen 51
Taubheitsempfindungen 42
Testpsychologische Befunde 115, 125 f.
Therapie 88 ff., 113 f.
– Psychopharmaka 64 f., 87, 114
Thermische Sensationen 43

Thermoregulation, Störungen 51
Theta-Parenrhythmie 126
Thymoleptika 87, 114
Tonusverlust auf freier Strecke 108
Traits 73, 115
Trema 89, 123
Toleranzschwelle, Herabsetzung 63, 77, 109
Transphänomenale Substruktion 80
Transphänomenaler Bereich 80, 90f., 96 f.
Trübsehen 82
Typ-I-Schizophrenie (nach Crow) 72
Typ-II-Schizophrenie (nach Crow) 72

Übelkeit 50
„Überbau der menschlichen Psyche" 94 f., 116
Übereinschließungsphänomene 79, 98 s. a. „overinclusion"
Übergänge zu Erstrangsymptomen 85, 99
– zu produktiv-psychotischen Erlebnisweisen der Stufe 3 84
– psychopathologische 104
Übergangsreihen 71, 78, 96, 99
Übergangssymptomatik, neurologisch-psychopathologische 39, 41, 52, 98
Überschneidungsbereich, phänomenologischer, psychogene und encephalogene Symptomatik 104
Überwachheit, sensorische 83
Unterformen 53 ff., 69
Urininkontinenz, passagere 51
Urinretention, passagere 51

Vergleich, intraindividueller 48, 56, 110
Verhaltensauffälligkeiten in Prodromen 123
Verhaltenstherapie 114
Verlaufsabschnitte, uncharakteristische 44
Verlaufsänderung, günstige 58
Verlaufsdynamik 109
Verlaufsdynamische Korrelation 72, 127
Verlaufstypen 75, 93
Verlaufsweise, einfach-geradlinig-progredient 54
– phasische 55
– schubförmige 55
Verlust an Kontrolle 6 f.
„Verlust der Leitbarkeit der Denkvorgänge" 57, 62, 79 f., 91, 95 ff., 112
Vermeidungsreaktionen 65, 80, 86, 129
Versagenssyndrome, endogene juvenil-asthenische 80, 107 f., 112 f.
Vorfeld 3
Vorpostensyndrome 76, 90, 93, 96, 121, 132 s. a. Basisstadien, Typen

- depressiver Typ 121
- isolierte 121
Vorstellungen und Wahrnehmungen, Störung der Diskriminierung 81

"Wahnarbeit" 88
Wahnstimmung 88
- vage 72
Wahnwahrnehmungen 78, 81, 88
Wahrnehmung der eigenen Handlungen, Störung der Kontinuität 83
- Störung der Erfassung der Bedeutung 83
Wahrnehmungsstörungen, kognitive 8 f., 57, 72, 78, 82 f., 91 f., 99, 134, 136 f.
Wahrnehmungsveränderungen an Gesicht und Gestalt anderer Menschen und am eigenen Gesicht 83
Wandelbarkeit, endogene 66 ff.
- situagene 66 ff.

Wandersensationen 43
Wesensänderung, organische 106
Wiesloch-Studie 54
- BSABS 55

Zentral-vegetative Störungen 47 ff., 57, 135
- - Auslösung 50
- - Häufigkeit 47, 49 f.
- - paroxysmales Auftreten 48
- Syndromgruppen 73, 94
Zug- und Druckempfindungen 43
Zustandsabhängige Variablen 73, 115
Zwangähnliches Perseverieren 81, 123
Zwangskrankheit, endogene 113, 123
Zwangssymptome, sekundäre Bewältigungsreaktionen 113
Zyklothymien 101, 112
- reiner Defekt 59

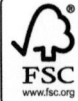

If you have any concerns about our products,
you can contact us on
ProductSafety@springernature.com

In case Publisher is established outside the EU,
the EU authorized representative is:
**Springer Nature Customer Service Center GmbH
Europaplatz 3, 69115 Heidelberg, Germany**

Printed by Libri Plureos GmbH
in Hamburg, Germany